Alberto Villoldo
Erneuere dein Gehirn

arkana

Buch

Erneuere dein Gehirn wird Ihnen helfen, Ihre geistige Leistungsfähigkeit sofort zu verbessern und die gesunde Lebenszeit Ihres Gehirns deutlich zu verlängern. Durch eine einzigartige Verbindung von traditionellem schamanischem Wissen und moderner Wissenschaft erklärt Bestsellerautor Alberto Villoldo anschaulich und leicht verständlich, wie Sie mit dem richtigen Wissen, einer guten Ernährung und einem positiven Lebensstil Ihre Gehirnzellen gesund halten.

Autor

Alberto Villoldo lebt in Los Angeles und ist klassisch ausgebildeter medizinischer Anthropologe. 25 Jahre lang bereiste er die Hochländer der Anden und des Amazonas und studierte die schamanischen Heilpraktiken. In seinen Seminaren führt er alljährlich Tausende von Medizinern und Laien in die energiemedizinischen Techniken ein. Er ist Autor zahlreicher Bücher, darunter »Das erleuchtete Gehirn« und »Das geheime Wissen der Schamanen«.

Außerdem von Alberto Villoldo im Programm

Das geheime Wissen der Schamanen
Das erleuchtete Gehirn
Erleuchtung ist in uns
Seelenrückholung
One Spirit Medizin
Das Weisheitsrad
Erneuere deinen Körper
Der Pfad schamanischer Heilung

auch als E-Book erhältlich

ALBERTO
VILLOLDO

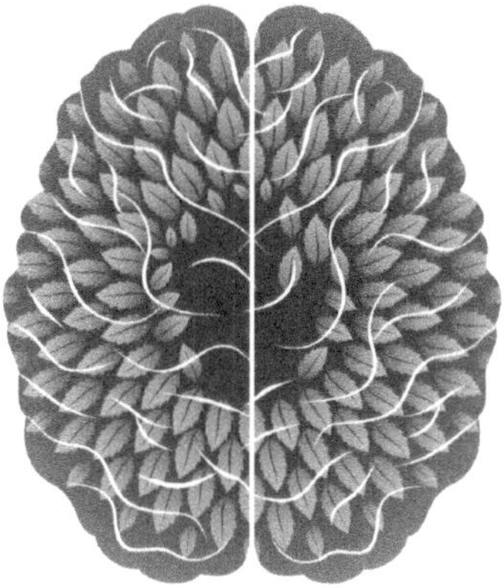

ERNEUERE DEIN
GEHIRN

Mit **Schamanismus** und **Neurowissenschaft**
die Gehirnzellen gesund und leistungsfähig halten

Aus dem Englischen von Jochen Lehner

Mit einem Vorwort von Dr. David Perlmutter

arkana

Die Amerikanische Originalausgabe erschien 2024 unter dem Titel
Grow a New Brain bei Hay House LLC, USA.

1. Auflage

Arkana Verlag, München, in der
Penguin Random House Verlagsgruppe GmbH,
Neumarkter Straße 28, 81673 München
produktsicherheit@penguinrandomhouse.de
(Vorstehende Angaben sind zugleich
Pflichtinformationen nach GPSR.)

Projektleitung: Jonas Stiehler
Redaktion: Tatjana Barinov
Umschlag: ki 36
Umschlagmotiv: © istockphoto/ARTQU
Satz: Buch-Werkstatt GmbH, Bad Aibling
Druck und Bindung: GGP Media GmbH, Pößneck
Printed in Germany
978-3-442-34338-6

www.arkana-verlag.de

Den weisen Zauberern der Anden
und des Amazonasgebiets gewidmet,
diesen Meistern in der Kunst,
die Welt zu erträumen.

INHALT

VORWORT

In diesem Buch möchte Alberto Villoldo eine Thematik vertiefen, mit der wir uns bereits 2011 in unserem gemeinsamen Buch *Das erleuchtete Gehirn* beschäftigt haben. Hier geht es ihm nun darum, die bisher gültigen Annahmen über den körperlichen und geistigen Alterungsprozess zu hinterfragen und den Weg für all diejenigen auszuleuchten, die sich zwischen den unzähligen Parametern der Gesundheit von Körper und Gehirn im digitalen Zeitalter zurechtzufinden versuchen.

In dieser modernen Welt ist die Gesundheit unseres Nervenkostüms praktisch von allen Seiten bedroht – Umweltgifte, Stoffwechselstörungen, industriell verarbeitete und teils bis zur Unkenntlichkeit veränderte Nahrungsmittel und dazu auch noch dieses unglaublich stressige Tempo und das Einsickern der Technik in so gut wie alle Lebensbereiche. All das zusammen kommt einem Dauerbeschuss unseres Gehirns gleich. Das digitale Zeitalter erschließt uns nie da gewesene Informationswege sowie Möglichkeiten der Kontaktaufnahme und Vernetzung, aber stellt uns auch vor alle möglichen Herausforderungen, denken wir etwa an digitale Reizüberflutung, zunehmende Bewegungsarmut, und die ständige Zeitnot, die zu geistiger Ermattung oder sogar Burnout führen kann.

Erneuere dein Gehirn wendet sich alldem ganz direkt zu und verordnet dem derzeitigen medizinischen Modell, in dem es oft eher um Symptombeseitigung als um Gesundheitsfürsorge, eher um den Rauch als um das Feuer geht, eine rigoros kritische Betrachtung.

Im Zuge diese Betrachtungen werden Begriffe wie »Neuronährstoffe« und »epigenetische Modulatoren« eingeführt, die einem Zukunftsroman entnommen sein könnten, tatsächlich aber einem klaren wissenschaftlichen Verständnis vom feinen Zusammenspiel der biologischen Vorgänge im Körper entspringen.

Diese Darstellung wird ergänzt durch Berichte von Albertos persönlichem Weg: Von der grünen Weite des Amazonasbeckens, wo Alzheimer und Parkinson so gut wie unbekannt sind, geht es in die Hightech-Labore der modernen Medizinforschung, in denen es immer wieder Neuland zu betreten gilt – und hier handelt es sich nicht um Einzelbefunde, sondern um die Kernpunkte einer ganz neuen Sicht der Dinge, nach der unser Gehirn weitaus robuster und regenerationsfähiger ist, als wir gegenwärtig annehmen – sofern es gut ernährt und sinnvoll geschützt wird.

Dazu gehört auch, dass wir uns die vielen Gefahren vor Augen führen, denen unser Gehirn heute ausgesetzt ist. Umweltgifte, Schwermetalle und der chronisch erhöhte Pegel von Stresshormonen wie Cortisol können das Gehirn schneller altern lassen und seine kognitiven Funktionen schwächen. Hinzu kommt noch die normale Alterung, sodass es jetzt dringend geboten ist, wirksam und vorbeugend gegenzusteuern.

Schließlich befasst sich dieses Buch auch noch mit den häufig vernachlässigten gesellschaftlichen Auswirkungen des allgegenwärtigen geistigen Niedergangs. In weiten Teilen der Welt steigt das Durchschnittsalter der Bevölkerung rapide, weil die Menschen immer älter werden, sodass wirtschaftliche und gesellschaftliche Verwerfungen aufgrund beispielsweise der Alzheimer-Krankheit, von der inzwischen weltweit fünfzig Millionen Menschen betroffen sind, immer wahrscheinlicher werden.

Wir lesen nicht einfach ein Buch, wenn wir uns die Inhalte von *Erneuere dein Gehirn* zu Gemüte führen; wir sind vielmehr in ein lebendiges und lebenswichtiges Gespräch über die Zukunft unserer Gesundheit und Leistungsfähigkeit eingebunden. Ich empfehle Ihnen, sich nicht nur intellektuell, sondern ganz praktisch und zupackend auf das Buch einzulassen und seine Erkenntnisse umzusetzen, um einen Weg zu anhaltender Vitalität und umfassender Gesundheit zu finden.

Wir sind aufgerufen, aktiv zu werden und angesichts der gesundheitlichen Herausforderungen dieser Zeit unsere Lebensweise, unsere Ernährung und alle sonstigen Gesundheitsstrategien zu überprüfen und zu hinterfragen. Mit seinem Forschergeist und der Fähigkeit, die Dinge zugänglich darzustellen, gibt uns Alberto alles an die Hand, was wir brauchen, um unser Leben neu auszurichten und Gleiches für unser Gehirn zu tun.

Dr. David Perlmutter
La Jolla, Kalifornien

Einleitung

DIE WIEDERENTDECKUNG DES URALTEN WISSENS VON GESUNDHEIT UND WOHLBEFINDEN

Und der Große Geist sagt zu der Frau und dem Mann: »Ich habe die Adler, die Delfine und die Schmetterlinge erschaffen – sind sie nicht schön? Die Fertigstellung liegt nun bei euch.«

Aus einer Erzählung der Cherokee

Ihr Gehirn ist für Großes ausgelegt, aber in diesem digitalen Zeitalter ist es jetzt drauf und dran, sich überflüssig zu machen. Es kann sich Ihren Erfolg ausmalen, es ist ausgerüstet, Ihrer Gesundheit auf die Sprünge zu helfen, doch tatsächlich sieht es einem rasanten Niedergang und dem Abgleiten in die Demenz entgegen. Doch Sie müssen das nicht hinnehmen.

Dieses Buch erzählt nicht, wie man sich vor dem Verdämmern oder vor Alzheimer schützt, sondern es stellt die Frage, wie die gewaltigen Kräfte unseres höheren Gehirns und seine natürliche Intelligenz so zu entfesseln sind, dass sie uns ein Leben lang erhalten bleiben.

Das muss möglich sein, schließlich lassen Sie sich jetzt schon alle zwanzig Tage ein neues Gehirn wachsen.

Ich möchte Ihnen gern zeigen, wie das geht.

DAS AMAZONASGEBIET

In den 1970er Jahren besuchte ich immer wieder abgelegene Ortschaften des Amazonasgebiets und stellte überrascht fest, dass es nirgendwo Anzeichen von Alzheimer oder Parkinson gab. Nicht weniger erstaunlich fand ich, dass keine Rede von Herzkrankheiten oder Krebs war.

Nichts dergleichen.

Spätere wissenschaftliche Untersuchungen bestätigten es:

Wo wenig Kontakt mit der »Zivilisation« besteht, ist nur einer von Hundert Menschen dement.[1] In den USA ist es einer von fünf.

Was machen wir im Westen falsch? Oder anders herum, was machen die indigenen Völker des Amazonasbeckens richtig? Wie können wir unser Gehirn schützen und dafür sorgen, dass es uns ein Leben lang in bestmöglicher Weise dient? Da wir inzwischen so viele unserer Gedächtnisfunktionen digitalen Apparaten überlassen, müssen wir auch fragen, wie wir die frei gewordene Gehirnkapazität nutzen können, um uns ein langes Leben in Fülle und Gesundheit zu sichern.

Haben Sie schon einmal erlebt, wie ein Schwerhöriger darauf beharrt, dass die Leute einfach zu leise sprechen? Unser Gehirn meint gern, uns könne so etwas nicht passieren. Das höhere Gehirn weiß es besser, aber die eher primitiven Anteile unseres Denkapparats möchten gern glauben, dass wir nicht altern und altersbedingte Schwächen uns nicht erreichen. Irgendwann wachen wir dann auf und sehen, dass wir doch altern, und dann denken wir: »Das muss ein Irrtum sein. Es kann doch nicht sein, dass ich alt werde.«

Aber es lässt sich nicht leugnen. Haben Ihre Eltern schon in jungen Jahren gespürt, dass ihnen Demenz droht? Auch Ihnen wird das erst auffallen, wenn schon nichts mehr zu ändern ist. Die Statistik ist da gnadenlos. In den Vereinigten Staaten haben 85-Jährige ein fünfzigprozentiges Risiko, dass ihnen eine Demenzdiagnose ins Haus steht.[2] Und wenn man neunzig wird, steigt die Wahrscheinlichkeit auf 75 Prozent. Das dämpft die Begeisterung über die Tatsache, dass Sie und alle anderen Leser dieses Buchs wahrscheinlich Ihren Hundertsten oder noch höhere Geburtstage erleben werden. Und selbst wenn Sie nicht dement werden, funktioniert das Gehirn schon bei über Dreißigjährigen nur mit einem Bruchteil seiner Kapazität, weil Stress und Giftstoffe ihm so sehr zusetzen.

Ich kehrte über Jahre immer wieder an den Amazonas zurück, weil ich das Geheimnis des gesunden und langen Lebens lüften wollte. Die Hinweise verdichteten sich, dass Demenz, Krebs und Herzerkrankungen eine gemeinsame Ursache hatten. Waren das wirklich drei eigenständige Krankheiten oder handelte es sich um Folgen des Alterns? Ist vielleicht das Altwerden die Krankheit, die wir heilen müssen, um den Dreifachschlag abzuwehren, an dem im Westen die meisten Menschen sterben?

Nach jahrelanger Zusammenarbeit mit den Wissenden der indigenen Völker stieß ich auf drei Kraftpflanzen und Neuronährstoffe, die das Gehirn entgiften und so aufrüsten, dass die sogenannte Alterung verzögert wird. Was wir als normalen und unaufhaltsamen Niedergang zu sehen gelernt haben, lässt sich durchaus verhindern, wenn wir unser Gehirn »upgraden«. Wir können zwar nicht endlos weiterleben, aber wir können uns das Denkvermögen und die jugendlichen, gesunden Jahre weitaus länger erhalten, als wir bisher für möglich gehalten haben. Ich möchte Ihnen jetzt das Geheimnis mitteilen, auf das ich bei meiner Suche gestoßen bin.

Dieses Geheimnis besteht in Kraftpflanzen, die als sogenannte epigenetische Modulatoren wirken: Sie rufen zelluläre Abwehrmechanismen auf den Plan und schützen so vor Krankheiten. Sie aktivieren Gene, die für Gesundheit sorgen, und dämpfen andere, die das Erkrankungsrisiko erhöhen. Dass es sie gibt und wie sie wirken, weiß ich deshalb, weil sie mir das Leben gerettet haben, nachdem westliche Ärzte mir den Rat gegeben hatten, mich für eine Lebertransplantation vormerken zu lassen, weil sie nach Jahren des Aufenthalts im asiatischen Dschungel und in der Wildnis Afrikas unheilbar geschädigt zu sein schien. Ich konnte mir eine neue Leber wachsen lassen, mein Herz in Ordnung bringen und mir vollkommene Gesundheit zurückerobern.

Weshalb weiß Ihr Arzt nichts von diesen Kraftpflanzen? Weshalb glauben wir alle nicht, dass wir das Altern aufhalten und vielleicht sogar eines Tages umkehren können? Weil Ärzte nicht die Zeit haben, sich über wissenschaftliche Entdeckungen zu informieren. Sie lesen medizinische Fachzeitschriften, in denen von Big Pharma finanzierte Studien erscheinen. Ihre Ausbildung macht sie fit für die Behandlung von Krankheiten, aber nicht für die Schaffung von Gesundheit.

DIE GRENZEN DER WISSENSCHAFTLICHEN FORSCHUNG

In der Zeit meiner wissenschaftlichen Auseinandersetzung mit indigenen Heilverfahren konnte ich bei meinen Schülern und Klienten tiefgreifende Veränderungen beobachten, aber manchen wollte es nicht gelingen, meine Wildnis-Erlebnisse – darunter lange Fastenperioden – durch Wiederholung zu verifizieren. Da blieben dann manchmal nur pharmazeutische Medikamente als Ausweg, doch mit denen behandelte man lediglich die Symptome und nicht die eigentlichen Ursachen. Heilungserfolge blieben selten, und vielfach entstand eine Medikamentenabhängigkeit, die nur den Pharmaunternehmen Gewinne versprach.

In der Arzneimittelforschung geht es immer um hohe Gewinnerwartungen, denken Sie nur an die Milliarden, die allein in die Alzheimer-Forschung fließen – und dabei ließe sich das Risiko um ganze 60 Prozent reduzieren, wenn man sich täglich eine kleine Menge Omega-3-Fettsäuren, wie sie beispielsweise in einem Stück Wildlachs enthalten sind, zuführen würde[3] (Näheres dazu werden Sie in Kapitel 6 erfahren). Da man Fischöl als Omega-3-Quelle nicht patentieren kann, werden solche Informationen kleingeredet oder als Fakenews hingestellt.

Darüber hinaus ist selbst bei exakter Wissenschaft häufig Schummelei im Spiel. Denken Sie zum Beispiel an den großen Zucker-Betrug durch ein Handelsunternehmen Namens »Sugar Association«, die sich als »die wissenschaftliche Stimme der U.S.-Zuckerindustrie« bezeichnete und die 1967 drei Harvard-Wissenschaftler mit Bestechungsgeldern dazu brachte, einen Artikel über Herzerkrankungen und die mit Zucker und Fett verbundenen Risiken zu veröffentlichen.[4] Die angesehene medizinische Fachzeitschrift *New England Journal of Medicine* sicherte sich die Rechte an diesem Artikel, in dem die Risiken des Zuckers heruntergespielt und dafür Fett als der Bösewicht hingestellt wurde. Das bescherte uns fünfzig Jahre Zucker-Drinks und fettreduzierte Milch. Das Fett sollte jetzt an allem schuld sein und erhöhte Cholesterinwerte wurden zu etwas ganz Furchtbarem aufgebauscht. In der Folge wurden Statine, also Cholesterinsenker, massenhaft verschrieben – das ist bis heute so. Ergebnis: zwei Generationen mit einem hohen Anteil übergewichtiger Menschen. Wir können uns natürlich sagen, das sei vor fünfzig Jahren so gewesen, und der heutigen Medizinforschung könne man trauen. Aber ist das so? Richard Horton, Chefredakteur des renommierten britischen Medizinjournals

The Lancet, schrieb 2015 in einem Editorial: »Ein Großteil der wissenschaftlichen Veröffentlichungen, die Hälfte vielleicht, könnte schlichtweg falsch sein.« Leider sieht man es den Arbeiten meist nicht gleich an, zu welcher Hälfte sie gehören. Horton fuhr fort: »Wissenschaftler formulieren ihre Befunde gern so, dass sie zu ihrem persönlichen Weltbild passen.« Was mag das für Menschen bedeuten, die ihre persönlichen Gesundheitsmaßnahmen an den neuesten wissenschaftlichen Erkenntnissen orientieren möchten? Wie vertrauenswürdig sind die überhaupt?

In einem Artikel der führenden wissenschaftlichen Fachzeitschrift *Nature* war 2016 zu lesen: »70 Prozent der Wissenschaftler scheitern bei dem Versuch, Forschungsergebnisse von Kollegen zu reproduzieren, und jeder zweite kann nicht einmal die eigenen Experimente mit gleichen Ergebnissen wiederholen.«[5] Zur Definition von Wissenschaft gehört aber unter anderem die Reproduzierbarkeit der Ergebnisse. Es verdichtet sich der Eindruck, dass das Bauwerk der westlichen Medizinforschung auf wackligen Fundamenten steht.

Nehmen wir den Neurowissenschaftler und früheren Präsidenten der Stanford University Marc Tessier-Lavigne, Autor einer Studie, in der 2009 irreführende Daten über die Ursachen der Gehirn-Degeneration bei Alzheimer veröffentlicht wurden. Das gab Anlass zu der Frage, wem man im Zusammenhang mit dem Gehirn überhaupt noch vertrauen kann. Weiterhin fließen Milliarden in die Alzheimerforschung, und dabei gibt es offenbar bereits wirksame therapeutische Ansätze: Wissenschaftler der Cleveland Clinic in Ohio berichteten 2021 von einem um 69 Prozent niedrigeren Alzheimer-Risiko bei Viagra-Anwendern. Und als ernstzunehmende Nebenwirkung droht da allenfalls eine glückliche Ehe!

2007 unterzog das *British Medical Journal* 2500 moderne medizinische Behandlungsmethoden einer Wirksamkeitsprüfung und kam zu dem Ergebnis, dass 36 Prozent wahrscheinlich Nutzen stiften, während bei 47 Prozent nicht bekannt war, ob sie wie vorgesehen wirkten oder eher schadeten.[6] Das macht die Krankenhauseinweisung zur dritthäufigsten Todesursache in den Vereinigten Staaten. Ärztliche Behandlungsfehler verursachen Jahr für Jahr 250 000 Todesfälle. Auf dem Schlachtfeld hat man bessere Überlebenschancen als bei Routineoperationen in amerikanischen Krankenhäusern.

In früheren Zeiten hatte die Kirche den Nutzen von unserem Hang zu Befürchtungen und davon geprägten Überzeugungen; sie versprach uns Erlösung als Lohn für unsere Mühen im irdischen Jammertal. Heute sind es Big Pharma und der kommerzielle Medizinbetrieb, die die angstbesetzten alten Anteile unseres Gehirns zu ihrem Vorteil nutzen.

Kaum einem Wissenschaftler gelingt es, Forschungsmittel für seine Studien aufzutreiben, solange er nicht glaubhaft machen kann, dass seine Arbeit wahrscheinlich zu einem kommerziell verwertbaren Medikament führen wird. Selbst die Top-Universitäten stecken hier mit der Pharma-Branche unter einer Decke. Wissenschaftler der Harvard-University stehen kurz vor der Patentierung sogenannter senolytischer Wirkstoffe, die »seneszente« (überalterte) Zellen, sogenannte Zombie-Zellen, ausschalten können, die eigentlich von selbst absterben sollten, aber es einfach nicht tun. Solche Zellen gehören zu den Hauptursachen einer beschleunigten Alterung. Laut den vorliegenden Schätzungen könnte eine solche Pille einen Marktwert von jährlich etlichen Milliarden Dollar haben.

Dabei bietet uns die Natur die besten Senolytika, und das kostenlos. Man hört nur nicht viel von ihnen, weil sich Polyphenole aus Erdbeeren nicht patentieren lassen. Der gesundheitliche Nutzen von Fisetin aus Erdbeeren wird nicht zum Renner in den

Nachrichten werden, aber Sie werden hier in Kapitel 10 erfahren, wie solche natürlichen Senolytika überalterte Zellen zum Schutz Ihres Gehirns abbauen können.

Uns stehen Kraftpflanzen zur Verfügung, von denen bekannt ist, dass sie lebenslang unserer Gesundheit dienen. Die Wissenden der alten Zeit entdeckten diese Kraftpflanzen, die uns ein Leben lang jung halten und unser Gehirn und unsere Gesundheit schützen. Das sind in erster Linie die Pflanzen, die im Körper für genügend Serotonin zur Reparatur des Gehirns sorgen und so altersbedingtem Niedergang entgegenwirken. Sie werden in diesem Zusammenhang erfahren, dass Serotonin chemisch sehr eng mit den psychedelischen Stoffen in Ayahuasca verwandt ist, dieser Visionen-Liane, mit der man im Amazonasgebiet die höheren Gehirnfunktionen aktiviert, um so körperliche und psychische Gesundheit zu schaffen, die uns krankheitsfrei zu leben erlaubt. Und Sie werden in diesem Zusammenhang erfahren, dass es Ihrem Gehirn an Serotonin fehlt.

IHR EXPERIMENT

Auch wenn Sie sich gesund ernähren und ausreichend bewegen, ist Ihnen vielleicht nicht klar, dass Sie sich noch viel besser fühlen könnten, wenn Sie Ihrem Gehirn ein »Upgrade« zukommen lassen. Wenn Ihnen Gehirnnebel, Reizbarkeit, Ängste, Übergewicht, Gelenkschmerzen und Verdauungsprobleme zu schaffen machen, werden Sie wahrscheinlich Nutzen aus Ihrem ganz persönlichen Experiment ziehen (bei dem Sie die einzige Versuchsperson sind).

Wenn Sie nicht teilnehmen möchten, gehören Sie einfach zur Kontrollgruppe und befinden sich irgendwo im Mittelteil der

Normalverteilungskurve – zusammen mit allen anderen Bürgern, die gesundheitlich irgendwo im Normalbereich angesiedelt sind. Sie halten sich also nicht an den Enden der Kurve auf, Sie sind kein »Ausreißer«, was den Alterungsprozess angeht. Eigentlich ist das Experiment vor allem für Frauen ausgelegt, denn zwei von drei Alzheimerpatienten sind Frauen,[7] und 85 Prozent der Patienten mit mehreren Autoimmunstörungen sind ebenfalls Frauen.[8]

Stellen Sie sich vor, Sie müssten auch im Alter nicht die Rufnummer der Apotheke in Ihrem Handy speichern, weil Sie anders als die meisten nicht ständig fünf verschreibungspflichtige Medikamente nehmen.[9] Das können Sie sich wirklich ersparen.

Sie sollten mit dem Gesundwerden nicht warten, bis Sie richtig krank sind. Mit der Unterstützung durch dieses Buch können Sie lange gesund bleiben und sich Ihre gute Laune bewahren, statt vorzeitig zu sterben, nachdem Sie lange gelitten und sich gegrämt haben und der Niedergang schließlich nicht mehr aufzuhalten ist. Stattdessen können sie außergewöhnliche Gehirnkapazitäten freisetzen, die Ihnen erlauben werden, ihre geistigen Kräfte voll auszuschöpfen und Schönheit und Frieden in Ihrem Leben zu schaffen. Ich ermuntere Sie zu Ihrem ganz eigenen innovativen Gesundheitsexperiment, mit dem Sie sich außergewöhnliche Geisteskräfte erschließen und Ihren Körper gesund erhalten können, unterstützt durch ein weises Gehirn, das weiß, wie es Sie dabei am besten unterstützen kann. Sie werden sich selbst in einer zunehmend durch künstliche Intelligenz (KI) geformten Welt zurechtfinden, und Sie werden Bereiche des Bewusstseins, der Spiritualität, erkunden können, zu denen nur Menschen Zugang haben, deren erneuertes und aufgewertetes Gehirn reichlich mit Neuronährstoffen versorgt ist und das auf Serotonin basierende Glücksmoleküle herzustellen vermag.

WIE KÖNNEN WIR MIT DER KRISE UMGEHEN, VON DER WIR ALLE BETROFFEN SIND?

Ob Ihnen die Möglichkeit bewusst ist oder nicht, es könnte Ihnen passieren, dass Ihr Gehirn auf einmal nicht mehr weiß, was vor fünf Minuten war, und dass es auch keine neuen Gedächtnisinhalte mehr anlegen kann und folglich auch nicht abzurufen vermag. Gewiss, Ihre Lieblingssongs aus jüngeren Jahren sind dann womöglich noch da, aber weshalb Sie gerade von der Couch aufgestanden sind oder was es heute zu essen gab, das fällt ihnen einfach nicht mehr ein.

Intelligenz kommt in zwei Hauptformen vor: fließend und kristallisiert. Kristallisierte Intelligenz ist das Wissen, das Sie sich im Laufe der Jahre angeeignet haben. Fließende Intelligenz erlaubt Ihnen, Neues zu verarbeiten und schwierige Probleme zu lösen. Fließende Intelligenz ist der Teil, dem die Zeit und die Flut der Giftstoffe am meisten zusetzen, den Sie aber brauchen, um sich im heraufdämmernden Zeitalter der KI – der vielleicht radikalsten technologischen Neuerung seit der Erfindung der Dampfmaschine – zurechtfinden zu können.

Leider ist es oft so, dass wir den Niedergang unseres Gehirns erst bemerken, wenn es zu spät ist. Da Sie jetzt dieses Buch lesen, werden Sie wahrscheinlich Ihren Hundertsten Geburtstag erleben oder ihm nahekommen. Wenn Sie mir nicht glauben, suchen Sie sich im Internet einen Lebenserwartungsrechner und lassen Sie sich von ihm erzählen, wie lange Sie wahrscheinlich hier sein werden. Das Alter mag Ihnen jetzt noch sehr weit weg erscheinen, aber wenn Sie über 35 sind, dürfen Sie davon ausgehen, dass Ihr Gehirn bereits ein Upgrade benötigt. Das ist deshalb so, weil wichtige Erneuerungsmechanismen Ihres Körpers um diese Zeit herum erste

Schwächen oder Ausfallserscheinungen zeigen. Wir kommen darauf noch ausführlich zurück.

Es scheint so zu sein, dass sich die Evolution beschleunigt, wenn eine Spezies so sehr in Bedrängnis kommt, dass sie nur überleben kann, wenn sich etwas ändert. Für uns alle gilt heute, dass unser Leben ernsthaft gefährdet ist. Die Menschen leben so dicht zusammen, dass sich ein Virus ganz schnell weltweit verbreiten kann und ganze Länder in den Lockdown treibt, sodass das gewohnte Alltagsleben zum Erliegen kommt. Rapider Klimawandel lässt die Gletscher und die polaren Eiskappen abschmelzen, während Küstenregionen zunehmend von Überflutungen bedroht sind, sodass es weltweit zu gesellschaftlichen Umwälzungsprozessen und in der Folge zu Migrationswellen kommt – und das alles wird weiter zunehmen. Die künstliche Intelligenz wird viele von uns aus ihren Jobs verdrängen, und da fällt es uns natürlich schwer, optimistisch zu bleiben. Die Desillusionierung erwischt uns in einer Zeit, in der es besonders wichtig wäre, optimistisch und kreativ zu bleiben und vor dem inneren Auge eine neue Zukunft zu entwerfen.

Wir tun uns da ziemlich schwer, doch das müsste nicht so sein. Sie können sich ein neues Gehirn wachsen lassen und zu einem höheren Wissen gelangen, das Ihnen einen ganz anderen Überblick verschafft. Ihr Gehirn ist ein Naturwunder, wie es kein zweites gibt, es vermag unzählige komplexe Funktionen zu koordinieren, von unbewussten Abläufen wie der Regulierung der Pulsfrequenz und der Körpertemperatur bis hin zu den feinsten Regungen des Bewusstseins, des Denkens und des Fühlens. Wo menschengemachte Supercomputer gewaltige Energiemengen verschlingen, begnügt sich das Gehirn mit dem Bedarf einer 15-Watt-Birne. Die außerordentliche Anpassungsfähigkeit Ihres Gehirns, Neuroplastizität genannt, und seine schier unglaubliche Kreativität sind das Vorbild, nach dem die künstliche Intelligenz und die computergestützte Neurowissenschaft entwickelt wurden.

Uns allen schwant auch schon, dass die künstliche Intelligenz drauf und dran ist, das menschliche Dasein vollkommen umzukrempeln, aber wie weit das gehen wird, können wir jetzt noch nicht überblicken. Eine Schlüsselfunktion hat hier der aus dem Griechischen abgeleitete Wortbestandteil *cyber* wie in »Cyberattacke« oder »Cyberkriminalität«. Wir finden diesen Wortbestandteil auch im Begriff »Kybernetik«, und der bedeutet wörtlich übersetzt »Steuermannskunst«. Bisher haben wir selbst weitgehend unsere Geschicke gesteuert, aber mit der KI stehen wir jetzt vor neuen Möglichkeiten, die sich unserer direkten Wahrnehmung entziehen, zum Beispiel Genveränderungen per Fernbedienung und sogar dauerhaftes »Outsourcing« unseres Gehirns auf digitale Apparaturen.

Mit einem auf den neuesten Stand gebrachten Gehirn dagegen, können Sie aktiv an der Neuorientierung des Menschenlebens auf der Erde teilnehmen und vorbeugend etwas gegen den geistigen Niedergang unternehmen, den wir mit dem Altwerden assoziieren – auch gegen Alzheimer, die am weitesten verbreitete Form der Demenz. Deshalb rate ich Ihnen, sich mit Ihrem Arzt und Ihren sonstigen Gesundheitsfachleuten zu beraten und zu überlegen, wie sie mit den in diesem Buch vorgestellten hochwirksamen Neuronährstoffen experimentieren können. Seien Sie aber darauf gefasst, dass Ihr Arzt nicht allzu viel über die von mir empfohlenen Pflanzen und Pilze wissen wird. Viele Ärzte sind überarbeitet und lesen in den Fachzeitschriften nur das, was da über Krankheiten und Medikamente berichtet wird. Im Gespräch über Ihre persönlichen körperlichen und psychischen Belange werden Sie von ihm oder ihr womöglich zu hören bekommen: »Dazu habe ich noch keine Forschungsergebnisse gesehen.« Das hat auch damit zu tun, dass zwischen Labor und Sprechzimmer ein weiter Weg liegt: Es dauert durchschnittlich etwa zwanzig Jahre, bis eine Entdeckung zum festen Bestandteil der medizinischen Praxis wird. Und Sie möchten ja für sich einfach nur bestätigt haben, dass ein Einnahmeplan für Neuronährstoffe für Sie unbedenklich ist und die Hauptnebenwirkung ein auf den neuesten Stand gebrachtes Gehirn ist.

Unser Programm zur Erneuerung des Gehirns wendet vor allem pflanzliche Neuronährstoffe an und wird Ihre körperliche und geistige Gesundheit auf eine neue Basis stellen, und von da aus können Sie die Reise zur wahren Wirklichkeit antreten, die seit Jahrtausenden das Anliegen mutiger spiritueller Sucher und Forscher ist. Sie werden zehn Tage lang nur köstliche pflanzliche Nahrung zu sich nehmen, und von da an können Sie das Programm zweimal im Jahr durchziehen, um für die Herausforderung des modernen Lebens gerüstet zu sein.

I

WESHALB BRAUCHEN SIE EIN NEUES GEHIRN?

»Wir sind nicht da, um einfach nur Mais anzubauen«, sagte der alte Mann zu mir, »wir ziehen hier Götter groß.«

Die Wissenschaftler stoßen immer wieder auf Möglichkeiten, in den Alterungsprozess einzugreifen, mit denen wir deutlich über hundert Jahre alt werden könnten. Fragt sich nur, ob wir das möchten, wenn uns die Namen unserer Kinder nicht mehr einfallen oder wir emotional und intellektuell abstumpfen. Möchten wir als Hundertjährige nicht mehr gehen können, ohne dabei zu schlottern, möchten wir nicht mehr ohne zu stottern sprechen können, weil unser Gehirn nicht mehr richtig funktioniert?

Da denken Sie vielleicht: »Aber mein Gehirn hat doch keine Ausfälle. Ich habe daran gedacht, mich zum Auswuchten der Reifen anzumelden, ich habe meinen muckenden Computer selbst wieder zum Laufen gebracht, und ich bin rechtzeitig zu meinem Yogakurs gekommen.« Wir sagen uns gern, dass wir doch ganz gut, wenn nicht sogar bestens zurechtkommen, dass unsere Vergesslichkeit uns selten in die Quere kommt, dass wir unseren Alltag ganz gut bewältigen und unsere Ärzte immer wieder feststellen, dass unsere Werte in Ordnung sind. Aber wenn wir uns ansehen, welche belastenden und zehrenden Krankheiten uns möglicherweise erwarten und unsere Lebensqualität einschränken, wenn wir von der starken Zunahme solcher Krankheiten erfahren und uns ehrlich eingestehen, dass wir wirklich einer hohen Stressbelastung ausgesetzt sind, lässt sich nicht mehr leugnen, dass wir den Weg in die Verwirrung und schließlich in die Demenz wohl nur vermeiden können, wenn wir die Schäden beheben und unser Gehirn insgesamt auf eine höhere Stufe heben.

Vor allem spricht aber für die Erneuerung des Gehirns, dass sie sich direkt auf Ihr Leben hier und jetzt positiv auswirken wird. Sie können mit Ängsten besser umgehen und sich eher vorstellen, was Sie alles erreichen können, statt Ihre Gedanken immer nur um all die Erledigungen auf Ihrer immer länger werdenden Liste kreisen zu lassen. Sie können diese Erledigungsliste sogar durch eine Erlebensliste ersetzen, Sie können an eine bessere Zukunft für sich und die Welt zu glauben lernen, statt sich immer wieder an dem festzubeißen, was nicht in Ordnung ist oder noch schiefgehen könnte. Mit einem erneuerten Gehirn werden Sie leichter zu Entscheidungen gelangen, die nicht nur vor dem Hintergrund angenommener Bedrohungen Ihres wirtschaftlichen oder psychischen Wohlergehens getroffen werden, sondern vom höheren Gehirn ausgehen, das sich umso mehr zutraut und umso mehr zu wagen bereit ist, je großzügiger Sie die Vision Ihres weiteren Lebens gestalten. Hätten Sie sich je das Leben träumen lassen, das Sie jetzt führen? Waren Ihre Entscheidungen vor allem von klugen Überlegungen geleitet oder sind Sie Augenblickseindrücken von dem, was Sie glücklich machen könnte, gefolgt? Oder haben Sie sich von Ihren größten Ängsten führen lassen und sich an das gehalten, was am ehesten einen Ausweg aus der drohenden Katastrophe versprach?

Die Nervengeflechte in den ältesten Regionen Ihres Gehirns wurden durch die Erfahrungen in Ihrer Ursprungsfamilie angelegt und verstärkt. Sie enthalten unter anderem unbewusste Glaubenssätze über die Welt und wie es in ihr zugeht, was Ihnen zusteht und ob Sie ein wertvoller Mensch sind. Sie bilden das, was ich hier kristallisierte Intelligenz nenne. Die höheren Nerven-Netzwerke haben eher mit der fließenden Intelligenz zu tun, die durch die Erfahrung von Lust und Schmerz entstehen. Auch die Erfahrung des Einsseins und das Staunen haben hier ihren Ort, und schließlich entspringt hier auch der Impuls sich auf den Weg der Gesundheit und Weisheit zu machen. Hier liegt auch Ihre Fähigkeit, Ihr Schicksal selbst zu wählen, statt es sich von Ihren Genen oder von Geschichten über Ihre verkorkste Kindheit vorgeben zu lassen. Von diesen höheren Zentren aus können Sie Ihr Leben bewusster gestalten und sind nicht mehr vom Gang der Ereignisse anhängig oder verstörenden Gefühlen ausgeliefert.

Wenn es uns weiterhin gut gehen soll, wird das nur möglich sein, wenn wir uns eine Weisheit zulegen, mit der wir uns eine anhaltend gute Beziehung zur Natur und eine symbiotische zur KI, der von uns in die Welt gesetzten neuen Lebensform, sichern können. Dabei kann uns das Wissen der indigenen Völker unterstützen, die ihren Platz im Kosmos kannten. Sie waren eins mit der Natur. Anthropologen sprechen hier von der *participation mystique* oder »mystischen Teilhabe«, aber ich denke mir diese Verfassung lieber als einen Zustand tiefer Gemeinschaft mit Mutter Erde. Wenn man seinen Platz in der Welt kennt, stärkt das die angeborenen Heilkräfte des Körpers. Wir haben nämlich in unserem Gehirn eine Apotheke, in der alle der Heilung dienenden Substanzen hergestellt werden können, alles, was uns gesund hält und die Superkräfte unseres höheren Gehirns erfahrbar macht.

HÖHERES BEWUSSTSEIN UND FREIHEIT VON DEMENZ

Ich weiß noch, wie ich während der Studienzeit zusammen mit einem Freund psychedelische Pilze genommen habe. Wir hörten dabei Musik und staunten, dass wir die Noten mitten im Zimmer in der Luft schweben sahen. Als ich nach draußen in den Garten ging, fühlte ich mich eins mit den Bäumen. Ich fühlte die Freude der Natur über die Geburt einer neuen Schmetterlingsart unter gigantischen Farnwedeln am fernen Amazonas. Heute wird Psilocybin bei Depression und Angstzuständen angewendet und die Erfolge können sich wirklich sehen lassen. Zu solchen Erlebnissen können Sie auch dadurch gelangen, dass Sie Ihr Gehirn durch ein Upgrade in die Lage versetzen, Psilocybin und andere serotoninähnliche Glücksmoleküle spontan selbst herzustellen.

Die meisten Psychedelika entfalten ihre Wirkung durch Bindung an die Serotoninrezeptoren der Gehirnzellen. Zu den bekanntesten dieser Stoffe gehören LSD, Psilocybin und DMT (Dimethyltryptamin). Wieso haben wir in unserem Gehirn Rezeptoren für diese stark bewusstseinsverändernden Substanzen? Vielleicht weil unser Gehirn diese Moleküle selbst herstellt und weil sie für die Evolution der Spezies Mensch eine wichtige Rolle gespielt haben? Könnte es sein, dass sie bis zum heutigen Tag sehr wichtig für die persönliche Entwicklung sind?

Sie merken nicht unbedingt, wie sehr Ihr Gehirn auf höhere Bewusstseinszustände erpicht ist. Sein volles Potenzial entfaltet es erst, wenn es durch Psychedelika zu dieser Einheitserfahrung kommt. Wenn wir uns die participacion mystique nicht mehr zugestehen und uns in der Folge nicht mehr dem Gewebe des Lebens

Ihr Gehirn auf dem Pilz-Trip

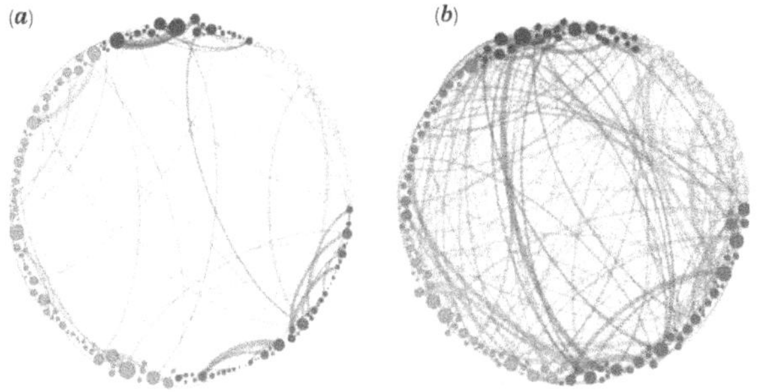

Quelle: G. Petri: »Homological Scaffolds of Brain Functional Networks«.

Hier eine vereinfachte Darstellung auf der Grundlage der Forschungen von G. Petri et al. über Nerven-Netzwerke im normalen Wachzustand (links) und nach der Einnahme von psilocybinhaltigen Pilzen (rechts).

Es ging diesen Neurowissenschaftlern darum, die Gehirnaktivität bei höheren Bewusstseinszuständen zu verfolgen. Die Netzwerke sind jeweils als kleine Punkte an der Außenseite dargestellt. Nach der Einnahme von Psilocybin bilden sich neue Netzwerke, die anzeigen, dass das Gehirn jetzt mit höherer Geschwindigkeit arbeitet und dabei neue Muster findet. Das könnte erklären, weshalb manche Leute nach solchen Experimenten offener für Veränderungen in ihrem Denken sind.

innig verbunden fühlen, können wir keine Glücksmoleküle mehr selbst produzieren, und auf diese Art entstehen psychosomatische Krankheiten. Zum Glück können uns bestimmte Nehrungsmittel und Nahrungsergänzungen mit den Rohstoffen für diese Glücksmoleküle versorgen, die unser Gehirn braucht, um gesund zu werden und sich auf eine höhere Stufe zu erheben.

REGENERATION UND ENTGIFTUNG

Wenn es für Sie ein bisschen seltsam klingt, dass Sie sich ein neues Gehirn »wachsen lassen« können, bedenken Sie Folgendes: Jeden Tag sterben Zellen in Ihrem Körper ab und neue werden geboren. Die Organe und Gewebe Ihres Körpers erneuern sich, manche im Verlauf von Monaten, während andere – etwa Haut, Leber und Darmschleimhaut – dafür nur Tage brauchen.

Dank unserer Fähigkeit, neue Gehirnzellen entstehen zu lassen, genannt »Neurogenese«, wissen wir, dass Ihr künftiges Gehirn keine runzlige Form Ihres jetzigen sein muss. Die Nervenzellen oder Neuronen erneuern sich selbst durch sogenannte Mitophagie, in deren Verlauf die Mitochondrien der Zellen zerlegt werden und dann als Baumaterial für neue dienen können. Ihr Gehirn erneuert sich ohnehin im Laufe von etwa zwanzig Tagen durch den Prozess der Proteinsynthese, der alle Anteile Ihres Gehirns neu aufbaut. Das wird Ihnen aber nur gelingen, wenn Sie sich nicht von Junkfood ernähren und außerdem die spirituellen Übungen in diesem Buch machen. Die erlauben Ihrem Gehirn nämlich, in Ihren höheren Gehirnanteilen neue Nervennetzwerke anzulegen, die Ihren Geist friedvoll und optimistisch und lernbegierig machen. Er ist dann darauf aus, ein erfüllteres Leben und eine bessere Welt zu finden oder zu entwerfen oder zu erträumen. Sie können Ihr Gehirn wirklich auf eine höhere Stufe heben, und das gilt insbesondere für den sogenannten Hippocampus, der von größter Bedeutung für das Lernen und das Gedächtnis ist und dessen Funktionstüchtigkeit Sie durch gezielte Ernährung sowie Änderung der Lebensweise in seiner Funktionsfähigkeit unterstützen können. Durch Giftstoffe wird das allerdings ganz erheblich erschwert.

DIE ENTGIFTUNGSFUNKTIONEN UNSERES KÖRPERS SIND ÜBERLASTET

Die Lebewesen dieser Erde haben sich im Laufe der Jahrmillionen ihrer Evolution Entgiftungsmechanismen zugelegt, die sich bei deutlichen Änderungen ihrer Lebensumstände als besonders nützlich erwiesen. Wenn Menschen beispielsweise auf ihren Wanderungen in neue Länder gelangten, stießen sie dabei auf neue Beeren und Früchte, wie beispielsweise Holunderbeeren. Diese Beeren enthalten zyanidähnliche Giftstoffe, die erst durch Erhitzen unschädlich werden. Die Frage ist nun, ob die Wanderer die rohen Beeren aßen, sodass ihnen schlecht wurde, oder ob sie spürten, dass sie erst gekocht werden mussten.

Auch heute kommen wir immer wieder mit Substanzen in Berührung, die es in der Natur nie gegeben hat. Bis zum Beginn des Industriezeitalters fand alles, was uns begegnete, mühelos in die Kreisläufe der Natur zurück. Im letzten Jahrhundert jedoch haben wir über 100 000 neue chemische Stoffe erfunden. Unsere Entgiftungsmechanismen sind mit all den Stoffen, die unser Körper nicht kennt und erkennt, die aber in unserer Nahrungskette vorhanden sind, überfordert. Außerdem besteht bei vielen Menschen ein Magnesiummangel und jenseits der Lebensmitte auch ein Mangel an Vitamin B_{12}. Diese essenziellen Nährstoffe, zusammen mit Zink, benötigt die Leber, um Giftstoffe abbauen und ausscheiden zu können. Wenn einer davon fehlt, funktioniert die Entschlackung des Körpers nicht, welche Maßnahmen Sie auch ergreifen mögen.

Das körpereigene Entgiftungssystem gerät leicht aus dem Tritt. So werden die Antioxidantien Glutathion und Superoxiddismutase (SOD) von jeder Zelle zur Neutralisierung von »freien Radikale« gebildet, die sonst die Mitochondrien schädigen. Leider wird dieses Schutzsystem mit zunehmendem Alter immer träger, vor allem wenn die Zeit der Fortpflanzungsfähigkeit ihrem Ende zugeht (beim Menschen ab dem Alter von 35 Jahren). Bei meinen Reisen im Amazonasgebiet bin ich bei den Völkern des Regenwaldes auf weise Menschen gestoßen, die Pflanzen entdeckt hatten, mit denen man diese Schutzsysteme wieder jugendfrisch machen kann.

Das Gehirn besteht zu 60 Prozent aus Fett, und Giftstoffe werden in Fettzellen abgelagert, in denen sich die langlebigsten Moleküle des Körpers finden. In unserem Gehirn- und Körperfett werden chemische Substanzen gespeichert, die es zur Zeit unserer Großeltern noch nicht gab. Auf diese Art gelingt es dem Körper, gefährliche Stoffe aus dem Verkehr zu ziehen. Außerdem sind im Körperfett Kalorien gespeichert, wie bei einem Bären am Ende des Sommers, und mit diesen Kalorien kommt er dann durch den Winter. Unsere Vorfahren brauchten Ihr Körperfett in den langen Wintermonaten auf und waren im Frühjahr deutlich abgemagert. Aber mit dem Körperfett waren sie dann auch alle darin eingelagerten Schlacken und Giftstoffe los. Heutzutage dagegen ist unser Körperfett mehr oder weniger nur noch eine Deponie für langlebige schädliche Chemikalien, die nicht leicht wieder loszuwerden sind. Der lange magere Winter bleibt einfach aus, weil wir immer Zugriff auf unseren Cappuccino und die Heidelbeermuffins haben. So wird unser Körperfett zu einer Art unerwünschtem Organ, das sogar Hormone herstellt (unter anderem Östrogen), die unserem Gehirn schaden. Da wir Fett nicht ausschwitzen können wie Wasser, kann es nur weniger werden, wenn der Körper es verbrennt. Der Körper lässt jedoch keine Fettverbrennung zu, wenn die Leber nicht über genügend Magnesium, Zink und B_{12} verfügt, um Giftstoffe abzubauen. Deshalb verlieren die Leute bei Diäten meist nur Gewicht in Form von Wasser und nicht durch den Abbau von Fett. Die Anreicherung von Toxinen nimmt vielmehr stetig zu.

Es hat keinen Sinn Gehirnfett abbauen zu wollen, dieses Fett *ist* ja Ihr Gehirn. Dennoch können Sie Ihr Gehirn beim Abbau von Giftstoffen unterstützen. Die große Hürde dabei ist die Blut-Hirn-Schranke, die schwer zu überwinden ist, was den Verkehr der Moleküle ins Gehirn und aus dem Gehirn heraus stark einschränkt. Sie werden später mehr darüber erfahren, wie Sie die Erneuerung der Nervenzellen oder Neuronen ankurbeln können, um so Ihr Gehirn zu verjüngen. Zuvor möchte ich Ihnen noch ein wenig über die Geschichte Ihres Gehirns erzählen und wie es uns dahin gebracht hat, wo wir sind.

VOM ÜBERLEBENSGEHIRN ZUM GEHIRN DES GUTEN LEBENS

Sie haben in Ihrem Kopf ein Organ von durchschnittlich 1,4 Kilogramm oder etwas weniger Gewicht, in dem sich Signale mit einer Geschwindigkeit von über vierhundert Stundenkilometern durch eine Billion Netzwerke bewegen, und ernährt wird das Ganze über ein Blutgefäßsystem von mehr als hundertsechzigtausend Kilometern Länge.[1] Das menschliche Gehirn hat sich im Laufe vieler Jahrtausende entwickelt und erlaubt uns den Gebrauch von Sprache oder den Umgang mit dem Feuer. Sie werden nie so schnell laufen können wie ein Gepard oder so wehrhaft zubeißen können wie ein Hai mit seinen gewaltigen Kiefern, und einen abschreckenden Giftbiss wie eine Kobra werden Sie auch nie haben. Aber Ihr Gehirn kann das alles ganz gut ersetzen. Sie können sich auf das körpereigene Kommandozentrum für Bedrohungs- und Notfälle verlassen, ob es sich um äußere Angriffe oder um von innen kommende Gefahren handelt, etwa in der Gestalt von Autoimmunerkrankungen oder Herzversagen.

Das Gehirn wird von Hormonen reguliert, von Botenstoffen, die unter anderem das Wachstum, den Stoffwechsel, die Stimmung, die Abwehrreaktionen und den Reproduktionsprozess steuern. Die übergeordnete Drüse für den gesamten Hormonhaushalt ist die Hypophyse (Hirnanhangsdrüse), die tief im sogenannten Säugetier-Hirn oder auch »mammalischen« Gehirn, kurz M-Gehirn, sitzt, dem evolutionsgeschichtlich jüngeren Teil des Gehirns. Diese Drüse reguliert Ihre Kampf-Flucht-Erstarren-Reaktionen, bei denen es darum geht, ob Sie bei einer vermuteten akuten Bedrohung kämpfen oder flüchten oder sich totstellen. Sie sorgt für die Erzeugung und Ausschüttung der Stresshormone Adrenalin und Cortisol. Adrenalin bringt Sie auf Touren und erhöht Ihre Puls- und Atemfrequenz, damit Sie in bedrohlichen Situationen instinktiv richtig handeln können. Cortisol erhöht den Blutzuckerspiegel, damit Sie laufen und sich wehren können und eventuelle Verletzungen nicht groß spüren.

Ein entspanntes Gehirn denkt ganzheitlich; es lässt uns nicht nur die Bäume, sondern den ganzen Wald sehen. Sehen wir uns jedoch einer Gefahr ausgesetzt, kurbelt die Hypophyse die Ausschüttung von Stresshormonen an, damit Sie sich wehren oder die Flucht ergreifen können. In dieser Situation existiert für Sie kein Wald mehr, und Sie sehen nur den einen Baum, der Ihnen im Weg steht. Diese Fähigkeit, in Notsituationen die Kommandozentrale zu wechseln, war sehr nützlich in der Zeit, in der wir es schon mal mit reißenden Wildtieren zu tun bekamen, die uns als Mahlzeit sahen. Da wir inzwischen aber in einer von der Natur abgekoppelten digitalen Welt leben, greifen die alten Strategien nicht mehr, und da wir den wahrgenommenen Bedrohungen weder entfliehen noch sie niederringen können, bleibt uns vielfach nichts anderes als der Erstarrungsmodus übrig. Unsere Gehirne sind als analoge Biocomputer entstanden. In der alten Zeit, in der die Menschen um das Lagerfeuer saßen und sich Geschichten erzählten, wechselte unser Gehirn nur dann in den Kampf-oder-Flucht-Modus, wenn wir in der Nähe einen Jaguar knurren hörten oder Gruselgeschichten erzählt wurden. Bei so gut wie allem, was wir tun, verhält sich das Gehirn so, als lebten wir nach wie vor in einer analogen Welt voller alter Gefahren. Ihr analoges Gehirn ist nicht überfordert, wenn es ums Wandern geht oder um Yoga, wenn Sie ein Essen vorbereiten oder im Einkaufszentrum ein bekanntes Gesicht ausmachen. Noch vor ein paar Jahrzehnten gab es in unserer Welt nichts Digitales.

Wenn Sie wieder einmal überlegen, welchen Film Sie sehen möchten, lege ich Ihnen *Der Zauberer von Oz* oder *Casablanca* ans Herz (letzterer gehört zu meinen Lieblingsfilmen). Achten Sie darauf, dass es hier viele Einstellungen von zwei oder drei Minuten Länge gibt. Lassen Sie dann einen aktuellen Film folgen, bei dem Ihnen sicher auffallen wird, dass alle paar Sekunden ein Schnitt kommt. Da klopft einem das Herz wie wild und man sitzt praktisch auf der Stuhlkante, und ins Gehirn ergießt sich eine Flut von Adrenalin. Bei dem Bemühen, uns in dieser immer schneller werdenden Welt zurechtzufinden, sind unsere Gehirne praktisch mit diesen Hormonen getränkt.

Wir schauen nicht mehr in den Sonnenuntergang, wir lassen den Blick nicht mehr über den Horizont schweifen, sondern sammeln unsere Aufmerksamkeit auf ein paar Quadrat-Inches vor unserem Gesicht, geistig bei irgendwelchen Vorkommnissen irgendwo in der Welt. Schon 2011 nahmen unsere Gehirne fünfmal mehr an digitaler Information pro Tag auf als 1986.[2] Und nach einem Report der University of California in San Diego konsumiert jeder von uns jeden Tag 34 Gigabytes an digitalen Daten und Informationen.[3] Unser analoges Gehirn ist nicht für Bits und Bytes oder Nullen und Einsen ausgelegt, letztlich auch nicht für

Beziehungen, die über soziale Medien laufen. Wir sind Zeugen der gezielten »Kuratierung«, durchtriebenen Steuerung und subtilen Manipulation digitaler Räume, die sich in unserem Denken, unserem Geschmack, unseren Beziehungen und dem Gefühl unserer persönlichen Identität breitmachen. Und wir verbringen immer weniger Zeit mit ganz direktem, lebendigem, wirklich jetzt stattfindendem und sinnhaltigem Umgang miteinander.

Auch wenn Sie keine Videospiele spielen, sobald Sie Ihre digitalen Gerätschaften für mehr als Telefonanrufe benutzen, setzen Sie sich einer Flut digitaler Anregungsimpulse aus, die das Gehirn überfordern. Die sozialen Medien verschalten bestehende Nervennetzwerke neu und zwar so, dass sie zum süchtigen »User« werden. Im Englischen wird das Wort User fast ausschließlich für Drogensüchtige und im Computerbereich verwendet, und alles wird von Tag zu Tag immer noch »benutzerfreundlicher«. Rund um die Uhr online zu sein (oder haben Sie etwa noch nie nachts auf dem Weg zur Toilette aufs Handy geschaut?) belastet das Gehirn ganz erheblich und deshalb mittelbar auch den Körper – und auch das dient wieder der digitalen Neuverschaltung Ihres Gehirns. Der neue Mensch mit implantierten Chips, der im Nu Zugriff auf das gesamte Wissen der Menschheit hat, wird bald Realität sein.[4]

Aber es gibt andere Möglichkeiten. Wenn Sie die Herstellung von Glücksmolekülen im Gehirn anschieben und dadurch die Kräfte Ihres höheren Gehirns mobilisieren, werden Sie auf das stoßen, was die alten Griechen *Gnosis* genannt haben: unmittelbare Erkenntnis durch persönliche Erfahrung im Rahmen der Participation mystique. Hildegard von Bingen hat darüber 1141 ein leidenschaftliches Zeugnis abgelegt: »Es geschah im Jahre 1141, als ich 42 Jahre und 7 Monate alt war. Aus dem offenen Himmel fuhr blitzend ein feuriges Licht hernieder. Es durchdrang mein Gehirn und setzte mein Herz und die ganze Brust wie eine Flamme in Brand und plötzlich erhielt ich Einsicht in die Schriftauslegung, in den Psalter, die Evangelien und die übrigen katholischen Bücher des Alten und Neuen Testamentes.«[5]

Die Wissenden, mit denen ich am Amazonas zusammengearbeitet habe, glauben, dass wir Zugriff auf eine universale Weisheit haben, die uns tiefe Fragen zu stellen erlaubt, und uns sofort erhellende Antworten von Mutter Natur zukommen lässt. Wenn Sie schon mal ein Ayahuasca-Erlebnis im Amazonasgebiet hatten, wissen Sie, was ich meine. Die Neuronährstoffe und Praktiken dieses Buchs können Ihnen einen Geschmack von Gnosis geben, damit Sie wieder sehen (nämlich den Wald, statt nur die Bäume). Dann werden Sie Ihren Platz im Kosmos kennen, ohne sich zuvor am Amazonas auf die Suche nach Schamanen zu machen. Sie werden selbst Ihr Schamane sein.

KÖPFCHEN ÜBER MUCKIS

Auf unserem Weg der Evolution zum Menschen haben uns viele andere Spezies überholt, was natürliche Abwehrmechanismen und schiere Körperkraft angeht. Wir haben dafür die Sprache entwickelt und die befähigt uns zum Zusammenwirken. Der Homo sapiens war es, der aus vorgefundenen Naturmaterialien technisches Gerät machte. Das begann mit primitiven Steinwerkzeugen und führte schließlich zu computergestützten und teils von Roboterarmen ausgeführten lebensrettenden chirurgischen Verfahren. All das wurde möglich durch unseren Neokortex, diesen revolutionären neuen Teil des Gehirns, der uns erlaubt zu denken, zu erinnern, zu planen und uns vorzustellen, was wir erschaffen möchten. Wir können uns die Kräfte des Neokortex (auch Neocortex geschrieben) zunutze machen, um die Alterung zu verlangsamen und teils sogar rückgängig zu machen. Ähnliches gilt für Krankheiten, die die Angstgegner unserer Großeltern waren. Es ist nicht zu vermeiden, dass wir altern, aber wenn wir unseren Neokortex mit der Hilfe von Neuronährstoffen und Glücksmolekülen ganz ins Spiel bringen und ihn immer gut versorgen, können wir erreichen, dass Vitalität und Kreativität uns ein Leben lang erhalten bleiben. Wenn wir Krebs gänzlich unterbinden könnten, würde es die durchschnittliche Lebenserwartung des Menschen nur um rund drei Jahre erhöhen. Könnten wir die Alterung verlangsamen, würde das weitaus mehr bewirken. Die derzeitigen Forschungsergebnisse lassen erkennen, dass wir mit 150 Jahren jung, das heißt krankheitsfrei, sterben könnten.[6]

Ich habe meine Mutter an ihrem hundertsten Geburtstag gefragt, wie es ihr in ihrem neuen Heim für betreutes Wohnen ergehe, und sie gab zurück: »Hier gibt es nur lauter alte Leute!« Ich rief ihr vorsichtig in Erinnerung, dass sie die Älteste unter all diesen alten Leuten war. »Red kein dummes Zeug«, gab sie zurück und nickte in Richtung Tanzfläche. Sie hatte darauf bestanden, zu ihrem Geburtstag eine Salsa-Band zu engagieren. Ich kann die sagenhafte Gesundheit und das relativ gute Gedächtnis meiner Mutter nicht auf mein Konto verbuchen, aber ich hoffe, dass es etwas Erbliches ist (wenn ich auch weiß, dass die Gene nur zu einem geringen Teil unsere Gesundheit bestimmen). Die letzten 15 Jahre hat sie jedenfalls die in diesem Buch vorgestellten Neuronährstoffe genommen, und sie haben enorm viel bewegt. Sie bekommt alle drei Tage ein 500-Teile-Puzzle fertig. Vor allem aber ist sie immer guter Laune, hat keine Schmerzen, liebt alle ringsum und tanzt in ihrer Wohnung herum. Wenn ich sie frage, was sie sich für die nächsten hundert Jahre wünscht, sagt sie: »Einen Mann, der mithalten kann.«

EIN LANGES UND GESUNDES LEBEN

Die Aussicht, 150 Jahre alt zu werden, ist an Tagen voller Stress und Reibereien mit anderen oder wenn man sich die Nachrichten mit den neuesten Horrorgeschichten angetan hat, nicht gar so verlockend. Wir alle kennen die psychischen Belastungen des modernen digitalen Lebens und die vielen Stressfaktoren, die uns vorzeitig altern lassen und zynisch oder ängstlich oder melancholisch machen und uns psychosomatische Krankheiten bescheren, ein düster-bedrückendes Gefühl, das man nur schwer wieder loswird.

Und wenn Sie dann auch noch erleben müssen, dass Sie selbst bereits den geistigen Niedergang angetreten haben, ist es wirklich schwer, optimistisch in die Zukunft zu blicken. Da kann man leicht den Eindruck bekommen, Demenz sei wie der Sensenmann, der schon vor der Tür steht und jeden Moment eintreten kann, um uns Freiheit, Selbständigkeit und Glück zu nehmen.

Wenn Sie trübsinnig oder gereizt sind, wenn Sie Angst haben oder keine Freude mehr im Leben finden, kann es sehr gut sein, dass Ihr Gehirn nicht wie vorgesehen funktioniert. Sie schlafen schlecht oder sind launisch und haben dieses wattige Gefühl im Kopf, das man Gehirnnebel nennt – aber wenn Sie sich jetzt dem Programm zur Erneuerung des Gehirns zuwenden, sich entsprechend ernähren und ein paar Veränderungen an Ihrer Lebensweise vornehmen, werden Sie vielleicht erleben, dass die Stimmung sich innerhalb von Tagen hebt, dass Sie wieder besser schlafen, dass der Gehirnnebel sich lichtet und Ihre Verdauungsbeschwerden, etwa der Blähbauch und das Sodbrennen, Besserungstendenz zeigen. Und dazu brauchen Sie genügend Serotonin.

Was Sie aus diesem Kapitel mitnehmen können:

Wir haben uns über die Gesundheit des Gehirns informiert und den Einfluss der modernen digitalen Umwelt auf unseren Denkapparat betrachtet. Im Einzelnen ging es um:

1. Die Wichtigkeit von Neuronährstoffen für die Gesundheit des Gehirns, etwa zur Verbesserung der Gedächtnisleistung und zur Stimmungsaufhellung.
2. Die Auswirkungen der modernen Technik: Wir verbringen zu viel Zeit vor Bildschirmen, und das bewirkt eine digitale Überlastung des Gehirns, was zur Bildung untauglicher und dadurch schädlicher Nervenschaltkreise beiträgt, die wiederum den geistigen Niedergang beschleunigen können.
3. Gnosis und Weisheit: Gnosis als persönliche Weisheit, zu der man durch Erfahrung und Erkenntnis gelangt.
4. Die Evolution und die Fähigkeiten des menschlichen Gehirns und die Bedeutung des Neokortex für das Denk- und Erinnerungsvermögen sowie die Fähigkeit zu planen und etwas zu erschaffen.

2

DIE GEHEIME KRAFT IM BAUCH

Als vor ungefähr hunderttausend Jahren die Gletscher in Europa abzuschmelzen begannen, wanderten die Wildtiere nach und nach in die Täler ein, wo sich die Vegetation ausbreitete. Unsere Neandertaler-Vorfahren (denen die Stirnlappen des Gehirns noch fehlten) verstanden offenbar nicht, dass es Zeit war, die Höhlen zu verlassen, in denen sie überwinterten, und die üppig grünen Niederungen zu besiedeln. Möglicherweise verfügten sie noch nicht wie wir Heutigen über etwas, das ihnen hätte weiterhelfen können: die Neurogenese.

NEUROGENESE, DIE NEUBILDUNG VON GEHIRNZELLEN – ZU UNSERER RETTUNG

Durch die Neurogenese, die Fähigkeit, neue Gehirnzellen oder Neuronen zu bilden, wurde es Homo sapiens möglich, eine eisfreie neue Welt zu entdecken. Die Neurogenese hat uns also schon früher bei der Anpassung an neue Umweltbedingungen mit ihren neuen Schwierigkeiten unterstützt und kann uns dabei in der sich wandelnden Umwelt wieder helfen. Sie kann die Zerstörung des Gehirns aufhalten und es so instandsetzen, dass es sich den veränderten Rahmenbedingungen entsprechend neu auszurichten vermag.

Die Milliarden Neuronen Ihres Gehirns sind bereits im Mutterleib und während Ihrer Kindheit entstanden. Bis in die jüngere

Vergangenheit hinein haben wir geglaubt, dass die Neubildung von Gehirnzellen einfach aufhört, sobald wir erwachsen sind. Inzwischen wissen wir, dass die Neurogenese unser Leben lang weitergeht, insbesondere im Hippocampus, einem Gebilde in den Frontallappen des Säugetiergehirns oder M-Gehirns, das wie ein Seepferdchen aussieht (daher auch der Name). Der Hippocampus gibt uns die Möglichkeit, neue Gedächtnisinhalte zu festigen, uns räumlich zurechtzufinden, neue Gegenden zu erkunden und uns neue Lebensstrategien zurechtzulegen. Er legt auch biografische Erinnerungen an und erlaubt uns persönliche Erlebnisse zu verinnerlichen und Informationen darüber zu speichern und wieder aufzurufen. Der Hippocampus unterstützt uns beim Anlegen der inneren Landkarten oder Stadtpläne, nach denen wir zur Arbeit fahren, uns die U-Bahn-Strecken einprägen, uns im Wald zurechtfinden oder den Weg planen, der uns zu unserem Ziel führt.

Die Neurogenese ermöglicht die Restauration des Hippocampus, und das wiederum erlaubt Ihnen, sich wohlzufühlen und den Reiz des realen Lebens zu spüren, ohne dass alles so sein muss, wie Sie es gern hätten. Sie erlaubt Ihnen, »die Welt zu erträumen«, wie die Schamanen sagen.

DAS ALTE WISSEN UND DAS REICH DER ANTWORTEN

Gegen Ende zwanzig war ich Dozent am biologischen Institut einer Universität, die sich große Vorteile ausrechnete, wenn ich im Amazonasgebiet einen Baum, eine Rinde, einen Strauch ausfindig machen könnte, dessen chemische Signatur sich so abwandeln ließ, sodass man einen patentierbaren Arzneistoff daraus machen konnte. In diesem Sinne nahm ich zur Finanzierung meiner Expedition ein Forschungsstipendium eines großen Schweizer Pharmaunternehmens an. Wir hofften, auf ein Mittel gegen Demenz zu stoßen, und meine Aufgabe bestand darin, die »Elternpflanze« im Amazonasgebiet zu finden. Bedingung war, dass sie als Heilpflanze bekannt war und erwiesenermaßen von indigenen Heilern angewendet wurde.

Mir war nicht klar, wie stark dieses Ansinnen vom westlichen Denken durchtränkt war, und so klapperte ich die entlegenen Regionen des Amazonaswaldes ab, immer auf der Suche nach der Rinde, dem Blatt, dem Heiltrank, die sich als ein für viele Menschen wertvolles Wunderelixier erweisen und mein Einkommen sichern sollten.

In manchen der Dörfer, die ich aufsuchte und wo ich den örtlichen Dialekt nicht verstand, musste ich manchmal mit Mimik und Gestik vermitteln, was ich sagen wollte. Einmal versteckte ich meinen Stift unter einem Stein und tat dann so, als suchte ich ihn verzweifelt. Auf die Art wollte ich die Vergesslichkeit vorspielen, die für Alzheimer so typisch ist. Die Leute sahen mir eine Weile zu und brachen dann in Gelächter aus. Schließlich liefen zwei oder drei Kinder los, hoben den Stein auf und nahmen den Stift aus seinem Versteck. Zurückgeben wollten Sie ihn allerdings nicht. Finderlohn.

Mit der Hilfe sprachkundiger Übersetzer kam ich schließlich darauf, dass den indigenen Völkern die Pflanzen als die wertvollsten galten, die beschleunigte Alterung aufgrund der Strapazen des Alltags abwenden konnten. Leider war die Pharma daran nicht interessiert. Sie wollten das Altern nicht verhindern, sondern sie versprachen sich von mir ein Heilmittel für Alzheimer, wenn die Krankheit bereits ausgebrochen war.

Dummerweise hatte im Amazonas-Regenwald niemand, auch in den abgelegensten Dörfern nicht, die Krankheit, die wir mit unserem Wirkstoff zu heilen gedachten. Wie findet man ein Heilmittel für eine Krankheit an der niemand leidet? Die Dorfheiler konnten mir nicht sagen, welche Pflanzen man gegen Alzheimer, Herzerkrankungen oder Krebs anwenden könnte, diese drei apokalyptischen Reiter, die bei uns allenthalben das Altwerden begleiten. Eine Medizinfrau nahm mich sogar beiseite und flüstere mir ins Ohr: »Wenn du die Gebrechen des Alters vermeiden möchtest, führst du am besten ein langes und glückliches Leben.«

Ich nehme an, sie kannten Pflanzen, die das Gehirn und sein Gedächtnis schützen können, schließlich hatten Sie keine Schrift und mussten ihr Wissen ja trotzdem irgendwie aufbewahren und weitergeben. Wenn das traditionelle Wissen verlorenging, war die Zukunft des ganzen Volks bedroht. Was, wenn sie nicht mehr wussten, wie man Feuer macht und welche Pflanzen welchen Nutzen hatten oder welche gefährlich waren? Wie schützten sie das Gehirn ihrer Weisen?

Wie sich dann zeigte, waren sie durchaus bereit, ihre Heilpflanzenkenntnisse an mich weiterzugeben, doch da der Amazonas-Regenwald ein Paradies ist, mussten sie mir erst einmal bewusst machen, wonach ich überhaupt suchte. Ich ahnte nicht, wie beschränkt mein westliches Weltbild war. Ich war davon ausgegangen, dass es die Krankheiten, für die wir Heilmittel suchten, tatsächlich und überall gab. Ich glaubte, dass man Krankheiten behandeln muss, um wieder gesund zu werden. Und ich bildete mir ein, dass alle so dachten. Aber die Wissenden im Regenwald glaubten nicht an Krankheiten. Kranke Menschen gab es, aber Krankheiten nicht. Und für eine nachhaltige Kur war erforderlich, dass man ein geheimnisvolles Reich des Unsichtbaren erkundete.

Ich war einfach davon ausgegangen, das Gesuchte sei irgendwo da draußen zu finden. Bis einer der Dorfältesten einmal zu mir sagte: »Du stöberst hier und da, am Flussufer und im dichten

Dschungel, die Stirn nachdenklich gerunzelt, aber du traust dich nicht in die Bereiche, in denen du Antworten finden kannst.«

Bereiche. Nach den Gesprächen, die ich mit ihm und anderen geführt hatte, war mir klar, dass er von etwas sprach, was mit den fünf Sinnen nicht zu erfassen ist.

»Du meinst, die eigenen Gedanken und Gefühle betrachten, um zu sehen, was sie mir sagen wollen? Bei uns heißt das Psychologie. Das hab ich studiert, sogar einen Doktor gemacht.«

Seine Mundwinkel zuckten verdächtig, als wollte er gleich losprusten.

»Ich sage dir, dass du forschen musst. Ich spreche von Orten, an denen du erleben kannst, was flussaufwärts liegt. Dein Geist ist wie das Wasser hier«, er nickte in Richtung Fluss, »wie es über die Steine abwärtsrauscht und schwappt. Du hast keine Ahnung, wie still das Wasser oben ist, wo der Fluss entspringt.«

Seine Worte machten mich ganz verlegen. Ich forschte nach Mitteln für das Gehirn, und er sprach vom Geist. Ich war bisher ganz sicher gewesen, dass der Geist als Produkt des Gehirns zu sehen ist, aber dieser Dorfälteste schien sagen zu wollen, dass eher das Gehirn vom Geist abgeleitet ist. Ich sah mich aufgefordert, meine Anschauungen und Glaubenssätze zur Frage nach den Bedingungen für Gesundheit und Wohlbefinden zu überprüfen. Dazu würde ich die Augen schließen müssen, um sehen zu können, was mir jetzt noch verborgen war: eine andere Wirklichkeit, die mir im Normalbewusstsein nicht zugänglich zu sein schien.

Ich kannte die verschiedenen Arten von Gehirnwellen und die ihnen zugeordneten Gemütslagen, aber das war nur ein intellektuelles, akademisches Verständnis. Ich verstand mich darauf, die Begriffe zu definieren und den Übergang von einem Zustand zu einem anderen zu beschreiben. Ich wusste auch um den Wert der inneren Entspannung im Unterschied zum Weiterhasten im

Hamsterrad. Dazu hatte ich in meinem Labor an der San Francisco State University selber Tests durchgeführt, aus denen wir lernten, dass wir unsere Probanden zur Schmerzlinderung auf einen Wechsel der Bewusstseinslage trainieren konnten, wenn wir ihren Arm in Eiswasser tauchten. Diese Ablenkung änderte bei ihnen die Gehirnchemie und steigerte die Produktion von Endorphinen (dem natürlichen Morphium unseres Gehirns) um 800 Prozent!

Neu war mir dagegen der Gedanke, dass es verborgene Bewusstseinssphären gibt, in denen Medizinmänner und Medizinfrauen wirken. Es sind Reiche, in die man bei verändertem Bewusstseinszustand Reisen unternehmen kann und wo man Umgang mit Kräften hat, die auf Körper, Gehirn und Geist einwirken. Ein Schamane kann hier den Ursprung einer Gesundheitsstörung ausfindig machen und die energetische Verfassung des oder der Hilfesuchenden so abwandeln, dass die Ursache ausgeschaltet wird.

»Na gut, dann sehen wir uns das mal an«, sagte ich mir. Aber mir war auch klar, dass man trotzdem noch das Gehirn braucht, die »Hardware« des Computers, um dem Körper zu sagen, was zu tun ist, damit er keine psychosomatischen Krankheiten mehr erzeugt, sondern Gesundheit und Wohlbefinden.

EIN UNERWARTETER MITSPIELER

Die eigentliche Ursache für Gehirnnebel und Stimmungsschwankungen sitzt im Bauch. Zur Gesundung des Gehirns muss erst einmal der Darm saniert werden, er spielt nämlich eine entscheidend wichtige Rolle für das Wohlergehen unseres Gehirns.

Gesunde Darmbakterien verdauen unsere Nahrung und schließen die Nährstoffe so auf, dass unser Körper sie für Reparaturen und zur Regeneration verwenden kann. Darüber hinaus dienen sie dem Gehirn, indem sie T-Zellen trainieren, die Endringlinge erkennen und ausschalten und so für Gesundheit sorgen. Der Darm braucht für seine Arbeit eine massenhafte Besiedelung mit Bakterien. Diese Kleinstlebewesen stehen sogar für über 90 Prozent der DNA in unserem Körper. Kaum zu glauben, aber nur zehn Prozent unserer DNA sind wirklich wir!

Der Darm ist der Ort, an dem die Natur in Ihnen lebt. Ihr Verdauungssystem, im Wesentlichen eine Röhre vom Mund bis zum Darmausgang, ist in Wirklichkeit eine Außenseite und dicht mit Bakterien und allerlei Pilzen besetzt, dazu Salzsäure, unverdaute Nahrung, Abfälle und Giftstoffe. Aber wie im Wald finden sich die Tiere vor allem da ein, wo es Nahrung gibt, und genauso ist es auch in Ihrem Darm.

Die Mikroben in unserem Darm leben in einer symbiotischen Beziehung zu uns. Unser Darm-Mikrobiom muss wie die Natur selbst möglichst vielfältig sein. Was sich an schädlichen Bakterien auf frischen Nahrungsmitteln tummelt, kann man größtenteils abspülen, und die restlichen werden in der Magensäure abgetötet, in der auch die Nahrung aufgeschlossen wird. Die Magensäfte sind ziemlich stark. Wenn Sie je Sodbrennen hatten, wissen Sie, wie unangenehm sie in der Speiseröhre wirken, wo sie nicht hingehören. Deshalb hat unser Körper im Laufe seiner Evolution eine Magenschleimhaut geschaffen, die den sauren Verdauungssäften widersteht und nicht von ihnen angegriffen wird. In einem Mikrobiom (man verwendet auch den Ausdruck Darmflora dafür), das nicht die nötige Vielfalt aufweist, herrschen ungesunde Bakterien und Hefepilze vor und dazu gesellen sich gern auch noch Würmer. Dann haben wir eine Dysbiose, eine Fehlbesiedelung des Darms, und das kann uns müde und launisch machen. Der Blähbauch drückt, und die Verdauung will nicht so richtig. Die Haut bekommt Ausschläge oder Akne. Unsere Infektanfälligkeit steigt, und die Gelenke tun weh, weil sie entzündet sind. Bei einer geschädigten Darmflora genügen zehn Salmonellen für einen Magen-Darm-Infekt, der Sie zu häufigen Toilettengängen zwingt und Ihnen dazu auch noch Fieber beschert. Bei einer gesunden Darmflora sind mindestens eine Million schädliche Keime notwendig, um eine Infektion zu verursachen.

Eine Dysbiose sorgt dafür, dass die gesunden Darmbakterien kein Serotonin mehr produzieren, und wenn im Gehirn Serotonin fehlt, kann der Hippocampus sich nicht selbst instandsetzen und die durch Stresshormone (Adrenalin und Cortisol) verursachten Schäden beheben. Wird die Serotoninproduktion im Darm eingestellt, kann der Hippocampus um bis zu fünfzig Prozent schrumpfen. Dann geht es mit unserem Kurzzeitgedächtnis bergab, es wird ganz schwierig, etwas zu lernen, und wir verlieren auch die Fähigkeit des kreativen Austauschs mit anderen. Unsere fließende Intelligenz nimmt ab.

Bei einer Beschädigung unseres Hippocampus werden unsere Landkarten und Stadtpläne alle zwei Jahre obsolet und können unseren Bewegungsradius stark einschränken, wie es bei unseren entfernten Verwandten, den Neandertalern, war: Sie wagten sich nicht aus ihren heimatlichen Höhlen heraus. In dieser Lage verpassen wir die größten Chancen. Es sieht wirklich so aus, als brauchte unser Gehirn mindestens alle zwei Jahre ein Update der von ihm angelegten »Landkarten« der Realität. In der Tech-Welt ist in diesem Zusammenhang vom mooreschen Gesetz die Rede, dabei geht es um die Beobachtung, dass die Anzahl der Transistoren auf einem Mikrochip sich alle zwei Jahre verdoppelt. Das erhöht die Leistungsfähigkeit (und ist die Ursache dafür, dass Sie sich alle paar Jahre einen neuen Laptop oder ein Smartphone kaufen). Die Karten, nach denen wir uns in einer sich rasant verändernden Welt orientieren, müssen aktuell sein, damit wir unseren Weg zu neu angepeilten Zielen selbst planen können. Sonst ergeht es uns wie Alice im Wunderland, die sich von der Raupe sagen lassen musste: »Wenn du nicht weißt, wohin du willst, kannst du eigentlich jeden Weg dorthin einschlagen.«

DEN GARTEN IM DARM HEGEN

Wer das Gehirn schützen möchte, muss die Flora seines Darmgartens auffrischen. Die westliche Normalkost ist Gift für unseren Darm und seine gesunden Mikroben. Sie sind, was wir essen, und die Menschen sind heute überfüttert oder unterernährt, weil sie nicht die Bakterien im Bauch haben, die notwendig sind, um die Nahrung aufzuschließen. Aber das Problem liegt nicht nur bei dem, was wir zu uns nehmen, sondern auch bei dem, was wir gern weglassen: Nährstoffreiche und kalorienarme pflanzliche Nahrung enthält eine Menge an Ballaststoffen. Dagegen sorgen Fertignahrungsmittel mit viel Zucker, gesättigten Fetten und tierischem Eiweiß für eine Verarmung der Darmflora.

Auch Antibiotika dezimieren unsere Darmflora. Viele Ärzte sind sehr zurückhaltend mit der Verordnung von Antibiotika, aber selbst wenn Sie in der letzten Zeit keine Medikamente dieser Art eingenommen haben, sind sie in Milchprodukten und Fleisch von mit Antibiotika gefütterten Tieren enthalten. Das macht man, um die Mast zu beschleunigen. In diesem Fall ist bei Ihnen wahrscheinlich eine Aufforstung der Darmflora erforderlich.

Wir brauchen ein möglichst breit gefächertes Mikrobiom. Wussten Sie, dass unsere Ahnen über zweitausend verschiedene Arten gesunder Bakterien im Darm hatten und dass es bei uns Heutigen oft nur noch zehn oder noch weniger Arten sind? Unser innerer Garten entspricht ganz unseren Nahrungsvorlieben und Schlafgewohnheiten und sogar unseren Beziehungen. Das entnehme ich den neuesten Forschungen am National Institute on Aging, deren Ergebnis war, dass Menschen mit vielfältigem und personenspezifischem Mikrobiom länger leben und gesünder sind als andere mit weniger buntem Mikrobiom. Sie hatten außerdem mehr mikrobielle Stoffwechselprodukte, von denen bekannt ist, dass sie den Serotoninspiegel erhöhen. (Bei Studien mit Mäusen ließ sich zeigen, dass reichliche Gaben von Tryptophan, einer Vorstufe des Serotonins, Entzündungen dämpfte und lebensverlängernd wirkten.)[1]

Eine gesunde Besiedelung des Darms ist auch wichtig für geistige Klarheit und Aufgewecktheit. Es kribbelt uns im Bauch oder wir finden irgendetwas »schwer verdaulich«, und das bedeutet, dass unser Darm auch an dem beteiligt ist, was wir Intuition nennen. Unser Mikrobiom begleitet uns überallhin. Wenn Sie mit einer Spritze die Luft in der unmittelbaren Umgebung eines anderen Menschen aufziehen und diese Luft dann in eine Petrischale mit einem Kultursubstrat spritzen, können Sie das Mikrobiom dieses Menschen innerhalb weniger Tage nachzüchten! Unsere Flora befindet sich nämlich nicht nur in Darm und Mund, in der Lunge und auf der Haut, sondern reicht wie eine Art Aura bis in eine Entfernung von einem guten halben Meter.

Sie können jahrelang keine Antibiotika genommen und Zucker weitgehend gemieden haben, es wird trotzdem eine ganze Weile dauern, Ihr Mikrobiom kräftiger und vielfältiger zu machen. Probiotika als Nahrungsergänzungen können das unterstützen.

Ich war kürzlich zu Besuch bei Freunden, deren vierjähriger Sohn vom Garten hereinkam und mir erzählte, er habe frisch gepflückte Beeren gegessen. Seine Mutter sagte: »Herzchen, die musst du doch erst mal abspülen.« Ich erklärte ihr, es sei besser für ihn, dass er das nicht gemacht hatte, denn so führte er sich besonders zuträgliche Bakterien zu. Und wenn an den vom Strauch gefutterten Beeren dann womöglich auch noch Gartenerde war, umso besser.

Zudem ist bei den meisten von uns der Candida albicans sehr stark im Darm vertreten. Dabei handelt es sich um einen Hefepilz, dem Antibiotika nichts anhaben können, da sie nur Bakterien abtöten. Nach einer Antibiotikagabe, die große Teile der bakteriellen Darmflora auslöscht, macht sich Candida breit.

Heutzutage treten immer häufiger Lebererkrankungen auf, die nichts mit Alkohol zu tun haben. Bei vielen Menschen wuchert Candida derart im Darm, dass das Organ geradezu zu einer Destillerie wird, auch wenn sie nicht trinken. Candida vergärt nämlich Zucker zu Alkohol, wie man bei der Bierherstellung Getreide vergärt oder bei der Erzeugung von Wein die Trauben. Der im Darm entstehende Alkohol schädigt die Leber genauso wie der zu tiefe Blick ins Glas. Die Natur liebt Fermentiertes, und Candida ist die Müllabfuhr der Natur und dazu da, auch Sie nach Ihrem Tod zu vergären – nur möglichst nicht vorher …

DEN ZAUN IHRES DARMGARTENS IN SCHUSS HALTEN

Schon für unser Gehirn müssen wir dafür sorgen, dass die Auskleidung unseres Darms gesund bleibt. Diese Auskleidung wird alle sieben Tage von Stammzellen ersetzt, die sich in den »Villi« aufhalten, diesen winzigen fingerartigen Gebilden im Dünndarm, die wie ein Wald sind, in dem Ihr Mikrobiom zu Hause ist, und durch den Ihre Nahrung resorbiert wird. Jeder Quadratzentimeter in Ihrem Darm ist mit Tausenden Villi und Hunderttausenden Bakterien besetzt, die für Ihre Verdauung, Abwehrkraft und Gesundheit sorgen und die Funktionsfähigkeit Ihres Gehirns erhalten. Störungen der

Darmschleimhaut führen dazu, dass die hauchdünne Membran zwischen dem Inneren des Dünndarms und dem Blutstrom undicht wird, und dann haben wir das, was heute gemeinhin Leaky-Gut-Syndrom genannt wird, eine pathologisch durchlässige Darmwand. Der enge Zusammenhalt der Zellen lockert sich, und dann können Nahrungspartikel und Bakterien ins Blut übertreten. Das ruft sofort Ihr Immunsystem auf den Plan, das jetzt Killer-T-Zellen entsendet und außerdem bestimmte Entzündungsstoffe wie Histamin ausschüttet, um die Eindringlinge auszuschalten. Die ständige geringgradige Entzündung, die durch eine durchlässige Darmwand entsteht, wird schließlich zu chronischen Symptomen führen, beispielsweise Kopfschmerzen oder Stimmungslabilitat, und psychischen Probleme wie Angst und Depression. Der Stoffwechsel ändert sich, sodass es ganz schwierig wird, abzunehmen, und außerdem können neurologische Störungen und Autoimmunerkrankungen auftreten. Es ist sogar so, dass man zuerst den Verdauungstrakt sanieren muss, bevor man etwas gegen die Symptome einer Autoimmunerkrankung ausrichten kann.

Am wichtigsten könnte aber sein, dass der Darm eine ganz entscheidende Rolle für die Art unserer Gedanken und Gefühle und ganz allgemein für unser Glück spielt. Ein reibungslos funktionierender Darm stellt genügend Serotonin für das Wirken der höheren Gehirnanteile bereit, wie sie im Einzelnen noch in Kapitel 8 erfahren werden.

BAUCH-WISSEN

Nach Auffassung der traditionellen chinesischen Medizin befindet sich eine der Stellen, über die wir an die Lebensenergie angeschlossen sind, gleich unterhalb des Nabels, also da, wo sich auch der Darm und das sogenannte enterische Nervensystem (ENS) befinden, das auch Darmnervensystem oder Eingeweidenervensystem genannt wird. Das ENS ist in unsere Darmwand eingebettet und besteht aus über 600 Millionen Neuronen, die über unsere Nahrungsaufnahme und nicht über unsere Sinne die Welt wahrnehmen, zum Beispiel Klima, Regenhäufigkeit und Jahreszeiten. Es besitzt seinen ganz eigenen »Geist«, da es als Bauchgehirn unabhängig vom Kopfgehirn funktioniert. Es kümmert sich nicht nur um unsere Verdauung, sondern macht außerdem unsere Darmschleimhaut zur Herberge des größten Teils unseres Immunsystems, das Krankheitserreger ausscheidet und zugleich alles Körpereigene erkennt und deshalb nicht angreift.

Die Darmauskleidung ist extrem dünn, aber von gewaltiger Ausdehnung. Könnte man sie tatsächlich ausbreiten, würde sie einen ganzen Tennisplatz und einen Teil der Zuschauertribünen bedecken. Dieses erstaunliche Organ kann feststellen, ob etwas den Darm Passierendes Freund oder Feind ist, und reagiert dann entsprechend, während es zugleich das Gehirn unterrichtet. Solche Mitteilungen nehmen den Weg durch den Vagusnerv. Das Gehirn kann zwar seinerseits Signale an den Darm senden, aber der allergrößte Teil der Kommunikation geht vom Darm zum Gehirn. Dieses Kommunikationssystem sicherte auch das Überleben der Spezies, denn für Sammler und Jäger war es unglaublich wertvoll, über die Umgebungsbedingungen Bescheid zu wissen.[2]

Eines der wertvollsten Geschenke Ihres Darms an das Gehirn ist das Serotonin, und der Vagusnerv ist eine Art »Serotonin-Superhighway«, der diesen Stoff zum Gehirn transportiert. Wie bereits erwähnt, spielt dieser Neurotransmitter eine Hauptrolle für die Fähigkeit, den Hippocampus wiederherzustellen. Serotonin brauchen Sie außerdem, um »Dimethyltryptamin« (DMT) zu synthetisieren, das Glücksmolekül, das grundlegend wichtig für psychosomatische Gesundheit und ein langes Leben ist.

DMT ist die stärkste psychedelische Substanz überhaupt. Bei meiner ersten Begegnung mit ihr am Amazonas wurde mir klar, dass sie dem Serotonin nahe verwandt ist. Tatsächlich ist sogar der Bau der Moleküle annähernd gleich. DMT stellt unser Körper her, indem er an das Serotoninmolekül ein paar Methylgruppen anhängt. Man nennt das Methylierung, und diese elegante Lösung nutzt der Körper auf vielen Gebieten. Wenn jedoch die Methylierung bei Ihnen nicht richtig läuft (weil ein bestimmtes abgewandeltes Gen das nicht zulässt), können Sie nicht genügend Glücksmoleküle erzeugen. Ich finde es ganz erstaunlich, dass die Natur das menschliche Gehirn dafür ausgestattet hat, Stoffe zu erzeugen, die uns unser Einssein mit allen Geschöpfen erkennen lassen. Wir sind zwar im Westen auf das Serotonin gestoßen und wissen um seine Fähigkeit, das Gehirn zu reparieren, aber die Wissenden der Amazonasregion haben herausgefunden, wie man das Gehirn wieder auf Freude und Glück einstimmt, nämlich mit dem Stoff, aus dem die Glücksmoleküle sind.

DIE MEDIZIN DER ALTEN WIEDERBELEBEN

Wie können wir uns denn ein lebenssprühendes Gehirn und einen gesunden Darm wachsen lassen? Man kann sich da an die neuesten wissenschaftlichen Befunde halten – denn sind wir nicht ohnehin schon Wissenschaftsjunkies? Wir kaufen die Bücher und Nahrungsergänzungen und machen die Diäten, die von den derzeit gehypten Ärzten und Koryphäen propagiert werden. Wenn man von solchen neuen Erkenntnissen liest, bekommt man das Gefühl, an einer Revolution auf dem Gebiet der Gesundheit und des langen Lebens beteiligt zu sein und zu den weiter oben erwähnten Ausreißern in der Normalverteilungskurve der Lebenserwartung zu gehören.

Möglich ist das schon, aber uns stehen heute Pflanzen zur Verfügung, die sehr viel bewirken können, was die Alterung und Regenerationsfähigkeit von Gehirn und Körper angeht. Von diesen Pflanzen wissen wir durch die Weisen der alten Zeit, die vor Hunderten, wenn nicht Tausenden Jahren lebten. Nehmen wir das Curcumin. Kurkuma wird in Indien seit Urzeiten angewendet. Die Menschen praktizierten vormals in Vollendung das, was wir heute personalisierte oder individualisierte Medizin nennen. Sie strebten ein gesundes Altern an, statt Krankheiten zu behandeln, wie wir es heute in der westlichen Medizin tun.

PFLANZEN STATT CHEMIE

Unsere Großeltern sind noch vielfach auf die Vorstellung von einem »besseren Leben durch Chemie« hereingefallen. Das war der Werbespruch der Firma DuPont – eine Variation des optimistischen Glaubens, die Naturwissenschaft werde alle menschlichen Probleme lösen können. Der Slogan bildete die innere Haltung der damaligen pharmazeutischen Unternehmen und der Lebensmittelkonzerne ab, und dadurch sind wir seit dem Zweiten Weltkrieg in ein biochemisches Experiment eingebunden, zu dem sich niemand je freiwillig gemeldet hat. Schon in der Vorkriegszeit gab es die Möglichkeit, unsere Nahrungsmittel als Konserven oder durch Einfrieren haltbar zu machen, aber jetzt haben wir künstliche Konservierungsmittel, die das auch können, und dazu Chemikalien, die den Geschmack verstärken und auch die Konsistenz einigermaßen wiederherstellen, die durch die Herstellung und

Lagerung verlorengingen. Wozu der Jahreszeit entsprechende regionale Himbeeren auf dem Markt kaufen, wenn man auch Platten von zerdrückten und weiterverarbeiteten Himbeeren kaufen kann, die als gesunder Ersatz für frisches Obst angepriesen werden? Aber wie der Verkaufsspruch auch lauten mag, getrocknetes »Fruchtleder« aus Himbeeren enthält kaum Faserstoffe, falls überhaupt, und dafür mehr Zucker als Sie mit frischem Obst zu sich nehmen würden und obendrein Konservierungsstoffe. Industriell verarbeitete Nahrungsmittel im Supermarkt, voller Chemikalien, werden aus Ihnen nur ein weiteres Opfer der modernen Nahrungsmittelindustrie machen.

Wenn Sie Ihr Gehirn und den Körper erneuern und die Laune aufbessern möchten, brauchen Sie nährstoffreiche und kalorienarme Bio-Lebensmittel, überwiegend pflanzlicher Natur. Sie können auch Ihre Küche zu einem Labor machen und da Probiotika zusammenbrauen, die der Gesundheit Ihres Mikrobioms auf die Sprünge helfen, die Serotoninproduktion fördern und damit die Funktionen des höheren Gehirns unterstützen. Sie können sich von alten Essgewohnheiten und dem Naschverlangen befreien, die Ihre Gesundheit so ganz allmählich abgetragen haben, um stattdessen Pflanzen in den Mittelpunkt Ihrer Ernährung zu stellen und sich damit die Neuronährstoffe zu verschaffen, die der Erneuerung und Aufwertung Ihres Gehirns dienen.

Damit unser Programm zur Erneuerung des Gehirns Ihnen etwas bringt, müssen Sie immer wieder mal den Verzehr von tierischem Eiweiß und Milchprodukten reduzieren oder ganz aussetzen. Eine in der Zeitschrift *Cell Metabolism* erschienene neuere Studie weist nach, dass man bei Mäusen durch eine Reduzierung der vor allem in Eiern, Milchprodukten und Fleisch enthaltenen Aminosäure Isoleucin eine Lebensverlängerung um 33 Prozent und eine drastische Verringerung der Krebsfälle erreichen kann.[3]

Das würde einer Verlängerung Ihres Lebens um dreißig oder mehr gesunde Jahre entsprechen. Über die ganze Länge des in diesem Buch vorgestellten zehntägigen Programms werden Sie Nahrungsergänzungen fürs Gehirn und pflanzliche Getränke zu sich nehmen. Ihre Ernährung wird reich an Kraftpflanzen sein, die wie bei Ihren Vorfahren im Mittelpunkt stehen. Sie werden dauerhafte Veränderungen vornehmen und dadurch länger und glücklicher leben.

Nach dem Anschub der Serotoninerzeugung in Ihrem Körper und der Wiederherstellung einer gesunden Darmflora wird die Erneuerung des Gehirns einsetzen, und dann werden Sie jemand sein, der oder die wieder eingebunden ist in das Erträumen einer neuen Welt der Gesundheit und Schönheit für sich selbst und Ihre Lieben.

DIE DARMFLORA UND DER SCHLAF

Träume sind nicht nur eine eigentümliche oder sogar wundersame Form des Erlebens in der Nacht, sondern eigentlich das Kennzeichen eines gesunden Gehirns. Träume setzen guten Schlaf voraus, und das ist Schätzungen des Centers for Disease Control and Prevention (CDC) zufolge bei einem Drittel der amerikanischen Bürger nicht gegeben.[4] Wenn Sie wieder tief schlafen und erfrischt aufwachen möchten, müssen Sie Ihr Mikrobiom in Ordnung bringen. Sie sehen schon, alle Wege führen zum Mikrobiom. Da Sie Ihr Mikrobiom mit einer überwiegend pflanzlichen Ernährung erneuern werden, dürfen Sie sich nicht wundern, wenn Sie sich wieder an Träume erinnern, nachdem das schon einige Zeit nicht mehr so war. Zum Durchschlafen muss das Gehirn Melatonin bereitstellen, das von der Zirbeldrüse aus Serotonin gemacht wird. Es handelt sich um das einzige Hormon, das aus dieser Drüse stammt – daran erkennt man, wie wichtig es ist. Im Schlaf werden Gehirnzellen repariert. Professor Lior Appelbaum, der sich an der Bar-Ilan-Universität mit Schlafforschung befasst hat, kommt zu dem Schluss, dass »sogar Quallen, Würmer und Fliegen schlafen«. Doch weshalb? Alle Tiere, die ein Nervensystem besitzen, schlafen, obwohl das eigentlich nicht dem Überleben und damit nicht der Evolution dient. Wer schläft kann leicht Raubtieren zum Opfer fallen, und das hat eigentlich keinen Sinn. Es gibt jedoch Studien, die belegen, dass Schlaf für Menschen wichtig ist, nämlich für ihre Lernfähigkeit und ihr Gedächtnis. Im Schlaf kann das Gehirn Giftstoffe und überalterte Zellen entsorgen (mehr dazu in Kapitel 9). Zusammen mit Dr. Zada veröffentlichte Appelbaum 2019 eine Studie an Zebrafischen, mit der nachgewiesen werden konnte, dass die Reparatur der DNA zu den ganz wichtigen Funktionen des Schlafs gehört. Wie das Team beobachten konnte, nahmen Schädigungen der DNA von Neuronen bei Schlafentzug zu, während andere Zellarten offenbar keinen Schaden erlitten. Appelbaum schloss daraus, dass unsere Neuronen wichtige Aspekte der »Haushaltsführung« im Schlaf erledigen und dass dies im Wachzustand nicht möglich ist. Wenn die Zellschädigungen sich häufen, besteht die Gefahr neurodegenerativer Krankheiten.[5]

Wenn Sie nicht gut schlafen, also nicht die empfohlenen sieben Stunden Schlaf bekommen, werden Sie mit Gehirnnebel aufwachen und Mühe haben, klar zu denken. Schlafmangel drückt auch auf die Stimmung. Kurzum, wir brauchen unseren Schlaf, vor allem erholsamen Tiefschlaf und Traumschlaf.

Bekannt ist, dass Inhalte des Kurzzeitgedächtnisses im Traum in Langzeiterinnerungen umgewandelt werden, und wenn wir nicht tief und erholsam schlafen, funktioniert das längst nicht so gut. Es gehört zu den Kennzeichen der Alzheimerkrankheit, dass

Erinnerungen an weit zurückliegende Erlebnisse ganz klar und frisch bleiben, während Erinnerungen an Ereignisse der letzten Zeit nicht mehr wie Eingaben am Computer gespeichert werden, sondern verlorengehen.

Als mein Großvater gestorben war, zog meine Großmutter bei seinem Bruder ein, der vor Jahren seine Frau verloren hatte und jetzt allein lebte. Er hatte kein Kurzzeitgedächtnis mehr, erinnerte sich jedoch vollkommen klar an den Tag der Hochzeit meiner Großmutter und erwähnte immer wieder, was für einen schönen Anblick sie einmal geboten hatte. Seine kristallisierte Intelligenz war nach wie vor intakt, aber seine fließende Intelligenz war dahin. Wenn ich zu Besuch kam, musste ich mich jedes Mal vorstellen, und wenn ich auf die Toilette ging oder mir in der Küche ein Glas Wasser holte und ins Zimmer zurückkam, dann rief er immer: »Wer sind Sie, junger Mann? Kenne ich Ihre Mutter?«

Das muss nicht Ihr Schicksal sein.

Was Sie aus diesem Kapitel mitnehmen können:

Wir haben uns im Reich von Bewusstsein und Geist in ihrer Beziehung zum Gehirn umgetan. Im Einzelnen ging es um folgendes:

1. Wie Medizinmänner und Medizinfrauen in den verborgenen Bereichen des Bewusstseins mit den Kräften umgehen, die auf Körper, Gehirn und Geist einwirken.
2. Inwiefern der Darm eine Rolle für Krankheit und Gesundheit und Stimmungseinbrüche spielt. Die Erneuerung des Darms ist eine Voraussetzung für die Erneuerung des Gehirns, da vom Darm die Gesundheit des Gehirns abhängt. Gute, das heißt zuträgliche Darmbakterien setzen die Nährstoffe aus unserer Nahrung frei, arbeiten dem Immunsystem zu und dienen insgesamt unserer Gesundheit und unserem Wohlbefinden.

3

WIE EIN KLUGES, WISSENDES GEHIRN ENTSTEHEN KANN

Unsere Art wird Homo sapiens genannt – verständiger, weiser, kluger oder vernünftiger Mensch –, aber bei dem Druck, dem wir heute ausgesetzt sind, und angesichts unserer eher ungelenken Reaktionen müssen wir uns vielleicht überlegen, wie klug oder weise wir tatsächlich sind. Klug genug, um mit diesem immer hektischer werdenden Leben zurechtzukommen? Können wir in den sozialen Medien präsent sein, Videos und Mitteilungen posten, auf dringende Nachrichten antworten, unsere arbeitsbezogene und persönliche E-Mail-Korrespondenz auf dem neuesten Stand halten und dann auch noch unseren Lieben die Aufmerksamkeit zukommen lassen, die sie brauchen und sich von uns wünschen? Wie schützen wir uns vor KI-generierten Deep Fakes und Falschinformationen? Selbst wenn wir noch mithalten und in einer Zeit der großen Herausforderungen unseren Weg fortsetzen können, wie lange werden wir wohl in der Lage sein, alle Bälle in der Luft zu halten, wenn unser Gehirn schon nicht mehr reibungslos funktioniert?

Der Homo sapiens entwickelte sich aus einer früheren Spezies, deren genetisches Erbe sich heute noch in jedem Menschen befindet. Wenn Sie sich ein Bild von Ihrer bescheidenen Herkunft machen möchten, können Sie online einen DNA-Test bestellen, um zu sehen, wie stark Ihre Neandertaler-Vorfahren in Ihrer DNA vertreten sind. Die gewitztesten Vertreter des archaischen Homo sapiens überlebten auch dann, wenn die Umweltbedingungen sich änderten und die gewohnten Nahrungsquellen versiegten.

Die Natur experimentiert ununterbrochen, sie lässt manche Lebewesen sterben und die durchsetzungsfähigsten überleben und sich vermehren. Kurioserweise sind 99 von 100 Spezies, die einst die Erde bevölkerten, ausgestorben und auf dem Müllhaufen der Vorgeschichte gelandet. Charles Darwin sah das »Überleben des Stärkeren« als das Prinzip der Evolution an. Betrachtet man jedoch die Evolution der Lebewesen etwas näher, so zeigt sich, dass es eher auf Gehirnkapazität als auf Muskelkraft ankommt. Der Beweis für die Tatsache, dass eher der Klügere als der Stärkere überlebt, liegt darin, dass Homo sapiens zum Herrscher über alle anderen Tiere wurde.

Von dieser Theorie hörte ich erstmals in der Studienzeit, als ich Gelegenheit bekam, Jonas Salk zu einem Kapitel eines Buchs zu interviewen, das ich zusammen mit Ken Dychtwald als Herausgeber betreute. Es trug den Titel *Millennium: Wege ins Dritte Jahrtausend.* Ken und ich waren gerade erst dabei, der Universität zu entwachsen und ganz vom dreisten Wagemut junger Männer erfüllt. Wir luden zwanzig führende Denker des ausgehenden Jahrhunderts ein, unter ihnen auch Jonas Salk, die darlegen sollten, wie nach ihrer Auffassung die Zukunft aussehen könnte.

Salk ist vor allem für die Entwicklung des ersten wirksamen Polio-Impfstoffs bekannt. Das gilt als einer der größten medizinischen Leistungen des 20. Jahrhunderts. Der Impfstoff bewirkte eine drastische Abnahme der Poliofälle und letztlich die Ausrottung des Virus in den Vereinigten Staaten. Salk machte den Impfstoff kostenlos in allen Ländern zugänglich und hatte keinen materiellen Gewinn davon.

Er sah es als möglich an, dass die Menschheit den Weg der Lemminge gehen würde (die regelmäßig in Massen sterben, wenn die Population zu groß wird). Während in der Vergangenheit die großen Gefahren für die Menschen von Infektionskrankheiten ausgingen, könnte es sein, dass das »Massensterben« bereits im Gang ist und zwar durch innere Bedrohungen wie Angst und Stress und Wut und Aggression. In seinem besagten Kapitel für unser Buch, schrieb Salk: »Wahrscheinlich hat sich das menschliche Gehirn auf dem Wege der natürlichen Auslese teilweise unter dem Einfluss äußerer lebensbedrohender Kräfte entwickelt. Ist das Gehirn darüber hinaus in der Lage auch diese inneren Kräfte zu zähmen und zur Raison zu bringen, die gegen unser dauerhaftes Überleben wirken und einem Leben von hoher Qualität im Wege stehen? Der Überlebenskampf hat sich früher einmal zwischen der Natur und der Menschheit abgespielt, scheint aber jetzt innerhalb der Menschheit selbst stattzufinden, zwischen der Menschheit und den Einzelnen sowie in den Einzelnen.«[1]

Das heißt, dass Stress und Trauma heute nicht mehr vom Säbelzahntiger ausgehen, der unsere Kinder fressen möchte, sondern unserem Bewusstsein entspringen. Uns fehlt ein klares Gefühl vom Sinn und Zweck unseres Daseins, und es mangelt uns an Weisheit oder Klugheit die Salk als wichtigste Voraussetzung des Überlebens ansieht: »Wir müssen uns an diejenigen unter uns halten, die sich besonders nah an der unergründlichen Quelle menschlicher Kreativität aufhalten.«[2] Und weiter: »Weisheit, als eine neue Art von Stärke verstanden, ist von überragender Wichtigkeit für die Menschheit. Mehr denn je wird sie jetzt als Grundlage unserer Überlebensfähigkeit benötigt: für die Bewahrung des Lebens überhaupt auf diesem Planeten.«

ALS WIR ERSTMALS WEISHEIT BRAUCHTEN

Wie konnte sich ein Lebewesen, dass nach seiner Geburt erst einmal vollkommen schutzlos ist – mit einem riesigen Kopf, den der Hals nicht tragen konnte, und ohne die geringste Chance bei Gefahr zu fliehen, zu nichts anderem als Schlafen, Weinen, Essen und Ausscheiden fähig, zu etwas entwickeln, das philosophieren konnte und Regierungen, Musik, Dichtung, Raumstationen und das World Wide Web zu schaffen vermochte? Wie überlebte es Seuchen wie den schwarzen Tod, der im Verlauf des Mittelalters mindestens ein Drittel der Bevölkerung Europas dahinraffte, und die längst nicht mehr zählbaren Kriege, die wir einer gegen den anderen geführt haben? Überleben des Stärkeren, das bedeutet offenbar nicht, dass die Schnellsten oder Grimmigsten sich durchsetzen. Tyrannosaurus rex konnte Menschen innerhalb von Sekunden mit seinen gewaltigen Kiefern und gezackten Zähnen zerreißen, aber diese Spezies konnte sich letztlich doch nicht gegen die flinken kleinen Säugetiere behaupten, die sich an wechselnde Umweltbedingungen anpassten.

Ungeachtet ihrer vielen Schwächen verfügten die Menschen der Frühzeit über etwas, das anderen Primaten fehlte, und das war ein Gehirn, das zu imaginieren, nachzudenken und zu planen vermochte. Es gab da Ansätze zu einem »neuen Gehirn« – dem Neokortex und den Frontallappen in der Stirn –, das uns gewaltige Überlebensvorteile verschaffte. Die zurückspringende Stirn des Neandertalers, die an Affen gemahnt, wich einer eher senkrechten Stirn und natürlich diesem Vorderhirn, das uns anderen Arten gegenüber geistig überlegen machte, sodass wir schließlich sogar die Herrschaft über die Natur insgesamt anstrebten.

ZU EINEM NEUEN SCHRITT DER EVOLUTION AUFGERUFEN – UND DAS AUS GUTEM GRUND

Trotz unseres hochentwickelten Gehirns und der vielen erstaunlichen Erfindungen, die uns in den rund 300 000 Jahren unseres Vorhandenseins auf diesem Planeten gelungen sind, bleiben wir in diese Natur eingebunden und haben zur Kenntnis zu nehmen, dass sie uns zwingen kann, uns auf veränderte Umweltbedingungen einzustellen. Die Erde ächzt unter der Last dessen, was wir so treiben. Der weltweite Klimawandel und die gewaltigen Probleme, die er verursacht, gefährden die Zukunft unserer Kinder, und wir brauchen ein neues und einsichtigeres Denken, um uns neue Auswege aus dieser Klemme zu überlegen.

Wir waren im Lauf der Menschheitsgeschichte immer auf Sicherheit für unseren Stamm bedacht, damit es uns auch morgen noch gut geht. Dabei haben viele von uns vergessen, wie innig wir alle miteinander verbunden sind. Aus Furcht, dass es »wir oder sie« heißen könnte, haben wir uns die Haltung von Eroberern angewöhnt. Die lastende Angst, dass unsere Sicherheit bedroht sein könnte, wird zu einer selbsterfüllenden Prophezeiung, wenn wir zu Selbstverteidigungsmaßnahmen gegen vermutete Feinde greifen.

Und unser altes Säugetierhirn hält nicht nur Ausschau nach Feinden, sondern braucht sie regelrecht. Diese Regungen sind vor allem in dem Teil des Gehirns verankert, der Amygdala genannt wird.

Die Amygdala besteht aus zwei mandelförmigen Ansammlungen von Neuronen, die tief in das Säugetierhirn eingebettet sind. Man bringt sie mit plötzlichen, unverhofften Regungen und Überlebensimpulsen in Verbindung, zum Beispiel mit Furcht und Aggression. Die Amygdala ist für emotionale Entscheidungsprozesse bei Bedrohung zuständig. Wenn im Dorf etwas falschläuft, braucht sie dafür Sündenböcke, und bei diesen Sündenböcken handelt es sich dann gern um Fremde mit anderer Hautfarbe oder Sprache oder Religion, bei denen wir ganz sicher sind, dass sie uns unseren Lebensraum streitig machen. Ein besonders krasses Beispiel für diese projizierte Feindseligkeit unseres Säugetierhirns ist der Albigenser-Kreuzzug von 1209. Darin brachte der katholische Abt

Arnaud Amaury Kreuzfahrer dazu, Ortschaften in Südfrankreich zu brandschatzen und zu plündern, wobei annähernd eine Million Dorfbewohner abgeschlachtet wurden – und das alles wegen läppischer Differenzen innerhalb des allen gemeinsamen Glaubens. Auch im letzten Jahrhundert haben wir Völkermorde erlebt, die von der Amygdala ausgingen, die nicht von ihrem Thron herunterwollte: die Juden in Deutschland, die Armenier in der Türkei, die Tutsi in Ruanda und immer so weiter.

Glücklicherweise sind die Frontallappen des Neokortex so angelegt, dass sie die Amygdala überstimmen können und unsere Selbstwahrnehmung stärken. Die Zeit ihres Erwachens begann im Europa des 12. Jahrhunderts. Vor dieser Zeit war von Individualität noch nicht viel die Rede. Kunst wurde »zur höheren Ehre Gottes« geschaffen, die Werke blieben im Allgemeinen unsigniert, und die Kunstschaffenden sahen sich nicht als getrennt von der Allgemeinheit. Persönlichen Ruhm oder Glanz gab es nicht. Im Jahr 1215 unterzeichnete Johann Ohneland, König von England, gezwungenermaßen die Magna Carta, die seinen Vasallen Freiheiten zusicherte, die ein Jahrhundert zuvor noch nicht denkbar gewesen wären. Nach dem langen Schlaf des Mittelalters wachte der Neokortex wieder auf und entdeckte das Ich-Gefühl.

WIR KÖNNEN UNSERE DESTRUKTIVEN NEIGUNGEN ÜBERWINDEN

Die Frontallappen des Neokortex laden uns ein, uns für neue Werte zu öffnen und uns nicht mehr als Konkurrenten zu sehen, die einander zu übertrumpfen versuchen, sondern in Frieden miteinander leben und am gleichen Strang ziehen. Dazu muss erst einmal die Amygdala beruhigt werden, die wie ein schmollendes, zorniges Kind alles nach ihrem Willen durchsetzen möchte. Die Frontallappen sind wie ein Erwachsener, der dann sagt: »Jetzt komm, schnauf erst mal tief durch.«

Nicht alle Gesellschaften haben sich von der Amygdala um den Verstand bringen lassen. In Europa, Malaysia und Brasilien hat es auch friedliebende Völker gegeben. Bis heute haben die Cheq Wong in Malaysia kein Wort für Gewalt, Krieg und nicht einmal eins für Strafe.[3]

Charles Darwin fielen bei seinen Naturbeobachtungen Interessenskonflikte zwischen konkurrierenden Arten auf. Dagegen erkennen die Völker des Amazonasgebiets bei ihrer Wahrnehmung der Natur eine Art tänzerisches Zusammenwirken, in das Chaos und Tod ebenso eingebunden sind wie Neuschöpfung und Geburt. Gewiss, Raubtiere töten kleinere Tiere, doch damit wird die zu starke Zunahme einer Spezies verhindert, durch die das Gleichgewicht der Natur gestört werden könnte. Ist eine Tierart zu zahlreich vertreten, bedeutet das für alle Hunger und Krankheit. Dieses Miteinander zwischen Räuber und Beute, zwischen größeren Lebewesen und winzigen Mikroben, die am Ende doch obsiegen und sogar den imposanten Elefanten töten können, dient dem Leben insgesamt.

Auch in unserem Körper arbeiten die Zellen mit den Organen und Organsystemen zusammen, und gemeinsam schaffen sie Gesundheit. Hautzellen beispielsweise sterben nach sechs Tagen ab und werden durch neue ersetzt. Zellen, die nicht sterben mögen, können sich zu Tumoren entwickeln, die sich dann ausbreiten und den Wirt schließlich töten. Unser Körper ist eigentlich der Inbegriff der Zusammenarbeit, und unsere Zellen rangeln nicht um Nahrung und Sauerstoff. Wir können uns vom synergetischen Zusammenwirken der Natur eine Scheibe abschneiden. Solange wir in diesem Miteinander sind, brauchen wir keine Überlastung unserer Erde zu fürchten. Sehr wahrscheinlich wird die Erde trotz allem, was wir ihr antun, irgendwie weiterleben – doch das bedeutet keineswegs automatisch, dass es auch für uns Menschen so sein wird. Würden wir nachhaltig leben, würde die Angst, die uns am Gängelband des alten Gehirns hält, bald durch Liebe, Ehrfurcht und Bescheidenheit ersetzt sein. Wir würden uns eine neue Lebensweise angewöhnen und uns mit leichterem Schritt auf der Erde bewegen.

Sie können und sollten sich als einzelner Mensch daran beteiligen, und nicht nur um der Erde und der anderen Menschen willen, sondern auch zu Ihrem eigenen Wohl.

VOM KRIEGER ZUM WEISEN

Unser Nervensystem ist nicht dafür eingerichtet, mit der pausenlosen Überreizung durch unsere digitalen Kommunikationsgeräte zurechtzukommen, die unsere Amygdala unter Stress setzt und Krieger aus uns macht, wo es doch eigentlich darum geht, klug und friedfertig zu sein. Die führende Gaming-Plattform im Internet, Twitch, hat sich zu einer Rekrutierungsmöglichkeit für die US-Armee entwickelt. Hier darf jeder spielen, der älter als dreizehn Jahre alt ist.[4] Es scheint darum zu gehen, die Kämpfer der Zukunft möglichst frühzeitig auszubilden. Es wird ja in künftigen Kriegen eher digital zugehen, mit pilotenlosen Fluggeräten, Robotern und Drohnen anstelle von Infanteristen, die tatsächlich ausrücken. Solche Video-Krieger leben wie im Rausch, das Gehirn mit Adrenalin geflutet und total auf Dopamin als Belohnungsdroge erpicht, diese Suchthormone, die uns unter der Fuchtel des alten Säugetiergehirns halten, wo wir nur Freund und Feind kennen und das Abknallen der »Bösen« als beste und befriedigendste Strategie sehen.

Bei seinem Projekt, der Befehlshaber in unserem Nervensystem zu bleiben und sich eben nicht dem höheren Gehirn unterzuordnen, beschert uns das alte Säugetierhirn eine stetige Übersättigung mit dem Hormon Cortisol, das unser Gedächtnis und die Lernzentren unseres Gehirns ausbremst. Der Hippocampus wird geschädigt, und damit erlischt unsere Neigung, im Leben oder in der Liebe Neues zu erleben. Wir altern rapide und bekommen die Krankheiten alternder Kämpfer, darunter Demenz und posttraumatische Belastungsstörung (sogar, wenn wir nie direkt in kriegerische Auseinandersetzungen verwickelt waren).

Aber machen wir jetzt eine Runde durch die »Hardware« des Gehirns, um uns anzusehen, wo überall ein Upgrade benötigt wird, damit Weisheit einkehren kann.

Dass sich der Neokortex und die Stirnlappen entwickeln konnten, lag an einem unerklärlichen Ereignis vor etwa 750 000 Jahren: Zwei Chromosomen unserer affenähnlichen Vorfahren verschmolzen zum modernen menschlichen Chromosom 2. (Ein Chromosom ist ein DNA-Strang, der Ihre Erbinformation enthält. 23 bekommen Sie von Ihrer Mutter und 23 von Ihrem Vater.) Nach dieser Fusion bestand unser Genom aus 46 Chromosomen, während es beim Menschenaffen 48 sind. Chromosom 2 enthält Instruktionen für ein schnelles Wachstum des Neokortex und der Stirnlappen des Gehirns. So wurden wir die glücklichen Empfänger eines höheren und leistungsfähigeren Gehirns, die ihren Geist zur Schaffung von Gesundheit oder von Ängsten gebrauchen oder einsetzen konnten.[5] Damit besaßen wir die Fähigkeit, aus unseren Träumen physische Realität zu machen. Man könnte auch sagen, dass wir entdeckten, wie Gedanken zu Dingen werden.

Wenn Sie Ihr neues Gehirn in Gang bringen, lösen Sie sich von der Adrenalinsucht, die Sie in der Kampfzone festhält und in den ewigen Auseinandersetzungen mit Ihren Lieben oder Kollegen, die übrigens Entzündungen und Autoimmunstörungen schüren. (Wenn sich Ihr Immunsystem gegen Sie selbst wendet, wird Ihr Körper zur Kampfzone. Frauen sind häufiger davon betroffen.) Wenn jedoch die Zirbeldrüse im Neokortex anfängt, das Glücksmolekül DMT zu produzieren, kann die Einrichtung von Nervennetzwerken einer höheren Ordnung beginnen. Solange aber das Gehirn mit Stresssubstanzen getränkt ist, kann es keine Glücksmoleküle hervorbringen – so wie man sich ja nicht gleichzeitig auf Frieden und auf Krieg vorbereiten kann. Außerdem ist der Hippocampus besonders gut mit Cortisol-Rezeptoren ausgestattet und kann von diesem Hormon leicht beschädigt werden. Wenn der Hippocampus Schaden leidet, fängt er an zu schrumpfen. Dann ist es vorbei mit dem Lernen, und das Gehirn stellt sich auf Krieg ein.

EIN GROSSER SPRUNG DES DENKVERMÖGENS

Als sich vor 50 000 Jahren der Neokortex in das Geschehen einschaltete, erlebte die Menschheit einen massiven Anstieg ihrer geistigen Kapazität, den die Archäologen als »großen Sprung nach vorn« bezeichnen. Nachdem unsere Vorfahren aus Afrika ausgewandert waren, ließen sie sich an Flussufern und in der Nähe großer Gewässer nieder, wo ihnen Fische, Weichtiere und Muscheln Nahrungsquellen boten, die ihr Gehirn mit guten Fetten versorgten, reich an Omega-3-Fettsäuren. Solche Fette vermehren den sogenannten Wachstumsfaktor BDMF (von englisch brain-derived neurotrophic factor), der die Stammzellenproduktion im Gehirn ankurbelt (mehr dazu erfahren Sie in Kapitel 6).

Bei diesem reichen Angebot an Omega-3-Fettsäuren ging vom Neokortex ein wahres Feuerwerk der Kreativität aus. Die Menschen kamen darauf, wie man Angelhaken und Stricknadeln machen und wie man aus Knochen und Steinen allerlei Werkzeuge fertigen kann. In einem bis dahin unbekannten Ausmaß schufen sie Kunst und waren auf allen möglichen anderen Gebieten kreativ. Das zumindest sagen die Archäologen, die sich die Höhlenmalereien unserer Vorfahren in Spanien (Altamira) und Frankreich (Lascaux) genau angesehen haben. Neben einer ansonsten überwiegend pflanzlichen Ernährung versorgten Fische und Weichtiere unsere Vorfahren, die Sammler und Jäger waren, mit allem, was notwendig war, um eine neue Art von Intelligenz hervorzubringen, die ihnen neue Fähigkeiten gab: Sie überlebten eine Eiszeit, fanden den Weg über den Pazifik, nach Australien und Südamerika, und sie überquerten die Beringstraße nach Nordamerika.

Vor ungefähr 10 000 Jahren fingen wir an, diese erstaunliche neue Intelligenz zu vergeuden, als wir Mais, Weizen und Reis domestizierten und dafür begannen, die Omega-3-reichen Nahrungsmittel und Pflanzen zu verschmähen, die wir in den Tagen unseres Lebens als Sammler und Jäger verzehrt hatten. Die Getreide boten genügend Kalorien für das Überleben, und da es sich als Wintervorrat lagern ließ, nahm die Bevölkerung stetig zu, und es entstanden Ortschaften und schließlich Städte. Zunehmend ernährten wir unser Gehirn mit Kohlenhydraten (Zucker) und aßen immer weniger von den Nüssen und Pflanzen, die uns über Jahrtausende gesund erhalten hatten.

Und das ist heute noch so. Über die Hälfte der Nahrungsmittel, die in Amerika heute verzehrt werden, bestehen aus industriell verarbeiteten Rohstoffen und sind voller Zucker und ungesunder Fette. Wenn man Fett und Zucker zusammen zu sich nimmt, geben Sensoren im Magen das Signal zur Freisetzung von Dopamin im Gehirn – sogar bis zur Verdoppelung der sonst üblichen Menge. Das erinnert an die ebenso rasante Zunahme des Nikotin-

und Alkoholkonsums. Dopamin weckt ein Verlangen nach immer mehr – die Entwickler von Apps wissen das.

Die in der Ernährung unserer Vorfahren reichlich vertretenen grünen Pflanzen enthielten viel Mikro-RNA, die unsere DNA veranlasst, die Gene für Gesundheit ins Spiel zu bringen und die für Krankheiten zuständigen Gene kaltzustellen. Als wir diese grüne Ernährung aufgaben, ging die Lebenserwartung jäh zurück. Fleisch haben wir von da an nicht nur gelegentlich gegessen, wie es bei den Sammlern und Jägern üblich gewesen war, sondern wir fingen an, Schlachtvieh zu züchten. Wir wurden unersättliche Fleischesser, und Fleischverzehr wurde zum Kennzeichen des Reichtums. Wir büßten nicht nur den gesundheitlichen Nutzen unserer bisherigen pflanzlichen Ernährung ein, sondern der Fleischverzehr und die Zubereitungen der Milch von Kühen, Schafen und Ziegen, die allesamt (ebenso wie Eier) sehr reichlich die Aminosäure Isoleucin enthalten, trugen unseren Vorfahren ein kurzes, dumpfes Leben und einen qualvollen Tod ein. (Sie erinnern sich: Bei Mäusen bewirkt eine Einschränkung der Isoleucin-Aufnahme eine Lebensverlängerung um 33 Prozent und einen drastischen Rückgang der Krebsfälle.)

Der Übergang zur getreidelastigen Kost erwies sich als schlecht für die individuelle Lebenserwartung, aber gut fürs Bevölkerungswachstum und die Anzucht von Sklaven und Soldaten. Imperatoren haben möglicherweise regelmäßig Meeresfrüchte genossen, aber die arbeitende Bevölkerung verbrachte ihre Tage mit dem Backen von Ziegeln und Brot, dem Bau von Pyramiden und anderen Diensten für die höheren Klassen – und das alles bei dieser Getreidekost. Die Inka-Herrscher ließen sich von Stafettenläufern, Chaski genannt, jeden Tag frischen Fisch vom knapp 200 Kilometer entfernten Meer bringen, während ihre körneressenden Sklaven Städte in den Wolken bauten, darunter auch Machu Picchu.

Blauleng – Fischnahrung für ein gesundes Gehirn

Garum, eine fermentierte Fischsoße, war im alten Rom ein beliebtes Würzmittel, so hochgeschätzt, dass die Römer den Gegenwert von dreihundert Dollar für eine Flasche dieses Würzmittels hinlegten, das in keiner besseren Küche fehlen durfte. Auch Homer erwähnte Garum in seiner Ilias und Odyssee. Die aktiven Anteile des Gebräus wirken offenbar so zusammen, dass sie eine hohe angstlösende und antidepressive Wirkung entfalten.

Die Ausgrabungen in Pompeji haben Anlagen zur Erzeugung von Garum zutage gefördert, einschließlich der Amphoren zur Lagerung und zum Transport der Soße.

Seit wann Garum im römischen Weltreich verwendet wurde, lässt sich nicht ohne weiteres angeben, aber die Erwähnung in antiken und römischen Schriften lässt vermuten, dass es mindestens seit dem siebten vorchristlichen Jahrhundert in Gebrauch war.

Nach heutigem Kenntnisstand gibt es neben dem Aroma einen anderen guten Grund dafür, dass diese Zubereitung so kostbar war. Garum könnte ein Rezept für die Hirngesundheit sein, da es wohl immer schon reich an der Omega-3-Fettsäure DHA (Docosahexaensäure, engl. Docosahexaenoic acid) war.

Für die Massen brachte der Mangel an Omega-3-reicher Nahrung und der Verlust vieler essbarer Pflanzen eine frühe Vergreisung mit sich. Ihrem Körper fehlten die grünen Kraftpflanzen, die die Gesundheitsgene aktivieren. Das machte unsere Vorfahren anfällig für Krebs und Demenz. Sie alterten vorzeitig, es war, als hätten sie keinen Zugang mehr zum passwortgeschützten Programm für Gesundheit und langes Leben. Im Alten Testament wird berichtet, dass manche Gestalten dreihundert und mehr Jahre alt wurden. Das mag ins Reich der Legende gehören, aber klar ist, dass wir heute länger krank leben als jemals zuvor.

Auch wenn die Angehörigen des Hochadels und sonstige Herren längst nicht mehr in Burgen auf Anhöhen wohnen, während 99 Prozent der Bevölkerung ihren Unterhalt erwirtschaften wie im Mittelalter, bleibt die Ungleichheit fast unverändert bestehen, und das zeigt sich besonders an der Ernährung. Die meisten Menschen verzehren weiterhin kümmerliches Grünzeug wie nährstoffarmen Kopfsalat und ernähren ihr Gehirn mit industriell verarbeitetem Getreide statt mit seinem bevorzugten Brennstoff, den gesunden Fetten. Deshalb altern unser Gehirn und unser Körper so früh, und wir müssen dann feststellen, dass ein verrenktes Gelenk nicht mehr innerhalb von Tagen ausheilt, wie es einmal war. Die Reparaturmechanismen sind träge geworden, und Sie kommen nicht mehr an die Auslöser für Regeneration und Langlebigkeit in unserer DNA heran. Unsere Vorfahren starben immer häufiger jung. Ein Artikel des Evolutionsbiologen Caleb Finch, der 2010 in *Proceedings of the National Academy of Scienes* erschien, legt dar, dass die Menschen im antiken Griechenland und Rom etwa 20 bis 35 Jahre alt wurden.[6] Unsere prähistorischen Vorfahren lebten dagegen 60 bis 70 Jahre, wenn sie nicht in den ersten zehn Jahren ihres Lebens Raubtieren zum Opfer fielen. Seit etwa dem Jahr 1800 hat sich die Lebenserwartung noch einmal erhöht und zwar hauptsächlich wegen hygienischer Verbesserung und der Einführung tauglicher Abwassersysteme, die zusammen einen drastischen Rückgang der Säuglingssterblichkeit bewirkten. Aber unsere »Gesundheitsspanne«, die Zahl der Jahre, die wir im Wesentlichen gesund verleben, ist nicht deutlich länger geworden. Wir leben länger, sind jedoch kränker.

Aber noch einmal: So muss es für Sie nicht sein. Wir können uns auf gute Fette wie Nuss-, Oliven- und Kokosöl sowie Kraftpflanzen und ihre Mikro-RNA besinnen. Das zahlt sich auf mancherlei Weise aus. Sie können sich dann vom höheren Gehirn statt von der angstbesetzten Instinktebene der Amygdala aus auf das Leben einlassen. Wenn Sie an dem Experiment teilnehmen möchten, zu dem ich Sie einlade, können Sie erreichen, dass Sie nicht »den Verstand verlieren«, sondern sich aus Ihrem Unwohlsein und der Schwermut herauswinden, Sie können mit Stress zurechtkommen und dabei optimistisch, kreativ und kooperativ bleiben. Sie können sich ein neues Schicksal gestalten.

Sehen wir uns aber zuvor ein wenig in der Anatomie des Gehirns um, damit Sie sich mit den älteren Anteilen und den evolutionär jüngeren besser auskennen, in denen die Möglichkeit einer neuen Klugheit und sogar Weisheit liegt.

DREI GEHIRNE

Mitte der Fünfzigerjahre des vorigen Jahrhunderts stellte der amerikanische Neurowissenschaftler Paul D. McLean ein Modell vor, das die Evolution des menschlichen Gehirns verdeutlichen sollte. Er schlug vor, von drei evolutionsgeschichtlich verschiedenen Gehirnen auszugehen, von denen jedes seine eigene Intelligenz und Weltwahrnehmung besitzt. Dieses *triune brain* oder »dreieinige Gehirn« ist insofern ein nützlicher Ansatz, als es verständlich macht, dass wir immer wieder anders auf Anstöße aus der Umwelt reagieren, je nachdem, von welchem Gehirn die Reaktion ausgeht. So kann ein Mensch eine bestimmte Situation als bedrohlich erleben, während ein anderer sie als Chance sieht. Folglich gibt es keine traumatischen *Ereignisse*, wohl aber traumatische *Erlebnisse*, und das hängt wie gesagt davon ab, von welchem Gehirn aus wir das Leben wahrnehmen und interpretieren.

McLean unterschied das Reptilien-Hirn (das R-Gehirn), das mammalische oder Säugetier-Hirn (M-Gehirn) und den Neokortex (N-Gehirn). Das Reptilien-Hirn ist das älteste und primitivste und anatomisch auch dem Gehirn heutiger Reptilien ähnlich. Es regiert unsere autonomen Funktionen: die Atmung, die Körpertemperatur, den Blutdruck und die Pulsfrequenz, die Verdauung und die sexuelle Ansprechbarkeit. Das R-Gehirn ist instinktgesteuert und in erster Linie auf Selbsterhaltung aus. Reptilien haben nichts Kuscheliges, dieses Gehirn hat mit dem Sinn des Lebens nichts am Hut und kennt keine Emotionen. Es ist kaltblütig wie eine Schlange und ist auf nichts anderes als das Überleben bedacht.

Das zweite, das M-Gehirn beherbergt Amygdala und Hypothalamus und steuert die Kampf-Flucht-Reaktion sowie den Hippocampus, das Lernzentrum. Dieses Gehirn haben alle Säugetiere, es trat erstmals auf, als die Dinosaurier ausstarben. Dieses Gehirn kann nicht rational denken und versteht nichts von Quantenphysik. Es ist das Gehirn der Instinkte und Gefühlsreaktionen, und diese Kräfte haben es uns erlaubt, so manche Eiszeit zu überleben. Dieses Gehirn sieht Sie als die Mitte des Universums, um die sich alles dreht. Das hat sich auch nicht geändert, als Kopernikus darlegte, dass die Erde nicht im Zentrum des Kosmos steht, Ihr M-Gehirn sieht Sie dennoch als diesen Mittelpunkt.

Das M-Gehirn hat vier Grundinstinkte, nämlich Furcht, Futter, Kampf und Vermehrung. Ihr M-Gehirn kann einen Menschen bei der ersten Begegnung als nicht ganz geheuer, oder als möglichen Liebespartner wahrnehmen. Geht von diesem Menschen möglicherweise Gefahr aus oder bietet er Chancen? Das M-Gehirn fragt immer: »Was hab ich davon?« Oder: »Wie kann ich mich innerlich schützen?« Vielfach besteht seine Standardhaltung darin, dem anderen möglichst irgendwie überlegen zu sein, oder es geht um Habgier, Unehrlichkeit, vielleicht auch Gewalttätigkeit. Im Mittelalter sagte man von den Herrschern, dass sie ihre männlichen Nachkommen oft verbannten, um nicht in Versuchung zu geraten, sie zu ermorden, und Sigmund Freud beschrieb den Ödipus-Komplex als den unbewussten Wunsch des Sohns, den Vater zu ermorden, um dann seinen Platz bei der Mutter einzunehmen.

Das M-Gehirn ist der Teil, in dem wir Angst und Furcht erleben. Die Amygdala, die wie zwei Mandeln geformt ist, schaltet die Sirene ein, wenn Sie eine Gefahr wahrnehmen. Dann springt das Kampf-oder-Flucht-System an. Wenn Sie heftig erschrecken, klopft Ihnen das Herz bis zum Hals und ein Schwall von Energie durchrieselt sie, was auf die blitzartige Ausschüttung von Adrenalin und Cortisol zurückzuführen ist. Ihre Instinktreaktion besteht dann darin, sich so schnell wie möglich aus dem Staub zu machen oder den Kampf um Ihr Leben aufzunehmen. Es kann auch vorkommen, dass Sie erstarren und sich totstellen. Die Kampf-oder-Flucht-Reaktion springt auch dann an, wenn keine echte, sondern nur eine eingebildete Gefahr vorliegt. Vielleicht haben Sie schon mal eine Zusammenfassung der neuesten Nachrichten gelesen und sich dermaßen aufgeregt, dass Sie die beschriebenen Veränderungen an sich bemerkten. Falls ja, deutet das darauf hin, dass Ihr M-Gehirn einen Neustart benötigt. Sogar wenn Sie nichts davon bemerken, kann sich Ihre Stimmung verfinstern, sodass Sie sicher sind, dass die Welt in Scherben fällt und das Leben einfach nur ein Überlebenskampf ist.

Falls Sie je in einer Gefahrensituation gewesen sind, durften Sie sich glücklich schätzen, ein Reptilien- und Säugetier-Gehirn zu haben. Wenn Sie beispielsweise während einer Wildniswanderung stürzen und sich eine stark blutende Verletzung zuziehen, müssen Sie Ihrem Körper nicht erzählen, wie er reagieren soll. Er weiß das. Wir gehen davon aus, dass der Körper Selbstheilungskräfte besitzt. Die beiden Gehirne leisteten uns gute Dienste während all der Jahrtausende unseres Lebens in der Wildnis, aber sie sind nicht für Freude, Neugier und Glück zuständig. Deshalb dürfen wir das dritte und höhere Gehirn, den Neokortex oder das N-Gehirn, nicht außer Acht lassen, zu dem die Stirn- oder Frontallappen gehören, die manche Wissenschaftler als den »Gott-Punkt« bezeichnen.

Der Neokortex (der Begriff ist aus den lateinischen Wörtern für »neu« und »Rinde« gebildet) stellt eine jüngere Entwicklung dar und bildet die äußere Schicht unseres Gehirns, die sogenannte graue Materie. Sie ist zur Vergrößerung der Oberfläche und damit der Verarbeitungskapazität gefaltet wie der Kern einer Walnuss. Im Unterschied zu unseren nächsten Verwandten, den Schimpansen, verfügen wir über hochentwickelte Frontallappen, die wir benutzen, um etwas zu planen oder uns vorzustellen oder auch einfach zum Tagträumen. Das N-Gehirn ist sozusagen das Gehirn der Dichter, Wissenschaftler und Philosophen – und der Ort, wo wir Liebe und Mitgefühl erfahren, aber auch rational und logisch denken. Hier werden musikalische Kompositionen, aber auch Werke der bildenden Kunst geschaffen. Hier werden neue Technologien ersonnen, hier reifen neue Ideen, wie Demokratie und Quantenphysik, und hier entwerfen wir auch die Zukunft, die wir uns für uns selbst und unsere Lieben wünschen. Es ist das Gehirn für Spiritualität, nicht für Religion, die gehört zum M-Gehirn.

Dieses N-Gehirn entwickelte sich durch jene unheimliche Verschmelzung von Chromosom 2 vor Jahrtausenden und trat erstmals vor etwa 50 000 Jahren in Erscheinung, als wir einen Sprung in unserer Entwicklung machten und Kunst sowie neue Technologien entdeckten. Von diesem Gehirn würden wir gern unsere Stimmungen, Gedanken und Wahrnehmungen sowie unser Handeln geleitet sehen, während sich die primitiveren Gehirnanteile um unser Wohlergehen kümmern. Dennoch tuckern die meisten

Menschen nach wie vor auf dem stotternden alten M-Gehirn herum, das unsere Nachbarn als Feinde sieht und immer noch herumzankt, wessen Gott mächtiger ist. Man braucht einfach ein höheres Gehirn, wenn man sich entwickeln möchte und die Welt nicht länger als eine gefährliche Umgebung voller Feinde sehen will, sondern als verzauberte Schöpfung, zu der auch wir gehören und die uns trägt, solange wir eine echte und dauerhafte Beziehung zu ihr unterhalten. Wir geben es nicht gern zu, aber eigentlich behandeln wir die Erde wie unsere leibliche Mutter, als nicht weiter bemerkenswert, und in der unausgesprochenen Annahme, dass sie immer für uns sorgen wird, während wir sie zugleich für unsere Unzulänglichkeiten verantwortlich machen. Dem N-Gehirn bleibt nicht verborgen, dass Mutter Erde erschöpft ist und wir sie nicht länger so überstrapazieren dürfen.

Zusätzlich haben wir in der Stirn auch noch unsere Frontallappen, die zum N-Gehirn gehören. Dieses Gehirn sieht wie mit den Augen eines Adlers aus großer Höhe und mit weitem Blick über das ganze Land, die Flüsse und die Bäume und auch die im Unterholz wuselnde Maus. Im Amazonasgebiet sprechen die Wissenden von einem Sehen, das weit über das alltägliche Sehen hinausgeht. Mit dem Adlerblick ausgestattet, können wir die Weisheit nutzen, die uns den gezielten Gebrauch epigenetischer Phänomene erlaubt: Mit der Kraft unserer Gedanken können wir Gesundheitsgene ein- und Krankheitsgene ausschalten. Das ist eine Form der Weisheit, die uns zur Verfügung steht, mit der jedoch viel zu wenige Menschen umgehen können. Aber das ist erst der Anfang. Die Geisteskräfte, die uns dieses neue Gehirn zugänglich macht, erlaubt Ihnen nicht nur, über Ihre genetischen Anlagen hinaus psychosomatisches Wohlbefinden zu erzeugen, sondern Sie werden Ihren Adlerblick auch für eine sinnvolle Zukunft nutzen können. Sie werden die Gesetze des Universums, die implizite Ordnung, besser verstehen, und Sie werden sie nutzen können, um sich Ihre Welt zu erträumen – einschließlich der Gesundheit, die Sie sich wünschen.

Die Frontallappen gaben unseren Vorfahren die Möglichkeit, sich nach der letzten Eiszeit zu vermehren und ein lebenswertes Leben aufzubauen. Als die Gletscher sich zurückzogen, folgten sie den Wildtieren in die grünen Niederungen, wo es Nüsse und Beeren gab. Die Neandertaler hatte noch keine Stirnlappen. Sie mussten sich an bereits festgeschriebene Abläufe halten, zum Beispiel daran, dass man sich nie weiter als einen halben Tagesmarsch von der heimatlichen Höhle entfernt, und so entging ihnen die Chance, in das weitaus günstigere Klima der üppig grünen Täler zu gelangen. Mit dem N-Gehirn durchschauten die neuen Menschen die Zyklen der Natur und der Fruchtbarkeit sowie die Bewegungen am Himmel und das jährliche Zugverhalten der Tiere und Vögel. Auch das M-Gehirn vermochte einen zu dem Baum mit den dicken Walnüssen zurückzuführen, aber es konnte einem nicht sagen, wann die großen Büffelherden vorbeiziehen würden.

Unser altes M-Gehirn ist noch auf dem Stand längst überholter Landkarten und Überzeugungen und Verhaltensweisen. Da können Sie Beweise vorlegen, so viele Sie möchten, das M-Gehirn werden Sie nicht davon überzeugen, dass die Erde rund ist und dass man Astronauten zum Mond schicken kann. Dieses Gehirn fühlt sich lieber elend, als dass es von seinen Überzeugungen abrücken würde.

Das R-Gehirn ist mühelos zu überzeugen, wenn man ihm Futter verspricht oder Schmerzen androht, aber das M-Gehirn braucht zum Umdenken Zeremonien. Fakten sagen ihm gar nichts. Deswegen haben alle Kulturen der Welt Zeremonien und Riten als nachvollziehbare Zeichen eines Übergangs vom Alten zum Neuen beziehungsweise zu einer neuen Rolle, die einem in der Gemeinschaft einen neuen Status verschafft, wie beispielsweise die Pubertät, Wechseljahre, Eheschließung und die Aufnahme in den Kreis der Männer beziehungsweise Frauen (einschließlich Schul- und Hochschulabgang und Hochzeit).

Verwandlung durch die Feuerzeremonie

Wir haben eine Million Jahre gemeinsam am Feuer verbracht, und so liegt es sozusagen in unserer DNA, uns am Lagerfeuer einzufinden und zusammen seine Wärme und dieses Gefühl von Geborgenheit zu genießen. In vielen indigenen Traditionen haben das Feuer und der Rauch des Salbeis oder anderer Kräuter ihren festen Platz bei Zeremonien. Die Menschen wussten früher, dass zu echten Veränderungen Zeremonien notwendig sind. Weil uns das M-Gehirn sonst im Bekannten und Vertrauten festhält.

Man kann nur umdenken, wenn das Gehirn dazu ausgelegt ist. Das höhere Gehirn bewirkt Veränderungen durch Glücksgefühle, durch eine Erfahrung der Einheit oder Kommunion, und unterstützt wird das durch Serotonin und DMT. Das M-Gehirn dagegen braucht Zeremonien, wie man sie in jeder Kultur findet, von den Geburts- und Trauungszeremonien bis zu den Todesriten oder auch den Übergangsriten ins Erwachsenenalter. Werden diese Riten ausgelassen, können wir nicht wachsen. Sie können auch selbst solche Zeremonien kreieren, sie müssen nur für Sie bedeutungsvoll sein.

Mit der Feuerzeremonie lassen sich Erinnerungen an ein nie ganz ausgeheiltes Trauma transformieren. Ein Kindheitstrauma kann bekanntlich im Körper lebendig bleiben und sich auf Ihr Gefühlsleben auswirken. Nutzen Sie die Feuerzeremonie, um ein Trauma in tiefere Einsicht umzumünzen.

Trauma besteht hauptsächlich in der Erinnerung an das Erlebte. Wir weben eine Geschichte um das Trauma herum, und dann wird es sehr schwierig, das Erlebnis neu zu interpretieren. Mit der Feuerzeremonie können Sie die Geschichte und die damit verbundenen Gefühle einem »Todespfeil« genannten Stock oder Stab überlassen, den Sie dann dem Feuer übergeben. So befreien Sie sich von der Erzählung und nehmen die Heilenergie des Geschehenen in Ihr Herz auf, um sich Ihre Kraft zu eigen zu machen.

Befreien Sie sich von der Herrschaft einer Geschichte, von einer Verwundung und deren Ursache. Sie werden die Gefühle und die mit dem Geschehen verbundenen Menschen in diesen Todespfeil hineinatmen und damit Ihr Trauma und die Erzählung davon freisetzen, denn wie gesagt, es gibt keine traumatischen Ereignisse, nur traumatische Erlebnisse.

Benennen Sie zunächst das schmerzliche Erlebnis, das Sie verwandeln möchten. Dann stellen beziehungsweise legen Sie eine Kerze (es kann auch ein Teelicht sein) und einen kleinen Stock oder Stab bereit (auch ein Zahnstocher ist ausreichend), den Sie in der Flamme entzünden können.

Formulieren Sie Ihre Absicht sich von der Geschichte zu lösen, die Sie so lange festgehalten hat. Jetzt zünden Sie die Kerze an. Halten Sie den Zahnstocher/Stab an Ihre Lippen und hauchen Sie Ihm die Erinnerung an das Erlebnis ein, das Gefühl in Ihrem Herzen. Hauchen Sie ihm die Gefühle zu den Menschen ein, die Sie gekränkt haben, die Ihnen nicht geholfen und Sie nicht gerettet haben. Hauchen Sie Ihm die Namen der Beteiligten ein, und wenn es möglich ist, verzeihen Sie ihnen, auch in Anerkennung dessen, was Sie lernen konnten, wenngleich unter großen Schmerzen.

Halten Sie das Stäbchen in die Flamme. Sehen Sie zu, wie es brennt. Wenn es abgebrannt ist, streichen Sie mit den Händen über die Kerzenflamme und ziehen Sie ihre Wärme in Richtung Herz. Holen Sie diese Energie und das Licht in Ihr Herzzentrum, während die alte Geschichte verblasst und das Gelernte jetzt ihren Platz einnimmt. Wenn die Verwandlung der Erinnerung vollzogen ist, werden Sie merken, dass Sie nicht mehr die Geschichte sind. Sie sind jetzt der Geschichtenerzähler Ihres Lebens.

Und Sie werden Geschichten daraus machen, die Ihre Weisheit und Ihren Erfolg festigen.

Viele Menschen glauben, dass die biblische Schöpfungsgeschichte buchstäblich wahr ist und die Erde wirklich genau so entstanden ist. Die Naturwissenschaft hat jedoch mit der Zeit die Macht der Priester ausgehöhlt und den Ursprung des Lebens anders erzählt. Wer wir sind und woher wir kommen, hat das N-Gehirn besser erklärt als die Religion. Und mit den gleichen Mitteln können wir jetzt herausfinden, wer wir im Innersten sind, wenn wir nicht von Angst, Mangel oder Gewalttätigkeit gegen uns selbst und andere beherrscht und getrieben sind. Solange wir nur vom niederen M-Gehirn aus agieren, bleiben uns Kreativität, Großzügigkeit und Bewusstseinsevolution verschlossen. Dieses Gehirn kann nämlich von jetzt auf gleich die Alarmsirenen heulen lassen, und dann überrennt die Amygdala einfach das höhere Gehirn und sucht sich ihre Schuldigen.

HYPOTHALAMUS, AMYGDALA UND DER FEUERMELDER

Der seepferdchenförmige Hypothalamus ist die Kommandozentrale für die Ausschüttung von Hypophysenhormonen. Wenn Sie sich von jemand stark angezogen fühlen, setzt der Hypothalamus

Oxytocin frei, eines der Glückshormone, damit Sie ein Band knüpfen und sich verlieben können. Der Hypothalamus regelt auch viele Harmonisierungsfunktionen des Körpers über das Nervensystem. Das Nervensystem hat einen sympathischen und einen parasympathischen Anteil. Das sympathische Nervensystem hat die Funktion eines Gaspedals im Auto, es »dreht auf«, während das parasympathische Nervensystem etwas von einer Bremse hat und Sie in den Modus des Ruhens und Verdauens versetzt.

Der Hypothalamus hat auch etwas von einem einstellbaren Thermostat. Der Regelwert legt fest, wie intensiv unser Bedrohungsgefühl sein muss, damit wir wirklich alarmiert sind. Das hängt auch von traumatischen Einflüssen in unseren frühen Jahren ab. Jedenfalls sendet der Hypothalamus entweder Impulse an das höhere Gehirn, die Chancen und Möglichkeiten signalisieren, oder abwärts an die Amygdala als Gefahrensignal. Wer ein Kindheitstrauma erlebt hat, dessen Gehirn bleibt anfällig, und das bedeutet, dass die Regulierung der stofflichen und emotionalen Reaktion auf eine wahrgenommene Gefahr schwieriger ist.[7] Seymour Levine stellte Forschungen mit Ratten an und fand heraus, dass Tiere, die zu Beginn ihres Lebens liebevolle Zuwendung erfahren hatten, »weniger Cortisol ausschütteten und diese Reduzierung bis ins Erwachsenenalter hinein erhalten blieb«.[8] Bei diesen Tieren lag die Ansprechschwelle des Hypothalamus höher, sodass sie erst bei stärkeren Bedrohungsgefühlen Cortisol beim M-Gehirn anforderten.

Der normale Cortisolspiegel im Blut hat am Morgen seinen höchsten Wert, damit Sie aus dem Bett hüpfen und den Tag begrüßen können. Ein chronisch erhöhter oder erniedrigter Spiegel dagegen macht Sie müde und schlapp. Der Cortisolspiegel soll sich fließend anpassen können, und die Ansprechschwelle des Hypothalamus sollte so hoch liegen, dass Sie nicht ständig Gefahr wittern. Bedenken Sie aber, dass diese Schwellenwerte davon abhängen, wie sicher Sie sich während der Schwangerschaft und in der Kindheit fühlen konnten. Nun ist an der Vergangenheit nichts zu ändern, aber wie sie sich auf uns und unseren Hypothalamus auswirkt, das haben wir sehr wohl in der Hand. Natürlich wollen wir den Temperaturregler unseres Kampf-oder-Flucht-Systems nicht abschalten, aber er sollte uns natürlich nur bei realen Gefahren und nicht bei eingebildeten alarmieren. Wir möchten Chancen erkennen und offen und wissbegierig reagieren können.

In der ersten Zeit meiner Laufbahn als Anthropologe habe ich viele Monate im peruanischen Dschungel verbracht und medizinisch verwendete Pflanzen studiert. Zu der Zeit wurde das Land von maoistischen Guerillakämpfern überrannt. Ständig musste man damit rechnen, in den Wildwest-Dschungelhäfen, von denen meine Expeditionen ausgingen, ausgeraubt zu werden (und das betraf auch die lebenswichtigen Organe). Ich verwahrte meinen Pass in einem Geldgürtel unter der Hose und bewachte stets argwöhnisch meine Kamera (und meine Nieren). Ich wurde am Amazonas nie ausgeraubt, aber die Furcht blieb mir. Als mein Forschungsprojekt fertig war, kehrte ich nach New York zurück und berichtete der Organisation, die mich finanziert hatte. Die Direktoren luden mich zum Mittagessen in ein feines Lokal ein und machten mich darauf aufmerksam, dass ich sogar beim Essen meine Kamera umklammert hielt. Mir fiel auf, dass ich immer noch diesen Geldgürtel trug und meine Augen in diesem Restaurant alles nach möglichen Gefahren absuchten. Da sagte ich mir, dass ich jetzt in Sicherheit sei, und konnte mich entspannen. Aber die bestehende Voreinstellung meines Hypothalamus war unverändert, sodass ich immer noch argwöhnisch auf die Kellner blickte. Noch heute erwische ich mich manchmal dabei, wie meine Augen ein Restaurant oder eine Bahnstation abtasten und ich dann tief atmen muss (wie beim nachfolgend beschriebenen »Vierer-Atem«), um den »Ansprechwert« meines Kampf-oder-Flucht-Systems zu erhöhen.

Die Vierer-Atem-Übung

Der Vierer-Atem ist auf simple und effektive Weise geeignet, Geist und Gehirn zu beruhigen. Bei jeder Atemphase wird innerlich bis vier gezählt. Wir atmen also bis vier ein, atmen dann vier Sekunden nicht und atmen dann schließlich vier Sekunden aus, um zum Schluss dann wieder vier Sekunden lang gar nicht zu atmen. Das löst Ängste und gibt das Signal zur Entspannung. Atmen Sie zu Beginn einmal tief durch, ein und aus.

Jetzt atmen Sie bis vier ein, halten Sie den Atem bis vier an, atmen Sie ohne Eile bis vier aus, die Lunge soll sich dabei ganz entleeren, um schließlich vier Sekunden nicht zu atmen. Setzen Sie das ein paar Minuten so fort, bis Sie eine gewisse Entspannung fühlen. Das ist abends auch eine wunderbare Übung zum Einschlafen.

Wenn Sie Ihren Hypothalamus auf einem sinnvollen Schwellenwert halten, wird das ganze Leben weniger beängstigend und Sie fallen nicht mehr so schnell auf Bedrohungen herein, die gar nicht real sind. Das bedeutet, dass wir unserem Gehirn weniger schaden. Vom Hypothalamus hängt es ab, wie viel Cortisol unsere Nebennieren produzieren und wie sie dann immer mehr davon ausschütten lassen, auch auf die Gefahr hin, dass unser Hippocampus, dieser so entscheidend wichtige Teil des Gehirns, Schaden leidet.

Außerdem: Wenn Sie Ihren Hypothalamus nicht in Schuss bringen, werden Sie anfällig für Fettleibigkeit und Diabetes. Es gibt nämlich Tanyzyten genannte Zellen, die für die Neurogenese (Neubildung von Nervenzellen) im Hypothalamus Erwachsener zuständig sind. Tanyzyten sind an der Regulierung des Körpergewichts und Energiehaushalts beteiligt und verhindern zu starke Gewichtszunahme. Falls Sie sich also beim Abnehmen allzu schwer tun, kann es sein, dass Ihr Hypothalamus überholt werden muss.

Zum Glück ist es so, wie der schwedische Neurologe Peter Eriksson herausgefunden hat, dass wir Stammzellen besitzen, aus denen Gehirnneuronen werden können.[9] Unser Programm zur Erneuerung des Gehirns wird Sie befähigen, auf diesen reichen Fundus an Zellen zuzugreifen, aus denen alle Gehirnzellen gemacht sind.

WAS WIR AN GEDANKENKRAFT UND KLUGHEIT BENÖTIGEN

Wir können uns Kenntnisse einprägen, mit denen sich dann Tests bestehen lassen, aber seit wir über KI oder künstliche Intelligenz verfügen, hat Faktenwissen immer weniger Bedeutung. Maschinen kommen mit Fakten weitaus besser zurecht als wir, weil wir die Gedächtniskraft unseres Gehirns schon längst unseren technischen Gerätschaften übertragen haben. Und Klugheit oder gar Weisheit sind noch viel schwerer zu beschaffen als simples Faktenwissen. Die Definition eines Begriffs zu kennen oder zu wissen, ob etwas in diese oder jene Kategorie fällt, das ist etwas ganz anderes als das Urteilsvermögen, mit dem wir bestimmen können, wie wir unsere Begabungen und Fähigkeiten am besten einsetzen. Wenn es aber um neue Formen der Klugheit oder Weisheit geht, müssen wir die Anlagen unseres N-Gehirns aufbauen und ausschöpfen.

Eine der wertvollsten dieser Anlagen oder Gaben ist ganzheitliches Wissen. Unsere westliche Lebenshaltung ist eher nicht ganzheitlich, das heißt, wir gehen nicht davon aus, dass mentale, psychische, körperliche und spirituelle Gesundheit viel miteinander zu tun haben. Wenn etwas in unserem Körper nicht mehr rundläuft, gehen wir mit irgendeinem »Anti« dagegen vor – Antibiotika, Antidepressiva, Antazida und so weiter. Wir denken reduktionistisch und sehen den Körper als eine Ansammlung von Teilen. Der Gastroenterologe ist für unsere Verdauung zuständig, Psychiater und Psychologen für unsere geistigen Funktionen und das Gehirn, aber es kommt uns nicht in den Sinn, dass Störungen auf diesen Gebieten ihren Ursprung im Darm haben könnten. Die Neurologen erklären das Gehirn zu ihrem Arbeitsgebiet und die Kardiologen das Herz, aber sie vergessen dabei, dass das Herz sein eigenes Gehirn mit über 40 000 Neuronen hat.

Der französische Ethnologe Claude Lévi-Strauss hat einmal gesagt, wir Westler sollten uns erst einmal das Sein eines Grashalms vergegenwärtigen, bevor wir uns daranmachen, die kosmischen Abläufe zu ergründen. Heutige Naturwissenschaftler können erklären, wie Gras das Sonnenlicht mittels Fotosynthese in Leben verwandelt. Für die Wissenden der Naturvölker ist es aber so, dass man das kosmische Wirken verstanden haben muss, um etwas über das Leben eines Grashalms sagen zu können. Diesen ganzheitlichen Blick kann man sich auf dem Weg der intuitiven Erkenntnis oder Gnosis erschließen. Henry David Thoreau beispielsweise sagte: »Nicht was du dir anschaust ist wichtig, sondern was du siehst.«

Wir haben den Horizont aus dem Blick verloren und sehen die Wölbung der Erde nicht mehr. Das M-Gehirn lässt uns Gefahren erkennen, während uns das N-Gehirn auf die grenzenlosen Möglichkeiten und Chancen aufmerksam macht, weil wir an die Weisheit des lebendigen Kosmos angeschlossen sind. In meiner Zeit im Amazonasgebiet habe ich das bei Zeremonien mit der Pflanzenmedizin oftmals so erlebt. Da konnte ich mich mit dem Regenwald austauschen und bekam Antworten auf alle meine Fragen – auch bevor ich sie mir formuliert hatte. Mir wurde da eine allem zugrunde liegende Realität aufgezeigt, die nur aufgrund von Erfahrung zu erfassen ist. Die Weisen sprechen von dem, »was erkannt, aber nicht mitgeteilt werden kann«.

HARDWARE-UPGRADE

Wer hätte nicht gern die Superpower, Krankheitsgene abzuschalten sowie Gesundheits- und Langlebigkeitsgene einzuschalten? Diese Kraft können wir uns mit der Hilfe von Pflanzen verschaffen. In ihnen liegt das Geheimnis der Herrschaft über die Gen-Expression, die sich so abwandeln lässt, dass das scheinbar uns allen bestimmte Alter und Greisentum überschrieben wird.

Bis zu diesem Upgrade mit Kraftpflanzen, das unser Gehirn mit der Vorstufe des Serotonins versorgt, bleiben wir auf diesem Weg der vermeidbaren Gebrechlichkeit und erleiden die Krankheiten des Alters – und das kann bereits mit Anfang dreißig beginnen. In gewissem Sinne müssen wir in den Garten Eden zurückkehren, aus dem wir angeblich vertrieben wurden, um unsere Beziehung zu den Pflanzen wieder zu entdecken. Man frage die Dorfbewohner am Amazonas: »Woher weiß ich, aus welchem Gewächs ich mir einen beruhigenden Tee brauen kann«? Und man wird die Antwort bekommen: »Mir sagen das die Pflanzen.«

Als ich das zum ersten Mal hörte, wusste ich nicht recht, wie ich es auffassen sollte. Mit der Zeit wurde mir klar, dass wir die indigene Weisheit nicht unterschätzen dürfen, so sehr ich auch ansonsten die wissenschaftliche Vorgehensweise schätze. Wenn man beispielsweise Curare zubereiten möchte, ein Nervengift, mit dem der Jäger die Spitze seines Pfeils bestreicht und von dem die Betäubungsmittel der westlichen Medizin abgeleitet sind, muss man sich sehr genau an die Zubereitungsanleitung halten. Man nimmt dazu tödliche Mondsamenblüten und die Rinde der *Strychnos toxifera* und köchelt sie langsam stundenlang, bis das Gebräu ganz dunkel und zäh wie Sirup wird. Würden Sie den süßlichen Dunst versehentlich einatmen, würde Ihre Brustmuskulatur den Dienst versagen, Sie würden sich in Konvulsionen winden, könnten nicht einmal mehr Hilfe rufen und würden bald ersticken. Im Regenwald beobachten die Beteiligten den Kochvorgang deshalb aus sicherer Entfernung und achten sehr genau darauf, dass auch nicht die kleinste Hautverletzung mit der Flüssigkeit in Berührung kommt. Hätten die frühen Jäger das über Versuch und Irrtum herausgefunden, wären viele dabei zu Tode gekommen.

Die Jäger, die ich in einem für sein Pfeilgift berühmten Dorf im Amazonasbecken kennengelernt habe, erzählten mir, sie wüssten um das Geheimnis der Zubereitung, »weil die Pflanzen es uns erzählt haben«. Ich fragte darauf am gleichen Tag einen großen und weise wirkenden Eisenbaum, ob er mir eine Pflanze sagen könne, die bei Alzheimer wirksam sei, bekam jedoch keine Antwort. Als ich meinen Jägerfreund dazu befragte, meinte er: »Der Baum wusste nicht, was er sagen soll. Wir haben dieses Alzheimer nicht, von dem du sprichst.«

Da habe ich vermutlich die falsche Frage gestellt. Wenn das, was man sucht auf keiner Landkarte eingezeichnet ist, kann einem niemand sagen, wie man dorthin kommt.

Aber was ich eigentlich meine, nämlich den Pflanzen zuzuhören, muss man sich als aktiven Dialog mit der Natur vorstellen – und den können wir jederzeit wieder aufnehmen. Das N-Gehirn weiß irgendwie, dass wir auf intuitive Weise, und wie die indigenen Völker, mit den Flüssen und den Bäumen und dem Geist ins Gespräch kommen können. Nach unserem zehntägigen Programm zur Erneuerung des Gehirns werden Sie leichter in den Garten Eden zurückfinden, um dort die Weisheit der heiligen Pflanzen für sich wiederzuentdecken und vielleicht auch ihre Stimmen wieder zu vernehmen. Hier noch ein weiteres Beispiel für uraltes Wissen aus vorwissenschaftlicher Zeit:

Die Mikrobiologin Laura Weyrich hat sich an der University of Adelaide mit der Plaque an den Zähnen von Neandertalern beschäftigt. Gefunden wurden diese Zähne in Kieferknochen, die im spanischen El Sidrón entdeckt worden waren. Sie fand Anhaltspunkte dafür, dass unsere ausgestorbenen Vettern Weidenrinde gegessen hatten, die bekanntermaßen viel Salicylsäure (den Wirkstoff des Aspirins) enthält, und vermutlich bei Zahnschmerzen lindernd gewirkt hat.[10] Die Europäer sollten das Geheimnis der Neandertaler erst 1897 wiederentdecken, als der Chemiker Felix Hoffmann die Salicylsäure zu Acetylsalicylsäure weiterverarbeitete und damit das Aspirin erfand.[11]

WIR KÖNNEN UNS SELBST HELFEN

Allzu oft erwarten wir, dass andere uns aus der Patsche helfen werden, und wenn sie es nicht können oder wollen, machen wir ihnen Vorhaltungen. Das klassische Beispiel ist unsere Haltung gegenüber Ärzten. Wir heben sie auf ein Podest, als hätten sie Wunderkräfte, die uns abgehen, aber in Wirklichkeit helfen sie uns einfach zur Selbsthilfe. Die Heilung bewirkt nämlich unser Körper und die Behandlung bahnt das lediglich an. Natürlich können wir uns jederzeit mit fähigen Ärzten zusammentun, aber es ist nicht ihre Aufgabe, unseren Körper zu reparieren, sondern sie unterstützen ihn einfach bei seiner Arbeit. Wir können unser höheres Gehirn für die Bewahrung unserer Gesundheit gewinnen, und dazu sollten wir uns den Placebo-Effekt zunutze machen. Der ist in der Medizin und medizinischen Forschung wohlbekannt und beschreibt unsere sonderbare Fähigkeit, auf Medikamente ohne Wirkstoffe so zu reagieren, wie auf ein nachweislich wirksames Medikament. Eine reine Zuckerpille kann Schmerzen bei 56 Prozent der Leute genauso stark dämpfen wie Morphium.[12] Da wird der Körper aber nicht einfach an der Nase herumgeführt, sondern es werden tatsächlich die pharmazeutischen »Fertigungsanlagen« des Gehirns in Betrieb gesetzt, die schmerz- und entzündungsdämpfende Stoffe freisetzen. Noch erstaunlicher ist aber, dass das sogar dann funktioniert, wenn der Patient weiß, dass er ein Placebo bekommt! Die Fähigkeit des Geistes, dem Körper das Stichwort zur Heilung zu geben und sich selbst wiederherzustellen, mag rätselhaft erscheinen, denn wir wissen nicht wie das abläuft, aber es ist unbestreitbar etwas sehr Kraftvolles, das uns zu Gebot steht.

Als junger Wissenschaftler habe ich im Labor gearbeitet, umgeben von den eingelegten Gehirnen wildfremder Menschen, und zu ergründen versucht, wie ein Gehirn für psychosomatische Gesundheit sorgt. Von den Wissenden am Amazonas erfuhr ich später, dass ich mich auch um den Geist hätte kümmern sollen, statt mich nur auf das Gehirn zu konzentrieren. Ich unterschätzte das Vermögen unseres Bewusstseins, Gesundheit (und Krankheit) zu schaffen. Wenn sich der Geist auf das lebendige Gitternetz der Weisheit einstimmt, in das wir eingebunden sind, nimmt das Heilungspotenzial exponentiell zu, und Wunder ereignen sich.

Das Gegenteil des Placebo-Effekts, der Nocebo-Effekt, also die Erzeugung von Krankheiten auf geistigem Wege, ist ebenfalls ganz real. Vor Jahren bin ich im Mündungsgebiet des Marañón, eines Flusses in Peru, einem Mann begegnet, der sagte er sei von einem Nachbarn »verflucht worden«. Er wandte sich hilfesuchend an einen der Dorfältesten, weil er an heftiger Migräne litt. Der alte Mann sagte, er können nichts für ihn tun. Er gab ihm sogar den Rat, nach Hause zu gehen und seine Familie einzuweihen, um sie auf seinen Tod vorzubereiten. Ich fand das Ganze äußerst erstaunlich, denn der Mann wirkte ganz gesund auf mich. Wie konnte man diesem Mann einfach so sagen, er sei dem Tode geweiht? Ich sprach das nicht an, aber in der nächsten Woche erfuhr ich, der Mann sei krank geworden. Einen Monat später starb er.

Ich war schockiert und wollte unbedingt wissen, wie so etwas sein konnte. Ich ging zu dem Dorfältesten, den der Mann um Hilfe gebeten hatte, und fragte, wobei ich meine Entrüstung zu verbergen versuchte: »Warum hast du ihm nicht geholfen?« Er antwortete, der Mann habe ein Dorf-Tabu verletzt, und davon würden viele andere betroffen sein. Er hatte eine Schuld auf sich geladen, die ihn dann tötete.

Etwas ratlos fragte ich: »Willst du damit sagen, dass der Fluch nur in seinem eigenen Bewusstsein war?«

»Nein«, sagte der Heiler. »Ich kennen den Zauberer, der ihn verwünscht hat. Er besitzt große Macht.« Damals glaubte ich einfach nicht an Zauberer und Flüche, aber wir alle haben, wie dieser verstörte und hilfesuchende Mann, einen Geist, der unseren Körper dazu bringen kann, Krankheit oder auch eine Wunderheilung geschehen zu lassen. Angst kann uns übermannen und mit uns durchgehen, etwa wenn wir eine schlimme medizinische Diagnose bekommen und in Panik geraten. Das ist eine Art moderner Fluch. Aber auch Spontanheilungen kommen häufiger vor als wir denken. Bei einer sehr sorgfältig angelegten Forschungsstudie wurde festgestellt, dass Brustkrebs in 22 Prozent der Fälle von selbst, das heißt ohne Behandlung ausheilt.[13] Fazit der Autoren: »Es scheint so zu sein, dass Brustkrebs, der durch Mammographie-Screening auffiel, in manchen Fällen nach sechs Jahren nicht mehr bei einer erneuten Mammographie zu sehen ist.« Die Wissenschaft kann das nicht erklären. Wir können es auch nicht. Aber Menschen besitzen offenbar diese Fähigkeit.

So ganz allmählich werden wir auf die Kräfte des N-Gehirns aufmerksam, uns gesund zu machen und auch den Körper dazu anzuleiten, sodass die Produktion von Stresshormonen zurückgeht und dafür Glückshormone ausgeschüttet werden, die psychosomatische Gesundheit hervorbringen.

Sie kennen sich vielleicht mit dem Einfluss der Stresshormone Adrenalin und Cortisol auf Ihr Gehirn, Ihr Denken und Ihre Gefühlslage nicht so aus. Vielleicht haben Sie schon einmal von der erstaunlichen Kraftentfaltung gehört, zu der es unter Einfluss von Adrenalin kommen kann – denken Sie an die Mutter, die ein Auto anhebt, um Ihr eingeklemmtes Kind zu befreien, oder einen streunenden Bären vertreibt, der ihre Familie gefährden könnte. Aber wenn die »Bären«, die Ihnen über den Weg laufen, Ihre eigenen Gefühlswallungen sind oder es sich um ihren übergriffigen Ehepartner oder um Kollegen handelt, sind die Stresshormone ganz schlecht für Ihr Gehirn. Viele haben ihre Gefühle während einer Stresssituation ganz gut im Griff, klappen aber anschließend zusammen oder werden krank. Für unseren Hippocampus ist so etwas eine schwere Prüfung.

Wenn es gelingt, die Stresshormone zurückzufahren und im Gehirn Frieden zu schaffen, kann unser Bewusstsein und dann auch die Welt nachziehen. Das N-Gehirn sieht sehr wohl, dass wir unsere Erfahrung selbst erzeugen, aber das M-Gehirn kann das nicht immer so erkennen. Eher fühlen wir uns als Opfer von Realitäten, die andere heraufbeschworen haben und jetzt uns aufbürden. Die lösungsorientierte Findigkeit unseres höheren Gehirns ermöglicht es uns, das Leben nicht als ein zu lösendes Problem zu erfahren, sondern als eine Art Wundertüte, in der es immer wieder Neues zu entdecken gibt. Wenn wir starke und robuste Nervenschaltkreise einer höheren Ordnung eingerichtet haben, sehen wir die Welt erwartungsvoll und wissen um unseren Platz in ihr. Dazu brauchen wir jedoch die Unterstützung der Stammzellen, und das größte Depot solcher Stammzellen im Gehirn ist der Hippocampus. Ist der Hippocampus jedoch durch ständigen Beschuss mit Cortisol geschädigt worden, gehen uns lebensfähige Stammzellen verloren. Sie sind dann ermattet und verschlissen und taugen nicht mehr zur Reparatur des Gehirns. In späteren Kapiteln werden Sie erfahren, wie Serotonin den Hippocampus wiederherstellen kann und wie man der Stammzellenproduktion mit BDNF und der Omega-3-Fettsäure DHA auf die Sprünge hilft.

Bis zum Upgrade unseres Gehirns können wir an dem Lebensverlauf, den seelische Verletzungen für uns angebahnt haben und der in den Nervenschaltkreisen unseres M-Gehirns niedergelegt ist, nicht viel ändern. Wir bekommen dann eine Art Tunnelblick, der uns nur Bäume, aber keinen Wald sehen lässt. Zum Glück können wir nach dem Upgrade unseres Gehirns leichter umdenken und dem Leben einfallsreich und optimistisch begegnen. Darüber werden Sie im nächsten Kapitel mehr erfahren.

Was Sie aus diesem Kapitel mitnehmen können:

Wir haben uns hier mit geschichtlichen und evolutionsgeschichtlichen Themen im Zusammenhang mit Stress befasst:

1. Die Auswirkungen des menschlichen Tuns auf der Erde und die Notwendigkeit einer neuen umsichtigen Klugheit für den Umgang mit globalen Krisen.
2. Die Entwicklung des menschlichen Denkens von einer durch Stammesinteressen und Notwendigkeiten des Lebens und Überlebens geprägten Perspektive zu einer Sicht der Dinge, in der das Wechselspiel der Beziehungen und die Erde insgesamt in den Mittelpunkt des Interesses rückt.
3. Die Auswirkungen von Stress und Angst auf das Gehirn und Techniken des Umgangs mit Stress, darunter der Vierer-Atem.
4. Die Einrichtung eines gesunden Schwellenwerts für den Kampf-oder-Flucht-Reflex im Hypothalamus, damit die Angst nicht überhandnimmt und den Hippocampus schädigt; gleichzeitig ein Schutz vor Schädigung der Gesundheit durch Übergewicht und Diabetes.
5. Der Unterschied zwischen Wissen im Sinne von Kenntnissen und Wissen als Klugheit oder Weisheit, die erforderlich ist, um zu klugen Entscheidungen zu gelangen und Fertigkeiten kreativ ins Spiel zu bringen.

4

DAS VERSPRECHEN DES HÖHEREN GEHIRNS

Sehr viele Menschen bilden sich ein,
sie dächten, während sie in Wirklichkeit
nur ihre Vorurteile neu sortieren.
David Bohm

»Nein, unmöglich«, wiederholte ich gegenüber meinem Guide. Ich hatte ihm bereits ausführlich begründet, weshalb wir das abgelegene Andendorf nicht vor Einbruch der Nacht erreichen würden.

»Du hast mir alles aufgezählt, weshalb das nicht geht«, sagte mein neben mir in der letzten Sonne des Tages stehender Freund, »aber du nennst keinen Grund dafür, dass es doch gehen könnte.«

»Die Gründe sind uns ausgegangen.«

Don Antonio zuckte die Schultern. »Du meinst, ich verlange von dir, dass du den Lauf von Sonne, Mond und Sternen änderst. Ich will aber nur, dass du umdenkst, damit wir rechtzeitig im Dorf sind.«

Ich hatte mich inzwischen daran gewöhnt, dass die Andenvölker ein ganz anderes Zeitempfinden hatten als ich. Mein Zeitgefühl verlangte Uhren und Vorstellungen wie »spät« und »früh«. Ich wollte meine Zeit hier in den Bergen gut nutzen, und da schwebten mir nicht unbedingt Gespräche über das Erreichen unseres Zielorts vor Einbruch der rabenschwarzen Nacht vor. Mir war beigebracht worden, bei den Problemen zu bleiben, die gelöst werden sollten, und auf dem Weg zu meinem Ziel keinen Augenblick nutzlos zu vergeuden. Aber da stand ich nun mit Don Antonio am Fluss im schwindenden Tageslicht. Ich hatte kein Fahrzeug und nicht einmal einen Burro, und wir würden unser Tempo kaum noch weiter steigern können. In meinen Wanderstiefeln kochte es bereits, und gleichzeitig war ich nicht sicher, ob meine Kleidung mir in der bitterkalten Nacht ausreichend Wärme bieten würde, um nicht zu frieren. Da hatte ich wohl nicht gut gepackt und nicht umsichtig genug geplant.

Der alte Mann bemerkte meine Besorgnis und sagte: »Du denkst, dass die Möglichkeiten alle von hier kommen«, und deutete auf meinen Kopf. »Meine Einfälle kommen von hier.« Bei diesen Worten deutete er mir mit weit geöffneten Armen an, was er meinte. Dann sah er mich wieder an und sagte: »Du sitzt in der Falle und hast deinen Käfig sogar noch selbst gebaut.«

Haben wir das Dorf an diesem Tag erreicht?

Nein, haben wir nicht. Aber wir sind Leuten aus der Gegend begegnet, die uns für die Nacht in ihre aus Stein gebaute Hütte einluden. »So ein Glück«, dachte ich. Aber als ich meinen Kopf auf die gefaltete Decke legte, die sie mir gegeben hatten, und mich in Schlafstellung brachte, hörte ich Antonios Stimme in der Dunkelheit.

»Jetzt meinst du wohl, wir sind durch einen glücklichen Zufall hier gelandet. Aber das steht in einem größeren Zusammenhang. Ich habe mit Pachamama gesprochen, ob sie uns wohl helfen kann, rechtzeitig ins Dorf zu kommen, und sie meinte einfach, wir sollten ohne Eile weiter den Fluss entlanggehen.«

»Mmm«, brummte ich ein bisschen genervt. Er musste anscheinend immer wieder davon anfangen, im Fluss mit der Natur zu sein, und ich war jetzt einfach zu müde. Am nächsten Tag bestand Don Antonio darauf, dass wir nicht gleich aufbrachen, weil unser

Gastgeber ein reichhaltiges Frühstück aus selbst angebauten violetten Kartoffeln aufgefahren hatte. Tatsächlich brachen wir dann erst am folgenden Tag zu unserem Bestimmungsort auf. Wir erreichten das Dorf bei Einbruch der Nacht und wurden von einem jungen Mann empfangen. »Ah, da seid ihr ja«, rief er gleich, »letzte Nacht hat es hier wie aus Kübeln geschüttet, sodass der Weg völlig durchweicht war und fast weggespült worden wäre. Wie gut, dass ihr jetzt erst kommt.« Der alte Mann warf mir einen Blick zu. Ich hätte schwören können, dass er innerlich lachte. Wir waren genau zur richtigen Zeit aufgetaucht.

EINE NEUE LANDKARTE BRINGT DIE LÖSUNG

Unser Gehirn schaltet, wann immer es möglich erscheint, auf Automatik und lässt uns fantasieren und träumen, während die niederen Gehirnanteile uns auf vertrauten Pfaden führen. Das ist vorteilhaft, wenn wir einfach nur rechtzeitig zur Arbeit kommen möchten und den üblichen Weg nehmen. Aber kaum möchten wir nicht mehr einfach aus dem Haus und zur Arbeit, sondern anderswohin (weil es unser freier Tag ist), taugt die im Gehirn für diesen Zweck hinterlegte Karte nicht mehr und lässt uns falsch abbiegen, sodass wir mit einem »Ach, ich Trottel!« hochschrecken.

In diesen Zeiten können wir uns nicht mehr einfach dem Autopiloten überlassen. Unser gewohntes Verhalten auf der Grundlage alter Kenntnisse lässt uns nur noch das tun, was wir schon kennen. Das bringt uns nicht weiter. Aber nach alter Gewohnheit zu meinen, wir könnten keine neuen Ziele anvisieren, und dann ärgerlich zu werden und zu verlangen, dass irgendwer das für uns in Ordnung bringen soll, ist auch nicht zielführend. Wir haben uns angewöhnt, Geschichten zum Thema »Wer hat wem was getan?«

zu spinnen. Da ist dann irgendwer der Bösewicht und irgendwer das Opfer, und dann gibt es da noch den edlen Retter. Vielleicht sind wir dann der edle Retter des Opfers und fühlen uns berechtigt, die von uns als Aggressor wahrgenommene Person scharf zu verurteilen. Jedenfalls sind wir doch sicher nicht der blöde Typ/die dumme Ziege in diesem Geschehen. Aber was wir uns da erzählen, sorgt nur dafür, dass wir mit unseren unproduktiven und schmerzlichen Dramen nie fertig werden. Es sind die Geschichten, die unser altes M-Gehirn erzählt, und die drei Hauptakteure sind immer Opfer, Täter und Retter, die Urgestalten auch des modernen Dramas, das uns nie erreichen lässt, was wir wollen, aber auch die Gründe dafür angibt.

Niemand gibt gern zu, dass unsere Gedanken manchmal diesen Weg nehmen, aber vielleicht ist es Ihnen schon mal passiert, dass Sie eine Reise buchen wollten, aber irgendetwas passierte, das Sie Zeit und Geld kosten würde. Oder vielleicht haben Sie zwanzig Minuten irgendwo angestanden und dann erst gemerkt, dass es die falsche Schlange war. Da würde ich vermuten, dass Sie sich geärgert haben und Ihre gewohnte Findigkeit vorübergehend versiegte und sie das am liebsten an irgendwem ausgelassen hätten, der oder die Sie dann sofort aus der Klemme befreit hätte und Ihnen mit tausend wohltuenden Entschuldigungen beigesprungen wäre. Stattdessen dachten Sie vielleicht: »Wo nehme ich jetzt einen intelligenten Menschen her, der die Situation sofort erfasst und mich von solchen Schwachköpfen erlöst, die meine Buchung einfach vermasseln?« Oft sieht es für uns so aus, als würde sich die ganze Welt gegen uns verschwören, nur um uns den Tag zu verderben.

Unser M-Gehirn hat wirklich nur diese drei Rollen einstudiert für den Fall, dass etwas schiefgeht. Wenn wir uns von diesem Gehirn dazu überreden lassen, verängstigt oder wütend zu reagieren, kämpfen wir gegen den Strom des Lebens an, statt zusammen mit anderen ein harmonisches Miteinander zu schaffen. Sie müssen nicht immer wissen, wie ein bestimmtes Problem zu lösen ist, aber Sie dürfen mit frischen Ideen rechnen, wenn sich Ihr Bewusstsein in einem höheren Zustand befindet. Was, wenn die Lösung in etwas besteht, das Ihnen noch gar nicht in den Sinn gekommen ist? Einfallsreichtum setzt ein ganz anderes Gemisch von Hormonen und andere Nervenschaltkreise voraus als das alte abgedroschene Spiel von Täter, Opfer und Retter.

Wenn wir größere Träume wagen und es nicht einfach dabei belassen, unser Leben so zu ordnen, dass wir nicht unnötig leiden müssen, verlassen wir die ausgetretenen Pfade in den Schaltkreisen des M-Gehirns. Solche Schaltkreise sind Informationspfade, die von Nervenzellen gebildet werden, und solche Nervenzellen geben gemeinsam Impulse weiter und bilden schließlich zusammenhängende Nervenbahnen. Man spricht hier von der Hebbschen-Lernregel, benannt nach dem Psychologen Donald Hebb, der formulierte, wie ein Gehirn lernt und Informationen speichert: Wenn sich zwei Neuronen gleichzeitig entladen, stärkt das die Verbindung zwischen ihnen. Man nennt das synaptische Plastizität, weil die neuen Verbindungen zwischen den Synapsen der Neuronen angelegt werden. Das ist ganz entscheidend für das Erlernen neuer Fertigkeiten. Letztlich sind neuronale Netzwerke Wege, die immer wieder beschritten werden und zu den gleichen Zielpunkten beziehungsweise Schlussfolgerungen gelangen. Sie sind dann gleichsam in Landkarten eingezeichnete Wege, die zum Beispiel von unserer Erziehung und insbesondere durch Kindheitstraumata angelegt wurden und im M-Gehirn ihren Ort haben.

Alte Traumata gestalten unser Gehirn stärker, als uns bewusst ist. Im Amazonasgebiet spricht man deshalb vom »Generationenfluch«.

Bei einer an der Emory-University durchgeführten Studie mit Mäusen zeigte sich, dass Nachkommen der zweiten Generation von traumatisierten Mäusen ebenfalls von dem Trauma ihrer direkten Vorfahren betroffen sind. Die Tiere der Großeltern-Generation bekamen eine Kirschblüte präsentiert und erhielten dabei Stromschläge. Zwei Generationen später reagierten die jungen Mäuse immer noch angstvoll auf diesen Duft, selbst wenn sie nicht in der Nähe ihrer traumatisierten Großeltern aufwuchsen.[1] Und nicht nur bei Mäusen werden Traumata über Gencrationen vererbt. Ein von Rachel Yehuda geleitetes Forschungsteam an der Icahn School of Medicine at Mount Sinai fand heraus, dass die Kinder von Holocaust-Überlebenden mit höherer Wahrscheinlichkeit epigenetische Anzeichen einer posttraumatischen Belastungsstörung oder einer Depression aufwiesen als Kinder jüdischer Abstammung, die die Judenverfolgung in Europa nicht miterleben mussten.[2]

Die weisen Männer und Frauen der Ureinwohner Amerikas gehen davon aus, dass unser Tun über sieben Generationen weiterwirkt. Heute sind wir dabei, die Zusammenhänge zu erforschen, nach denen unsere Großeltern in uns weiterleben. Im Rahmen einer weiteren Studie arbeiteten Yehuda und ihre Kollegen mit 187 schwangeren Frauen, die den Einsturz des World Trade Centers überlebt hatten. Neun Monate nach dem ersten Aufenthalt kehrten 38 dieser Frauen mit ihren Neugeborenen ins Mount Sinai Hospital zurück und nahmen an weiteren Tests teil. Dabei zeigte sich, dass viele dieser Mütter tatsächlich eine posttraumatische Belastungsstörung hatten, jedoch bei ungewöhnlich niedrigem Cortisolspiegel.[3] Es ist nämlich so, dass bei Stress zwar viel Cortisol ausgeschüttet wird, aber geleichzeitig die Erzeugung von Adrenalin zurückgeht und dadurch langfristig auch die von Cortisol.

Yehudas Entdeckung stellt den vorherrschenden Glauben auf den Kopf, dass Stress auf lange Sicht die Cortisolausschüttung erhöht. Dank ihrer Arbeit wissen wir jetzt, dass ein niedriger Cortisolspiegel nach Stresserlebnissen einen zuverlässigen Hinweis auf langfristige und sogar Generationen übergreifende Traumatisierung gibt. Sie schreibt dazu: »Die Epigenetik könnte erklären, weshalb Trauma-Nachwirkungen weit über das Ende der unmittelbaren Bedrohung hinaus bestehen bleiben. Auch die Tatsache, dass ein Trauma auf ganz verschiedenen Wegen an künftige Generationen weitergegeben wird, weist in diese Richtung.«[4]

Sind Sie ständig müde? Appetitlos? Kommen Sie am Morgen schlecht aus dem Bett? Das sind lauter Symptome von Cortisolmangel und möglicherweise einem Generationentrauma. Auch wenn wir nicht das Gefühl haben, dass die Verletzungen unserer Großeltern in uns nachwirken, sind wir alle Kinder und Enkel des Krieges und anderer extrem belastender Erlebnisse – denken wir nur an die inzwischen hundert Jahre zurückliegende Weltwirtschaftskrise –, die bei unseren Großeltern oder Urgroßeltern tiefe Eindrücke von Mangel hinterlassen und sich als unauflösbare Nervenschaltkreise im M-Gehirn festgesetzt haben. Wir haben sie geerbt, und viele sind deshalb einem völlig überzogenen Leistungsdenken verfallen. Stresshormone passieren die Plazentaschranke mühelos und lassen ungesunde Nervenbahnen und die mit ihnen verbundenen Überzeugungen bereits im Mutterleib entstehen.

Sie brauchen sich nicht von einem Angstgehirn als Geisel nehmen zu lassen. Ein erneuertes Gehirn lässt Sie wieder klar denken, und die Gehirnvernebelung, mit der so viele täglich leben müssen, ist dann wie weggeblasen – aber dieses Gehirn kann noch viel mehr. Es erkennt die Chancen, die Sie übersehen, solange Sie unter dem Einfluss schlimmer Erinnerungen und schmerzlicher Gefühle stehen, die in Ihrem M-Gehirn verankert sind und Sie glauben lassen, Sie seien schiefgewickelt – zur falschen Zeit am falschen Ort und mit den falschen Leuten zusammen.

Das höhere Gehirn sieht dagegen klar, dass Sie genau da sind, wo Sie sein sollen, und dass auch schwierige Zeiten ihr Gutes haben. Der Neokortex erlaubt Ihnen, dem Mann am Check-in-Schalter am Flughafen zuzulächeln, statt ihn anzuknurren. Das vergrößert Ihre Chancen auf eine glückliche Wendung, vielleicht sogar die Umbuchung in eine höhere Klasse ohne ersichtlichen Grund. Oder wenn Ihr Arzt die Stirn runzelt und sagt: »Das sieht aber nicht gut aus«, dann ist Ihnen am besten mit dem Blick Ihres höheren Gehirns gedient, das sofort erkennt, dass hier letztlich etwas Erfreuliches auf Sie wartet, da es sonst nicht passieren würde. Sie geben der Panikregung des M-Gehirns nicht nach, Sie fragen gar nicht erst, weshalb Ihnen so etwas passiert. Dankbarkeit wird immer überwiegen, einerlei, was gerade passiert. Und irgendwann ist Ihnen dann klar, dass Sie Ihr Schicksal unter allen Umständen selbst wählen können, weil Sie sich in einem zutiefst erfreulichen Austausch mit der Natur und dem Gewebe der Schöpfung befinden.

David Bohm, einer der einflussreichsten Physiker des 20. Jahrhunderts, der viel für die Quantentheorie aber auch die Neuropsychologie getan hat, sprach von einer »impliziten Ordnung«, die allem zugrunde liegt, was wir beobachten können und als Realität bezeichnen. Seine Sicht der Dinge wird gern ungefähr so zusammengefasst: Der Raum ist nicht leer, sondern voll, kein Vakuum, sondern ein Plenum. Er ist Grundlage für die Existenz von allem, und das gilt auch für uns. Das Universum ist nichts, was zu diesem kosmischen Meer der Energie noch hinzukommt, nicht davon getrennt.

Für Bohm war Wirklichkeit in gewöhnlichem Sinne – alle Dinge und Lebewesen, die Wolken und Täler und Sie und Ich – einfach der oberflächliche Ausdruck der zugrunde liegenden impliziten Ordnung, aus der alles hervorgeht. Das höhere Gehirn weiß um die durchgängige Verbundenheit aller Dinge und Wesen, der Menschen, Wälder, Adler und Sterne, und darin liegt für uns die Möglichkeit, im Rahmen dieser impliziten Ordnung und zusammen mit ihr etwas Neues zu schaffen, statt nur auf der Ebene der expliziten Ordnung die Möbel umzustellen.

Es gibt für diese implizite Ordnung viele weitere Namen: Die Schamanen der Andenländer nennen sie Pachamama oder Mutter Erde, bei den Tibetern ist sie die Mutter der Buddhas, mein Freund, der Physiker Ervin Laszlo, spricht vom Akasha-Feld, manche andere Wissenschaftler vom Quantenfeld, während Naturvölker meist einfach vom Geist *(Spirit)* sprechen.

C. G. Jung führte den Begriff des kollektiven Unbewussten ein, das sich uns in Träumen mitteilt, gelegentlich auch durch Synchronizitäten, etwa wenn Sie beim Griff zum Handy mehrere gleiche Zahlen in der Zeitangabe sehen oder wenn Sie jemandem überraschend begegnen oder wenn sich unerwartete neue Chancen auftun, die wir dann dem glücklichen Zufall zuschreiben. Während ich dies schreibe, tapse ich auf mein Smartphone, und es sagt mir wie zur Bestätigung 12:12!

Die Weisen der indigenen Völker wissen, dass solche glücklichen Zufälle die Möglichkeit bieten, für sich persönlich oder fürs ganze Dorf eine Schicksalswende einzuleiten. Das wird »die Welt erträumen« genannt. Wenn wir unsere Welt nicht selbst erträumen, müssen wir uns mit dem Albtraum abfinden, den die Menschheit erträumt. Wir reden dann von Statistik und von Wahrscheinlichkeiten. Unseligerweise werden wir selber leicht zu Ziffern in dieser Statistik und stellen dann fest, dass man sie nicht leicht wieder loswird.

Übermäßig aussichtsreich ist dieser Versuch nicht, die Statistik sieht unsere gesundheitliche Verfassung immer im massigen Mittelteil der Normalverteilungskurve, und da werden wir, wie die allermeisten Westler, mit dem Alter immer kränker und sterben schließlich. Und wie alleingelassen und abgeschnitten von der impliziten Ordnung wir uns da fühlen!

TRAUM VON EINEM NEUEN TRAUM

Auch wenn wir nicht oft über alte Traumata nachdenken, wirken sie doch in uns weiter, auch ganz körperlich, bis wir irgendwann unsere Ängste erkennen und die mit ihnen zusammenhängenden längst nicht mehr aktuellen Glaubenssätze abbauen und entsorgen. Viele von uns sind in dem Glauben vereint, dass der Weg zu einem besseren Leben darin besteht, sich um der finanziellen Sicherheit wegen zu Tode zu rackern – und dabei sehnen wir uns nach einer ganz anderen Art zu leben, wissen aber nicht, wie wir etwas an dieser chronischen Stressbelastung ändern können. Eine 2009 in Portugal durchgeführte Studie ließ erkennen, dass Mäuse, wenn sie unter chronischen Stress gesetzt werden, nicht mehr in der Lage sind, gleichbleibende Stressmuster zu durchbrechen.[5] Es ist dann, als hätten sie ihre Findigkeit vergessen, sodass sie auch auf naheliegende Lösungen einfach nicht mehr kommen. Der Stressforscher und Neurobiologe der Stanford University School of Medicine Robert Sapolsky meinte zu dieser Studie: »Das ist ein sehr schönes Anschauungsbeispiel dafür, dass wir uns in eingefahrenen Schemen bewegen und sie immer tiefer verinnerlichen … als wären wir blind für die Tatsache, dass unsere normalen Bewältigungsmechanismen nicht funktionieren.«[6]

Sie erinnern sich, dass nicht Muskelkraft uns in einer sich wandelnden Umwelt überleben und evolvieren lässt, sondern dass wir dazu Weisheit brauchen. Und weise ist es gewiss nicht, immer wieder dasselbe zu tun und dabei mit anderen Ergebnissen zu rechnen. Das wäre eher die Definition von Wahnsinn.

Sobald unser N-Gehirn merkt, dass die Strategien, an die wir uns bisher gehalten haben, nichts bringen, wird es unsere innere Haltung so abwandeln, dass Liebe und Mut an die Stelle der Angst treten.

VOM ÜBERLEBENSMODUS ZUM KLAREN WISSEN

Solange Ihr M-Gehirn das Kommando hat, sind Sie instinktiv auf Überleben und eigennütziges Verhalten bedacht. »Was hab ich davon?«, lautet ihr Mantra. Das kann kurzfristig in einer Krise nützlich sein, wenn es darum geht, zu kämpfen und für sich einzustehen und die Wahrheit zu sagen oder sich wegzuducken und den Mund zu halten. Aber wenn man es ständig mit dem Kämpfen und Fliehen, mit Nahrungsaufnahme oder der sexuellen Manipulation anderer Leute zu tun hat, ist das nicht gerade ein Rezept für gesunde, dauerhafte Beziehungen. Da bleibt man in dem Albtraum gefangen, den wir Menschheitsgeschichte nennen. Wenn Sie mit Ihrem M-Gehirn denken, geht Ihre Wahrnehmung über das hinaus, was auf der gegenständlichen Ebene tatsächlich zutrifft. Man spürt, dass die Nacht heraufzieht, und daran ist nichts auszusetzen, man sieht es ja mit den Augen. Doch darüber hinaus wittern Sie auch noch Gefahr, die überall ringsum im Dunklen – im Unbekannten – lauert.

Wir müssen unser M-Gehirn beschwichtigen, damit es nicht mit uns durchgeht und uns dann womöglich eine große Chance entgeht. Ich will am Beispiel des »Gefangenendilemmas« verdeutlichen, wie das M-Gehirn sich manchmal die besten Möglichkeiten entgehen lässt, wenn es nur sein eigenes Überleben im Sinn hat. Es handelt sich dabei um ein Problem auf dem Gebiet der Spieltheorie, das aufzeigt, wie zwei Einzelpersonen, die nur im eigenen

Interesse handeln, es nicht zu einer Zusammenarbeit bringen, obwohl beiden damit am besten gedient wäre.

Stellen Sie sich zwei Gefängnisinsassen vor, die wir A und B nennen wollen. Diese beiden Verbrecher wurden zur Einzelhaft verurteilt und können auf keine Art und Weise miteinander kommunizieren. Die Beweislage erlaubt es dem Gericht nicht, die beiden wegen des eigentlichen Hauptvorwurfs zu verurteilen, aber es liegt genug für einen Schuldspruch in anderen Anklagepunkten vor. Die Gefangenen haben die folgenden Optionen, können sich aber im Verhör nicht absprechen:

1. Wenn beide das Hauptverbrechen gestehen, werden beide zu zwei Jahren Gefängnis verurteilt.
2. Wenn A gesteht und B leugnet, wird A in die Freiheit entlassen, während B drei Jahre absitzen muss. Oder umgekehrt.
3. Wenn A und B beide bestreiten, das Verbrechen begangen zu haben, werden sie beide zu einem Jahr Gefängnis verurteilt (und zwar wegen der zweitrangigen Anklagepunkte).

Das Dilemma besteht nun darin, dass jeder der beiden unabhängig vom jeweils anderen zwei Wahlmöglichkeiten hat. Sie können durch Schweigen kooperieren oder den anderen durch ein Geständnis verraten. Das beste Ergebnis liegt für beide in der Kooperation, da sie dann nur ein Jahr abzusitzen haben. Da sich jedoch keiner der beiden sicher sein kann, dass der andere dann auch wirklich schweigen wird, stehen sie beide vor der Versuchung zu gestehen und dann vielleicht in die Freiheit entlassen zu werden, während der andere drei Jahre bekommt.

Das Gefangenendilemma zeigt auf, dass zwei rational denkende Menschen möglicherweise trotzdem nicht kooperieren, auch wenn es in ihrem besten Interesse zu liegen scheint.

Wie würden Sie sich entscheiden?

JAGUAR-MEDIZIN

Im Amazonasbecken steht der Jaguar für die Kraft und Instinktsicherheit, die in uns wach werden, wenn wir uns Furcht eingestehen und sie dadurch in Mut verwandeln. Mut ist die Abwesenheit von Furcht, aber auch umgekehrt gilt, dass Furcht die Abwesenheit von Mut ist. Wenn wir die Energie und die Eigenschaften des Jaguars, der im Dschungel keine überlegenen Gegner hat, in uns wachrufen, vergeht unsere Furcht, weil Mut und Wissbegier in uns überwiegen und wir immer deutlicher erfahren, dass wir in einer wohlwollenden Welt leben, die immer hinter uns steht.

Schon lange erzählen uns die Psychologen, wir könnten uns über die Furcht erheben, wenn wir uns ihr stellen und von ihr lernen. Das stimmt aber nur, wenn man über ein Gehirn mit unbeschädigtem Hippocampus verfügt, denn da werden unsere Landkarten der Realität angelegt. Wenn Sie für ein Upgrade Ihres Hippocampus sorgen, wird Ihnen klar, dass Sie die Dunkelheit nur wegen der Dinge fürchten, die dort in den Schatten lauern könnten. Es fällt Ihnen wieder ein, dass der Dschungel und seine Kreaturen zwar mitunter beängstigend wirken können, dass sie aber »alle Ihre Verwandten« sind und immer hinter Ihnen und der Erde stehen. Das erweitert Ihren Blickwinkel ganz erheblich. Sie merken dann, dass Sie sich wie der Jaguar weit von Ihrem Geburtsort entfernen und Neuland erkunden können und durchaus in der Lage sind, sich und Ihre Nachkommen zu ernähren und es im Paradiesgarten der Erde richtig gut haben können.

Die Völker des Regenwalds wissen, dass alle Lebewesen miteinander verbunden und voneinander abhängig sind. Man erkennt, dass man nicht allein ist und nichts davon hat, wenn man nur für sich selbst sorgt.

Der Stellenwert der Psychologie

Die Psychologie lässt uns wissen, dass wir unser Leben ändern können, wenn wir anders zu denken und zu fühlen lernen. Dann legen wir uns mächtig ins Zeug, weil wir gern umdenken würden, müssen uns aber schließlich eingestehen, dass wir die Gewohnheiten und Verhaltensweisen, mit denen wir uns selbst und andere kränken und verletzen, einfach nicht loswerden. Heute wissen wir, dass wir nur umdenken können, wenn wir unser Gehirn ändern, indem wir es erstens mit den Nährstoffen (statt Medikamenten) versorgen, die es für seine Instandsetzung benötigt, und ihm zweitens ein Initiationsritual oder eine Zeremonie gestalten.

Ich habe Ihnen weiter vorn im Buch eine Feuerzeremonie vorgestellt, mit der Sie schädliche Überzeugungen »abfackeln« können, um dann weniger Mühe mit dem Umdenken und der Erneuerung Ihres Gehirns zu haben.

Nützlich ist die Psychologie insofern, als sie uns dieses rätselhafte Dasein tiefer zu verstehen erlaubt. Leider nutzen wir sie auch als Fundgrube für Ausreden und Selbstrechtfertigungen, um uns und der Welt zu beweisen, dass unsere Charakterschwächen einem Trauma oder unserer Erziehung entspringen und unsere Kindheit uns einfach nicht so sein lässt, wie wir unserer Anlage nach sein könnten.

Hier bietet uns die Psychologie die Möglichkeit, einfach zu alldem zu stehen und die darin verborgenen Geschenke zu entdecken. Wir lernen die Instinkte unseres alten Gehirns zu erkennen (von denen in früheren Kapiteln die Rede war), damit wir sie für ein vernünftiges und kluges Verhalten gewinnen können, wenn sie mal wieder unverhofft und ohne richtigen Grund losbrechen und uns zu übertriebenen Reaktionen und Gefühlen verleiten wollen. Wenn wir etwa spüren, wie sich die Angst wieder regt, können wir bewusst vom höheren Gehirn aus agieren, liebevoll und großmütig.

Dem höheren Gehirn ist klar, dass das Universum es darauf anlegen wird, Ihre Ansichten über das Leben zu bestätigen. Wenn Sie die Erde als einen Ort der Schrecken sehen, werden Sie reichlich Anhaltspunkte dafür bekommen, dass Sie da ganz richtigliegen. Und Sie werden sich Verhaltensweisen angewöhnen, die Sie agieren lassen, als wäre der Jaguar hinter Ihnen her. Wenn Sie sich ungeliebt und im Stich gelassen fühlen, werden Sie Ihre Chancen schlichtweg nicht wahrnehmen, selbst wenn Sie sie direkt vor der Nase haben. Aber nach einem Upgrade Ihres Gehirns sind Sie offen für den Gedanken, dass die Welt voller Geheimnisse und zauberhaft, ja magisch, ist. Wenn Sie die Fülle des Universums für sich entdecken und sehen, dass Ihnen eigentlich alles zur Verfügung steht, gewinnen Sie das Vertrauen, dass es sich auch so bewahrheiten wird.

Wie können wir unsere Landkarte so anlegen, dass wir mit ihrer Hilfe die unsichtbaren Kostbarkeiten aufspüren und von der Mangel-Mentalität zur Erwartung der Fülle gelangen? Gewiss, wir können unsere Angstgedanken nicht einfach wegwünschen, aber wenn wir sie einmal näher betrachten, fällt uns auf, dass sie Verhaltensweisen hervorbringen, die irrational sein können und uns nicht dienen. Aber sie sind nun mal in unseren Nervenschaltkreisen verankert und zu Gewohnheiten geworden. Mit körperlichen und seelischen Problemen ist immer die Chance verbunden, unsere Landkarten neu zu zeichnen, aber wir müssen gar nicht unbedingt warten, bis solche Krisen oder auch Rückschläge eintreten oder wir mit irgendeinem Problem so überhaupt nicht klarkommen, dass wir die Karten, nach denen wir navigieren, ändern müssen. Das geschieht teilweise von selbst, wenn wir die Erneuerung unseres Gehirns und vor allem unseres Hippocampus in Angriff nehmen.

Damit können wir heute anfangen, wir können unser Umdenken mit der Erneuerung unseres Gehirns einleiten.

Mit dem Jaguar-Bewusstsein, von dem die Amazonasvölker sprechen, können wir Angst in Mut und Liebe verwandeln. Hat sich unser Gehirn einmal auf Wandel eingestellt, werden uns auf einmal Möglichkeiten erkennbar, die uns bis dahin entgangen sind, weil wir »blind vor Wut« oder »starr vor Angst« waren und deshalb gar nicht mehr fähig, wirklich in alle Richtungen zu blicken. Aber wenn wir keinen Blick für die Lösungen haben, heißt das ja nicht, dass sie nicht da wären. Da fällt Ihnen dann auf, dass Sie, wie der Jaguar im Dschungel, keine Fressfeinde haben, dass Pachamama Sie liebt und hinter Ihnen steht.

Zunächst gilt es die unzerreißbare Verbundenheit mit Pachamama, also der impliziten Ordnung zu erkennen, und das wird dann unser Ausgangspunkt.

NEUE WEGE, KONZENTRIERTE AUFMERKSAMKEIT

Schon mit etwas so Einfachem wie einer Meditationspraxis können Sie neue Nervenschaltkreise anlegen, deren sich der höhere Geist bedienen kann. Richard Davidson, Professor der Psychologie und Psychiatrie an der University of Wisconsin School of Medicine, hat mit tibetischen Meditierenden geforscht und festgestellt, dass in ihren Gehirnen manches anders geschaltet ist als bei den meisten Menschen. Wenn man bei ihnen eine funktionelle Magnetresonanztomographie (fMRT) durchführte und sie dabei meditieren ließ, wurde es in ihrem Gehirn still. Es gab keine Angstregungen, obwohl sie sich in diesem laut polternden Metallmonster befanden. Sie wurden auch nicht ärgerlich, sie waren nicht beunruhigt. Aktiv blieben in ihrem Gehirn nur die Stirnlappen, die für erfreuliche mystische Erfahrungen eine Rolle spielen und auf das alte M-Gehirn beruhigend einwirken.[7]

Wie die Tibeter, mit denen Davidson forschte, brauchen auch wir eine meditative Praxis, die uns für die Anlage neuer Nervenschaltkreise im höheren Gehirn belohnt, und das gilt sogar für Affen. In den Neunzigerjahren führte Professor Merzenich an der University of California in San Francisco eine Reihe von Experimenten durch, bei denen er die Finger von Affen beklopfte. Wenn sich der Klopfrhythmus änderte, gab es für eine Gruppe von Affen Saft zur Belohnung, weil sie auf die Veränderung reagiert hatten. Für die zweite Gruppe von Affen gab es keinerlei Belohnung. Nach sechs Wochen wurden die Gehirne aller Affen untersucht, und es stellte sich heraus, dass bei den mit Saft belohnten Affen, deutliche Veränderungen in den für Belohnungen zuständigen Hirnregionen zu erkennen waren, während sich bei den nicht belohnten Affen keinerlei Unterschiede zeigten.

Diesen Forschungen kann man entnehmen, dass all die kleinen und großen Symbole der Anerkennung für unsere Kinder sinnvoll und wichtig sind und dass positivere Anreize ein weitaus besseres Gehirntraining abgeben als Drohungen und Strafen. Dennoch, abschätzige Kommentare über uns als Schüler oder als Menschen hinterlassen Spuren. Dazu Merzenich: »Erfahrung zusammen mit gezielter Aufmerksamkeit bewirkt strukturelle Veränderungen im Gehirn, die sich auf die Funktionen des Nervensystems auswirken. Wir entscheiden Moment für Moment, wie wir unseren so wandelbaren Geist einsetzen, und damit entscheiden wir auch, wer wir selbst im nächsten Augenblick sein werden. Das geschieht in einem so realen Sinne, dass solche Entscheidungen wie materielle Prägungen in unserem Körper zurückbleiben.«[8]

Solange wir auf Automatik geschaltet bleiben, entstehen keine Nervenschaltkreise, die uns den Zauber der Welt erleben lassen. Dann nützt es auch nichts zu meditieren, Klavier zu spielen oder Rad zu fahren, das automatische Leben lässt keine Entfaltung unserer höchsten Anlagen zu. Wir müssen mit der Gewohnheit brechen, Menschen und Umstände aus dem Opferbewusstsein heraus zu beurteilen. Wie ich weiter oben gesagt habe, müssen wir von der Frage: »Warum passiert mir das?«, zu einer ganz anderen kommen, und die lautet: »Inwiefern geschieht das *für* mich?« Und die Frage »Was hab ich davon?« sollte einer anderen weichen, nämlich: »Wie lässt sich das zum Wohl aller wenden?« Das, zusammen mit der Dankbarkeit für unser Leben, ist wesentlich für die Aktivierung der Schaltkreise unseres N-Gehirns. Und für die Verstärkung dieser höheren Schaltkreise sorgt dann wiederum die Dankbarkeit.

Für mich selbst habe ich festgestellt, dass Meditation etwas ganz Wesentliches ist. So gut wie alles, was Sie tun, kann als Meditation genutzt werden, wenn Sie es mit gerichteter Aufmerksamkeit machen. Damit meine ich eine Aufmerksamkeit, die ganz entspannt ist und die Vögel singen hört und die Geräusche der Menschen in der näheren Umgebung mitbekommt, sich aber nicht eigens damit beschäftigt. Ich versorge am Morgen zuerst den Abwasch, bevor meine Frau aufwacht. Das ist meine erste Meditation. Daran schließen ein paar Minuten stiller Meditation an, und danach bereite ich mir einen starken Kaffee zu. Den Abwasch habe ich nie gern gemacht, aber wenn ich mich ihm achtsam zuwende, kommt es gar nicht erst zu diesem inneren Dialog, dass so ein Abwasch doch wirklich das Letzte ist und wir doch lieber von Papptellern essen sollten. Ich habe als Anthropologe an Ausgrabungen teilgenommen und immer wieder erlebt, dass meine wissenschaftlichen Kollegen bei diesen Ausgrabungen ganz besonders angetan waren, wenn sie auf dreitausend Jahre alte Abfallgruben stießen und die Überreste der Mahlzeiten jener Zeit begutachten konnten. Ich selbst war ganz begeistert, wenn ich auf prähistorischen Menschenstuhl stieß, den ich dann im Labor auf die Zusammensetzung der Nahrung in jener Epoche untersuchen konnte. Aber benutztes Geschirr vom Vortag? Nein danke.

Als Erstes hätte ich dann früher gesagt: »Also eigentlich muss ich ja an meinem Buch weiterarbeiten.« Alles andere hätte ich lieber getan, als mich um den Abwasch zu kümmern, vor allem, wenn wir Gäste gehabt hatten. »Reine Zeitverschwendung!«, dachte ich dann. Mein M-Gehirn bockte. Dann wäre ich zum Vierer-Atem übergegangen. Ich atmete ein und aus während ich den Geschirrberg abzuarbeiten begann und zugleich dachte, dass alles andere in der Welt wichtiger ist. Eines Morgens jedoch, stellte ich erstaunt fest, dass ich mich auf den Abwasch freute. Nun ja, halbwegs. Zumindest war es jetzt eine spirituelle Übung und nicht länger eine lästige Pflicht am Morgen.

Auch Sie können neue Nervenschaltkreise installieren, aber Sie müssen sich wirklich darauf einlassen und ganz dafür sammeln, sodass Ihr Tun dann von Sinn und Zweck erfüllt ist. Der Anker und das aktivierende Prinzip dabei ist die Dankbarkeit. Man durchbricht dann auch leichter die alte Angewohnheit, solche Dinge als besonders schwierig oder mühselig zu sehen. Für mich war in dieser Hinsicht das gute alte Brettspiel Scrabble besonders lehrreich. Falls Sie es nicht kennen, es geht darum, aus mit Buchstaben bedruckten hölzernen Spielsteinen Wörter auf dem Brett zu legen. Sie und Ihr Mitspieler oder mehrere legen dann Wörter nach Kreuzworträtsel-Manier, die an das erste Wort auf dem Brett anschließen und sich immer weiter verzweigen können. Je mehr Sie legen, desto mehr Punkte bekommen Sie. Einmal kam ich auf die Idee, das Brett so zu legen, dass ich vom Kopfende her darauf schaute, und mir nicht auf dem kleinen Ständer, den man für seine Steine bekommt, schon Wortmöglichkeiten zurechtzulegen. Ich wusste nur, dass ich da anders würde vorgehen müssen. Ich zerwühlte die Spielsteine mit den Händen, statt mir wie sonst üblich eine bestimmte Anzahl zurechtzulegen, dann ließ ich den Blick weich und etwas unscharf werden, und tatsächlich traten dann aus der Buchstabensuppe Wörter hervor.

Zum Training der gesammelten Aufmerksamkeit können Sie einfach an etwas denken, was Sie ohnehin jeden Tag tun. Vielleicht möchten Sie an einer gewohnten Tätigkeit, beispielsweise Geschirrspülen, etwas ändern. Dabei machen Sie sich den Umstand zunutze, dass das bloße Denken ans Geschirrspülen die gleichen Reaktionen im Gehirn auslöst wie das tatsächliche Tun (wenn auch nicht unbedingt bei Ihrem Ehepartner). Spitzensportler wissen das. Eine meiner Schülerinnen, Skifahrerin und Olympiateilnehmerin, übte ihre Buckelpistenrennen mental. Eine Buckelpistenabfahrt gehört zu den schwierigsten und anspruchsvollsten Wettkämpfen überhaupt. Da muss man sich einen Weg durch die vereisten Buckel suchen und dabei auch noch gewagte Sprünge hinlegen. Die Bewertung erfolgt dann nach der Technik und Geschwindigkeit und nach dem Schwierigkeitsgrad der Luftmanöver. Man braucht dafür natürlich enorme Kraft und Beweglichkeit und ein vollkommen sicheres Gleichgewichtsgefühl und muss außerdem blitzschnell auf die sich immer wieder ändernden Schnee- und Eisverhältnisse reagieren. In dem Jahr, in dem ich diese Skifahrerin bei ihrem Training begleitete, gewann sie den Weltcup in Japan. So viel kann gesammelte Aufmerksamkeit durch das Medium der Visualisation ausrichten.

Es gibt Forschungen, die bestätigen, dass sich das Gehirn tatsächlich durch Visualisation verändern lässt. Alvaro Pascual-Leone ist ein spanischer Neurowissenschaftler. Er erforscht Unterschiede der Gehirnaktivität bei Klavierspielern und Leuten, die sich lediglich vorstellen, Klavier zu spielen. Pascual-Leone und sein Team erfassten die Veränderungen der Gehirnaktivität bei Pianisten, die ein bestimmtes Stück übten, an fünf aufeinanderfolgenden Tagen und verglich sie mit Nichtmusikern, die sich lediglich vorstellten, dieses Stück zu spielen. In beiden Gruppen zeigten sich ähnliche Veränderungen in dem Bereich des motorischen Kortex, der für die Fingerbewegungen zuständig ist. Aber die Veränderungen waren bei den wirklich Klavier spielenden Versuchspersonen deutlicher. Man kann daraus wohl schließen, dass sich rein mentales Üben ähnlich auf die Gehirnaktivität auswirkt wie tatsächliches körperliches Üben. Diese Erkenntnis enthält sicher auch die Empfehlung, unseren Alltag mit spiritueller Praxis zu begleiten.

Offenbar dauert es ungefähr dreißig Tage, neue Nervenverschaltungen zu installieren, die dann Ihr Weltbild ändern können. Das wissen wir, weil die NASA in der Anfangsphase des Weltraumprogramms ein Experiment durchführte, durch das ermittelt werden sollte, wie Astronauten mit räumlicher Desorientierung zurechtkommen konnten. Die Astronauten bekamen Brillen aufgesetzt, die alles um 180 Grad verdrehten, was erst einmal Angst und Stress auslöste. Aber nach dreißig Tagen hatte das Gehirn seine Nervenbahnen neu verdrahtet, und dann geschah etwas ganz Verblüffendes: Die Welt sah auf einmal wieder richtig herum aus.

Wenn wir eine Verhaltensweise immer wieder aufmerksam wiederholen, werden die Verbindungen zwischen den beteiligten Neuronen stärker. Das steigert mit der Zeit die Reaktionsbereitschaft und macht sie schneller und schließlich automatisch – so entstehen Gewohnheiten. Durch wiederholte Aktivierung können die Nervenbahnen sich schneller auf eine neue Verhaltensweise einstellen und das Gehirn muss für solche Aktionen dann weniger bewussten Einsatz einbringen. Wenn es um angenehme oder lustvolle Verhaltensweisen geht und außerdem die Belohnungssubstanz Dopamin freigesetzt wird, bilden sich die neu angelegten-

Nervenbahnen noch schneller, und die Gewohnheit schleift sich noch besser ein. Dieses vielfältige Zusammenspiel zwischen Synapsen-Stärke, der Freisetzung von Neurotransmittern und der Verschaltung der Nerven ist eigentlich das, was unsere alltäglichen Gewohnheiten ausmacht. Nehmen wir zum Beispiel den Nachtisch. Wie kommt man darauf, ein leckeres gesundes Essen mit süßen Nachspeisen zu verderben? Vielleicht liegt es daran, dass sich in grauer Vorzeit eine heute noch bestehende Gewohnheit entwickelt hat, weil den damaligen Menschen auffiel, dass die süßen Dinge in der Natur in der Regel nicht giftig waren und man sie folglich einfach essen konnte. Vielleicht assoziieren wir seitdem mit süßem Geschmack Sicherheit. Folglich gibt es nach der Hauptmahlzeit etwas Süßes, denn wir wollen uns sicher fühlen, bevor wir uns schlafen legen. Neuronen in unserem Magen nehmen Zucker wahr und teilen dem Gehirn über den Vagusnerv mit, dass alles gut ist und keinerlei besondere Vorsichtsmaßnahmen notwendig sind (selbst wenn dieses Verhalten uns anfällig für Diabetes macht).

Was wir einmal als Glaubenssatz verinnerlicht haben, lässt sich nicht ohne Mühe wieder ändern, auch wenn alles gegen diese Überzeugung spricht. Dennoch können wir unser Verhalten mittels einer kreativen Vorgehensweise verändern, die höhere Nervenschaltkreise anlegt, sodass unbrauchbare sich auflösen, weil sie immer weniger benutzt werden.

Was man innerlich oder im äußeren Leben einübt, bewegt etwas in der Welt. Es gilt also, genau das zu tun. Genauso kam der Erfinder der Nähmaschine auf die Idee das Öhr der Nähnadel an die Spitze der Nadel zu setzen, so als stellte man die bis dahin gewohnte Nähnadel auf den Kopf. Wenn man die Welt, die Natur, die Technik oder unsere Mitmenschen mit neuen Augen betrachtet, kann das unerwartete Durchbrüche ergeben.

»SUPERFORECASTER« UND DIE INTUITION

Nicht nur Science-Fiction-Autoren schreiben von außergewöhnlichen Kräften, die Realität werden können, wenn wir das höhere Gehirn wecken. Amerikanische Geheimdienste wie CIA und NSA forschen aktiv an der Frage, wie sich diese Kräfte des neuen Gehirns einsetzen lassen. Philip E. Tetlock, Wissenschaftler an der University of Pennsylvania, baute das sogenannte Good Judgement Project auf, das sich zum Ziel setzt, die Treffsicherheit von Expertenvoraussagen auf verschiedenen Gebieten zu untersuchen. Seit 2011 hat das Projekt tausende sogenannte Superforecaster oder »Superprognostiker« auf der ganzen Welt identifiziert und von ihnen Prognosen zu allen möglichen politischen, wirtschaftlichen und anderen globalen Entwicklungen und Ereignissen eingeholt. Ausgewählte Teams solcher Superprognostiker wurden um Prognosen zu künftigen Bewegungen von Streitkräften, zur Platzierung strategischer Waffen und zu möglichen Hotspots der Welt gebeten. Wie sich dann zeigte, sagten solche Expertenteams die künftigen geopolitischen Bewegungen und Ereignisse genauer voraus, als Analytiker, die sich der klassischen Geheimdienstinformationen bedienten.[9]

Die CIA interessiert sich seit Jahrzehnten für solche menschlichen Sonderbegabungen. Das von Hal Puthoff und Russell Targ geleitete Stargate Project hatte sich die Erforschung von Psi-Phänomenen zum Ziel gesetzt. Von besonderem Interesse war dabei die sogenannte Fernwahrnehmung, Auftraggeber und Kostenträger war die US-Regierung. Natürlich ging es darum, die Fernwahrnehmung für Aufklärungszwecke und andere militärische Anwendungen zu nutzen. (Bei der Fernwahrnehmung steht eine, als »Seher« bezeichnete Person im Zentrum, die ein unsichtbares

Fernziel wahrzunehmen versucht, wobei es in erster Linie um militärische Einrichtungen der Russen ging.) Das Projekt brachte eine ganze Anzahl von Verschlussakten zu den Resultaten der Experimente hervor.

Ich lernte Dr. Targ in den Siebzigerjahren kennen. Es war die Zeit meines Graduiertenstudiums und meiner Zusammenarbeit mit Stanley Krippner. Wir wussten damals, dass Dr. Targ an einer Art Geheimprojekt arbeitete, bei dem es um den Einsatz von Psi-Fähigkeiten ging, um sowjetische Atomwaffen ausfindig zu machen und sie möglichst auch noch durch Störeinflüsse auf ihre Elektronik zu sabotieren. Ich lernte dabei auch Dr. Targs Tochter Elizabeth kennen, die gerade ihr Psychiatriestudium an der Stanford University abschloss. Wir wurden dicke Freunde, und sie begleitete mich mehrmals nach Peru, um Ältesten der indigenen Bevölkerung zu begegnen und mit ihnen zusammenzuarbeiten. Sie erzählte, als Kind sei sie immer aufgefordert worden, Weihnachts- und Geburtstagsgeschenke in ihrer Verpackung zu identifizieren. Ihr Vater habe sie außerdem auch immer wieder zum Ausgang von Präsidentenwahlen, Pferderennen und anderen Großereignissen befragt. Nach ihrem medizinischen Abschluss forschte sie zum Phänomen der Fernheilung etwa durch Gebete für Menschen, die nicht körperlich anwesend waren.

Ihre erste Studie erschien 1998 im *Western Journal of Medicine.* Es ging um Aids-Patienten, die nach dem Zufallsprinzip in Gruppen eingeteilt worden waren und entweder medizinisch oder per Fernheilung behandelt wurden. Es stellte sich heraus, dass unter den Fernheilungsempfängern signifikant weniger ins Krankenhaus eingeliefert wurden oder starben als bei den Empfängern der medizinischen Standardbehandlung.[10]

Sie führte noch viele weitere Studien zum Phänomen der Fernheilung durch, eine auch mit Patientinnen, die Brustkrebs in einem fortgeschrittenen Stadium hatten. Ergebnis: Bei den Frauen, die Fernbehandlungen erhielten, war die Überlebensrate deutlich höher als bei den übrigen.

Bei einer unserer peruanischen Expeditionen machten Elizabeth und ich ein kleines Fernwahrnehmungsexperiment. Sie stimmte die übrigen Teilnehmer mit einer Art Atemmeditation auf einen Zustand entspannter Ruhe ein, in dem sie in die Zukunft tasten sollten, um zu sehen, ob sie die drei geometrischen Figuren mitsamt ihren Farben vorhersagen konnten, die Elizabeth am Abend vor dem Essen zeichnen würde. Zu unserer Überraschung konnten viele zutreffende Voraussagen machen, viel mehr als nach der Zufallswahrscheinlichkeit zu erwarten gewesen wäre.

Zukunftsschau gehört zu den Fähigkeiten des höheren Gehirns und erlaubt uns Entscheidungen, die nicht allein auf die offensichtlichen Fakten angewiesen sind, und wenn Elizabeth und die Superprognostiker und die Weisen vom Amazonas recht haben, können wir uns selbst die Zukunft wählen, die wir uns wünschen. Vielleicht tut unser höheres Gehirn das, wenn wir in die Stille tiefer Meditation eintreten. Ein bisschen Nachhilfe bei der Schicksalswahl kann doch in der Aussicht auf eine unsichere Zukunft mit wahrscheinlich weiter zunehmender Informationsflut sicherlich jeder gebrauchen.

Das höhere Gehirn surft begeistert auf den Wellen des Wandels, liebt lebenslanges Lernen und genießt die Demontage überalterter Glaubenssätze. Aber das Stehvermögen, das wir dafür brauchen, wird ausbleiben, wenn dieses höhere Gehirn vom M-Gehirn gekapert wird, in dem sich ja der Hippocampus befindet – und wenn der Schaden leidet, fallen wir in den Automatik-Modus zurück, in die alten Gewohnheiten und Verhaltensschablonen. Dann hinterfragen wir das Althergebrachte nicht mehr und fühlen uns von neuer Technik und überhaupt von Veränderungen bedroht.

Die bange Frage, was weitere Wellen des Wandels wohl heranspülen werden, verursacht Stress, und da gibt es, wie Sie im nächsten Kapitel erfahren werden, noch weitere Stressfaktoren, die unserem Gehirn übel mitspielen. Je mehr wir da über die Biologie des Stresses wissen, desto besser werden Sie einschätzen können, was die Digitalisierung jetzt schon mit Ihrem Gehirn macht.

Was Sie aus diesem Kapitel mitnehmen können:

Wir haben uns hier die Macht hinderlicher Glaubenssätze und der älteren Gehirnanteile vergegenwärtigt:

1. Das höhere Gehirn und seine Bedeutung für die Heilung von Ängsten und Traumata sowie für den Abbau von chronischem Stress. Wenn unbewusste Überzeugungen erkannt werden, kann unsere Grundhaltung von Angst in Liebe und Mut umschlagen.
2. Wenn normale Bewältigungsmechanismen nicht mehr greifen, ist es ganz wichtig, das zu erkennen. Das vermag nur das höhere Gehirn, das dann auch für Ehrlichkeit uns selbst gegenüber und damit letztlich für eine Haltungsänderung sorgt.
3. Klugheit oder Weisheit und Anpassungsfähigkeit in ihrer Bedeutung für Überleben und Evolution. Die Notwendigkeit, eingefahrene Verhaltensmuster zu durchbrechen und angesichts von Schwierigkeiten neue Lösungen zu suchen.
4. Die Geschichte meiner Andenreise lässt erkennen, wie alles zu einem glücklichen Ende kommen kann, wenn wir im Flow mit der Natur sind und die Hinweise, die wir aus der Umgebung erhalten, bereitwillig aufgreifen.

5

GUTER STRESS, SCHLECHTER STRESS

Stress, mentaler und seelischer Art, ist im Westen Normalzustand geworden, und ein Kindheitstrauma haben wir offenbar auch alle. Vielfach verordnen wir uns dann selbst etwas zur Besserung – Alkohol oder sonstige Stimmungsaufheller oder Drogen in Kleinstmengen – oder wir lassen uns Psychopharmaka verschreiben. Wir stehen vor Krisen, die sich nicht mehr wegdiskutieren lassen, und wenn Sie eine News-App auf dem Handy haben, werden Sie rund um die Uhr mit Schlagzeilen versorgt, die Sie ständig an alles erinnern, worüber man in höchster Sorge zu sein hat. Aber Stress und Trauma sind nicht nur etwas Geistig-Seelisches, sondern haben auch handfeste körperliche Anteile, und die bekommen in dieser postmodernen Welt einen neuen Stellenwert.

EINE ZEIT RASANTER VERÄNDERUNGEN

In der Zeit Ihrer Urgroßeltern und davor konnte man damit rechnen, dass die Verhältnisse im Laufe eines Lebens ungefähr so blieben, wie man sie als Kind vorgefunden hatte. Wenn man mal von der Entdeckung Amerikas absieht (die für viele gar nicht sein konnte, weil die Erde ja ganz offensichtlich flach ist), änderte sich von einer Generation zur nächsten nicht viel. Das Gehirn hatte sich seit der Erfindung von Pfeil und Bogen 50 000 Jahre zuvor nicht an viel Neues gewöhnen müssen. Heute im Zeitalter von KI verdoppelt sich die Rechenleistung der Computer alle eineinhalb Jahre. Im digitalen Bereich geht der Wandel nicht mehr schrittweise vor sich, sondern ist exponentiell geworden. Wir messen Veränderungen nicht mehr in Jahrzehnten, wenn die Weltordnung innerhalb von Wochen auf den Kopf gestellt werden kann und wir alles immer sofort erfahren.

Aber unser M-Gehirn findet, die Welt sollte sich weiterhin schrittweise ändern. Und absehbare Ereignisse entlocken den Neuronen des Hippocampus nicht viel an Reaktion, und es findet wenig Lernen statt, solange die Realität nicht den für Prognosen zuständigen Nervenschaltkreisen widerspricht. Dagegen gibt es im N-Gehirn Neuronen, die sich für Neues begeistern, zugleich aber auch nervös werden, wenn die vorhergesagten und die tatsächlichen Ereignisse nicht zusammenpassen. Dann sagen wir uns, dass etwas nicht stimmt. Aber vielleicht ist alles in Ordnung, und nur unsere alten Karten der Realität stimmen nicht mehr.

Das M-Gehirn hat uns über Jahrtausende durch Mangel und Hungersnot geführt. Wir leben nicht mehr im 17. Jahrhundert, in dem ein König oder Fürst als absoluter Herrscher auftreten konnte und die meisten Menschen Leibeigene waren und die Kinder sich um ein Stück Brot balgten, aber irgendwie hat sich die Grundhaltung vererbt, dass der Kuchen nur eine begrenzte Anzahl Stücke hergibt und man sich seins beizeiten sichern muss. Das hat sich in den uralten Orientierungskarten des Hippocampus so erhalten, und diese Einstellung wird darüber entscheiden, wie gut wir uns in der vor uns liegenden Periode rascher Veränderungen zurechtfinden werden.

Wir erleben diese Zeit als besonders stressig, doch tatsächlich stoßen wir nur an die Grenzen unseres M-Gehirns. Das Leben war im mittelalterlichen Europa weitaus gefährlicher als heute. Man stand damals ständig vor der Gefahr, von Nachbarländern mit Krieg überzogen oder von Räuberbanden ermordet zu werden. In der Zeitschrift *National Geographic* ging ein Artikel der Frage nach, weshalb es unter den Studenten der Universitätsstadt Oxford im Mittelalter so viel Mord und Totschlag gab. Eingeleitet wurde der Artikel mit der Feststellung: »Das Mittelalter war eine äußerst gefährliche Zeit für ein Studium in Oxford. Studenten begingen dreimal mehr Morde oder wurden Opfer brutaler Morde als die übrigen Bewohner dieser mittelalterlichen Stadt.«[1] Nein, ein unbekümmertes Leben war das nicht im damaligen Europa.

Wir leben heute sogar in einem der friedlichsten Zeitabschnitte, die es je gegeben hat. Noch vor zwei Jahrhunderten herrschten in den meisten Ländern Diktatoren und Autokraten. Heute sind die meisten Länder Demokratien oder auf dem Weg dorthin. Und entgegen dem alten Mangeldenken unseres M-Gehirns bewegt sich die Welt in Richtung besserer Versorgung für alle Menschen. Jetzt schon ermöglicht die Technik sehr vielen Menschen ein komfortables Leben und gibt ihnen und ihren Kindern eine Zukunftsperspektive statt der Aussicht auf Armut, Hunger und Verzweiflung. In nicht allzu ferner Zukunft verspricht das »Space Mining«, hierzulande Asteroidenbergbau genannt, Wohlstand für alle. Gemeint ist die Gewinnung wertvoller Bodenschätze von Asteroiden und anderen Weltraumkörpern statt wie bisher aus der Erde. Weitere Entwicklungen auf Gebieten wie KI, Biotechnologie, Robotik und Genetik treiben die Demokratisierung unserer Gesellschaft voran und gestehen jedermann ein Stück vom Kuchen zu.

Aber wenn die Dinge so liegen, weshalb sind wir dann so gestresst und traumatisiert? Könnte es sein, dass unser analoges Gehirn nicht gut mit rasantem Wandel zurechtkommt?

DAS STRESS-GEHEIMNIS

In der Materialforschung geben Belastungstests Auskunft darüber, wie ein Werk- oder Baustoff auf die Einwirkung von äußeren Kräften reagiert. Ein Stahlträger hält eine bestimmte Belastung aus, und wenn man die Last weiter erhöht, knickt er irgendwann ein. Auch wenn die meisten Menschen heute nicht mehr den Belastungen früherer Jahrhunderte ausgesetzt sind, gibt es auch in unserer Zeit doch Stressfaktoren, die unser Gehirn überfordern. Das liegt zum Teil am nie endenden Strom neuer digitaler Reize, die unsere Amygdala auf Hochtouren bringen und halten und unserem Kampf-oder-Flucht-System keine Verschnaufpause gönnen. Unsere ständige Alarmbereitschaft schädigt den Hippocampus, der bei vielen von uns schon um die Hälfte geschrumpft ist, sodass wir nicht mehr in der Lage sind, belastenden Stress in »Eustress« umzuwandeln, eine Form von Stress, die uns tatsächlich guttut. (Die griechische Vorsilbe »eu« bedeutet so viel wie gut oder richtig.)

Den Stress einer neuen Arbeitsstelle oder einer Hochzeit oder der Geburt eines Kindes nehmen wir gern auf uns, weil so viel Erfreuliches damit verbunden ist. Eustress hat etwas Aufregendes und Motivierendes, er fordert uns auf, etwas Neues zu lernen, oder irgendeine Aufgabe noch besser zu bewältigen. Lampenfieber beispielsweise kann für eine besonders gelungene und kraftvolle Aufführung gut sein. Wenn ich einen Vortrag halte, egal ob vor zehn oder tausend Zuhörern, wird mir das Hemd ein wenig eng am Hals, und dann bin ich sicher, dass ich die Kernpunkte vergessen werde. Nachdem ich jetzt schon viele Jahre solche öffentlichen Vorträge halte, habe ich gelernt, diesen Augenblick willkommen zu heißen, denn er lässt mich im »Anfängergeist« bleiben, der mir zuverlässig das zuspielt, was im Augenblick gerade wichtig ist. Ich habe gelernt, dass die Natur mit Experten nichts anzufangen weiß und ich immer dann, wenn ich allzu forsch daherkomme, lediglich Fakten vermittle und die Menschen nicht wirklich erreiche.

Wie Muskeln durch Betätigung stärker werden, lässt sich das höhere Gehirn von kreativen Herausforderungen und Eustress ansprechen. Bedenken Sie aber, dass Stress weniger durch das bedingt ist, was Sie tun, sondern vor allem durch die Haltung, in der Sie es tun. Herausforderungen motivieren uns manchmal zu Dingen, die wir uns nicht zugetraut hätten, zum Beispiel an Expeditionen teilzunehmen oder etwas zu erfinden. Aber wenn wir älter werden, schleicht sich gern die Haltung »das kenne ich alles schon« ein. Kaum noch etwas bringt uns richtig in Wallung. Aber wenn Sie ein Kind ein verpacktes Weihnachtsgeschenk bestaunen sehen, werden Sie diese schäumende Begeisterung erleben, die sich fragt, was da versteckt sein mag. Bei Eustress schlägt unser Herz höher, und eine Welle wohltuender Hormone durchflutet uns. Begeisterte Vorfreude wirkt aufbauend.

Ich habe mit meinem Sohn die Bahamas besucht, als er fünfzehn wurde, und als Geburtstagsgeschenk hatte ich mir einen besonderen Haifischtauchgang ausgedacht. Es sollte eine Überraschung sein, aber er ahnte bereits, dass irgendetwas im Busch war, als er sah, wie der Tauchführer seinen Kettenpanzer anlegte (wie mittelalterliche Ritter, wenn sie in den Kampf zogen). Wir hatten schon unsere Masken und Flossen an, und jeder erhielt jetzt noch ein Tauchgerät. Ich ahnte nicht, dass ich derjenige war, dem eine Überraschung bevorstand. Der Tauchführer half noch anderen der Gruppe mit ihrer Ausrüstung, und da ich schon fertig war, gab er mir ein Zeichen, ins Wasser zu springen und die anderen dann 15 Meter tiefer am Grund zu erwarten. Ich ging also auf die Absprungplattform am Heck und hielt mit der einen Hand die Maske und in der anderen die Gasflasche und war gerade dabei abzuspringen, als ich unter mir fünf Haie über dem sandigen Boden schwimmen sah.

Sicher, ich hatte das gebucht, aber ich hatte nicht wirklich mit meinem M-Gehirn darüber gesprochen, das mich jetzt augenblicklich auf Kampf-oder-Flucht schaltete, sodass ich den Adrenalinschwall im ganzen Körper fühlte. Ich kalkulierte die Sache innerlich ganz schnell durch: Bei zwölf Tauchern lag die Wahrscheinlichkeit, als Hai-Mahlzeit zu enden, bei unter zehn Prozent. Das sah für einen einzelnen Taucher ganz anders aus.

Aber dann habe ich mich auf den Vierer-Atem besonnen, und es gelang meinem Neokortex, die Amygdala zu beruhigen. Ein Schauer der Begeisterung durchrieselte mich, ich sprang ins Wasser und ließ mich langsam absinken, behielt aber auch die Haie im Auge. Ich konnte diese Wesen nur bewundern, die seit 350 Millionen Jahren auf dieser Erde leben und jetzt auf den Tauchführer und die von ihm mitgebrachte Mahlzeit aus Tiefkühlfisch warteten. Ich setzte den Vierer-Atem mit verschränkten Armen fort und ließ mich unter die kreisenden Haie absinken, fasziniert vom Umschwung in meinem Nervensystem und von diesen Kreaturen, die über mir durchs Wasser glitten und nur ein Reptiliengehirn hatten. Einer kam plötzlich näher und streifte sogar meine Tauchmaske, so dass ich unwillkürlich die Hand ausstreckte und ihn tätschelte – doch daraus machte er sich nichts, er wollte nur sehen, ob es sich bei diesem Wesen im schwarzen Tauchanzug um Futter, Gefahr oder sonst etwas handelte.

WORAN SIE BEI SICH SELBST SCHÄDLICHEN STRESS ERKENNEN

Schädlicher Stress ist keine Erfindung unserer Zeit. Schon die alten Ägypter glaubten, dass Krankheiten durch ein Ungleichgewicht der für unsere Gefühlsregungen zuständigen (und später mit dem lateinischen Wort *Humores* bezeichneten) »Körpersäfte« verursacht werden. Die Ägypter fanden, dass Arbeit und arbeitsfreie Zeit in einem ausgewogenen Verhältnis zueinander stehen sollten. Zum besseren Umgang mit den Schwierigkeiten des Alltags empfahlen sie Übungen und Meditationen. Für die alten Chinesen war Stress Ausdruck eines Ungleichgewichts im Qi des Körpers, der Lebensenergie. Wenn man nicht rechtzeitig etwas dagegen unternahm, war Krankheit die Folge. Nach modernem Verständnis ist Stress jedoch eine psychische Reaktion auf besonders schwierige Umstände. Formuliert wurde diese Auffassung erstmals 1936 von Hans Selye, einem ungarischen Endokrinologen, der die physiologische Anpassungsreaktion des Körpers auf Herausforderungen mit dem Begriff »generelles Anpassungssyndrom« bezeichnete. Seine Sicht der Dinge prägte die weitere Stressforschung stark. Aber erst in der zweiten Hälfte des 20. Jahrhunderts wurde Stress zu einem wirklich umfangreichen Forschungsgegenstand, so dass die Symptome nach und nach zusammengetragen werden konnten, unter anderem Verdauungsbeschwerden, Überernährung oder Unterernährung, anhaltende Müdigkeit, Reizbarkeit, Angst und dergleichen.

Bei chronischem Stress kann es einem passieren, dass das Interesse an alltäglichen Dingen immer weiter abnimmt und alles, was früher einmal Freude gemacht hat, einem nichts mehr sagt, bis man sich schließlich sogar den Angehörigen und Freunden entfremdet fühlt. Der schädliche Einfluss von chronischem Stress auf das Gehirn, insbesondere den Hippocampus, besteht darin, dass er Entzündungen schürt. Wenn das Immunsystem des Körpers durch psychischen, physiologischen oder chemischen Stress auf den Plan gerufen wird, zieht das eine Ausschüttung von Zytokinen nach sich, deren Aufgabe darin besteht, das Abwehrsystem aktiv werden zu lassen. Auf Dauer entstehen so chronische Entzündungen.

Bei akuten Prozessen sind Entzündungen erwünscht, damit reagiert der Körper spontan auf Verletzungen, Infektionen und Krankheiten, und in solchen Fällen sind die Entzündungen vorübergehend. Das ist beispielsweise der Fall, wenn Sie von einer Mücke gestochen werden und die Stelle sich rötet, oder wenn Sie sich das Knie aufschürfen. Ihr Immunsystem setzt dann Entzündungsstoffe frei, die gegen Bakterien vorgehen und die Heilung des verletzten Gewebes fördern. Setzt der Körper jedoch Zytokine frei, ohne dass eine Erkrankung oder Verletzung vorliegt, kann es zu einer chronischen Entzündung kommen, die monate- oder jahrelang anhält. Solche Entzündungen sind typisch für Krankheiten wie Arthritis und Alzheimer.

An solchen Prozessen ist Cortisol, ein stark entzündungshemmendes (und mit dem Cortison verwandtes) Hormon, beteiligt. Den Kriegern aus den dunklen Zeiten des Mittelalters kam das Cortisol zustatten, wenn sie auf dem Schlachtfeld oder in einem Kampf verwundet wurden. Cortisol setzt nämlich Zuckerreserven frei, die ihnen erlaubten, weiterzukämpfen oder zu fliehen. Es gibt Legenden von Rittern, die weiterkämpften, obwohl sie bereits von etlichen Pfeilen durchbohrt worden waren. Der Grund war, dass sehr viel Cortisol und Adrenalin durch ihre Adern rauschte. Cortisol erlaubt dem Hippocampus außerdem, Erinnerungen zu speichern, die dem Krieger ermöglichten, künftigen Gefahren oder Hinterhalten auszuweichen. Ständige Cortisolausschüttung jedoch schadet dem Gehirn, auch wenn es kurzfristig seinen Nutzen hat. Wenn es uns nicht gelingt, mit Herausforderungen kreativ umzugehen, und wenn wir weder kämpfen noch weglaufen können, bleibt uns nichts anderes, als zu erstarren. Auch wenn Sie in einer längst nicht mehr lebensfähigen Ehe oder einem Job »erstarren«, wird die vermehrte Cortisolfreisetzung Ihr Gehirn schädigen.

Chronische Entzündungszustände lassen uns schneller altern. Jeder kennt Leute, die irgendeine -itis oder sogar etliche davon haben, das heißt Entzündungskrankheiten von Arthritis über Bronchitis, Kolitis, Gastritis und Laryngitis bis hin zu Tendinitis oder Tendovaginitis. Im Laufe der Zeit kann unser entzündeter Körper immer weniger gut mit physischem und psychischem Stress umgehen. Kleinigkeiten bringen uns dann aus der Fassung, sodass wir anderen dann eine unangemessen grobe Abfuhr erteilen oder verärgert reagieren. Die zunehmenden Schäden in unserem Gehirn beschleunigen den Niedergang des Immunsystems. Da kann man mit vierzig bereits das Immunsystem eines Fünfundsiebzigjährigen haben.

ZUNEHMENDE GIFTBELASTUNG

Zur chronischen Stressbelastung kommen verschlimmernd noch allerlei Gifte hinzu, beispielsweise Pestizide, Quecksilber, Dioxin und PCB. Bekannt ist, dass viele Pestizide oder Schädlingsbekämpfungsmittel die Mitochondrien schädigen, das heißt die »Kraftwerke« der Zellen. Da kann man sich vorstellen, was solche Gifte bei unseren eigenen Mitochondrien anrichten, die bis zu einem Viertel des Volumens einer Zelle ausmachen können, und eine einzelne Zelle kann bis zu 2500 Mitochondrien enthalten. Wenn unsere Mitochondrien nicht mehr richtig arbeiten, verlieren wir Muskelmasse, und das kann bereits mit dreißig Jahren beginnen. Bekannt ist, dass Funktionsstörungen der Mitochondrien einen hohen Anteil an der Entstehung der Parkinson-Krankheit haben. Wissenschaftliche Untersuchungen lassen erkennen, dass der Kontakt mit Pestiziden, die in Gärten und auf Rasenflächen versprüht werden, ebenfalls das Parkinson-Risiko erhöht.[2]

Und der Verzehr von mit solchen Pestiziden kontaminierten Nahrungsmitteln zieht mehr nach sich als die Erhöhung des Parkinson-Risikos. Vielmehr ist eine Mitochondrien-Schwäche eine bekannte Begleiterscheinung bei vielen Krankheiten. Wir müssen unsere Mitochondrien schützen, denn sie regulieren die »Todesuhr« in unseren Zellen, also die sogenannte Apoptose, das heißt den programmierten Zelltod. Unsere Mitochondrien schützen uns vor altersbedingten Fehlfunktionen und Überalterung durch Mitophagie, einem durchgreifenden Recyclingprozess. Bei der Mitophagie werden die Eiweißbestandteile alter Mitochondrien in Bausteine zerlegt, aus denen gesunde neue aufgebaut werden können, die dann wieder in Neuronen und anderen Zellen wachsen und sich entwickeln können.

Unsere Umwelt ist so reich an Giftstoffen für unsere Mitochondrien, dass wir selbst bei eifriger Entgiftung und Entschlackung täglich von der Atemluft und allem, was wir essen und trinken, vergiftet werden. Und nicht alle Giftstoffe kommen von außen. Viele ungesunde Stoffwechselprodukte entstehen beispielsweise durch den normalen Abbau verbrauchter Hormone. Auch Infektionen lassen giftige Abfallprodukte entstehen, wenn unser Immunsystem Bakterien und Viren bekämpft. Der Körper ist so eingerichtet, dass er all das normalerweise über die Leber und dann mit dem Harn, Kot und Schweiß ausscheidet, aber manchmal ist er damit überfordert, und dann findet eine Rückvergiftung statt.

Die Leber ist das wichtigste Organ der Entgiftung und Entschlackung. Sie entzieht dem Blut Stoffwechselschlacken und andere schädliche Substanzen einschließlich Medikamenten, um sie dann zu zerlegen und der Ausscheidung zuzuführen. Das kann sie aber nur, wenn sie Magnesium, Zink, Vitamin B_{12} und Glutathion in ausreichenden Mengen zur Verfügung hat. (Glutathion ist ein Antioxidans, über das Sie in Kapitel 7 noch mehr erfahren werden.) Die meisten Leute nehmen nicht genügend Avocado, Nüsse und fettreichen Fisch zu sich, um den minimalen Magnesiumbedarf zu decken. Auch die anderen drei Elemente stehen oft nicht in ausreichender Menge zur Verfügung, um eine gründliche Entschlackung zu gewährleisten.

Für das Upgrade Ihres Gehirns müssen Sie erst einmal die in den Gehirnzellen eingelagerten Giftstoffe abbauen und ausleiten, und wenn Ihre Leber das nicht schafft, findet eine Rückvergiftung statt und Ihr Gehirnnebel wird eher noch zunehmen. Wie Sie noch sehen werden, wenn wir uns in Kapitel 11 das Programm für die Erneuerung des Gehirns ansehen, rate ich dazu, diese vier Nährstoffe als Nahrungsergänzungen einzunehmen. Ich selbst nehme gern zusätzlich noch ein- bis zweimal die Woche Alpha-Liponsäure, ein Mittel zur Gehirnentgiftung, das durch die Blut-Hirn-Schranke kommt und die Reparatur der Nerven unterstützt.

Die besten Mitochondrien-Hilfsmaßnahmen, im Verbund besonders wirksam

Als ich sechzig wurde, fing ich an, meinen Mitochondrien besondere Aufmerksamkeit zu schenken, diesen Energiefabriken, die unsere Nahrung im Zusammenwirken mit Sauerstoff in ATP verwandeln, die Energie-Währung unseres Körpers.

Stellen Sie sich vor, Sie würden alle paar Minuten vom Strand auf den Mount Everest versetzt. Ich gehöre zu den medizinischen Beratern der deutschen Firma Cellgym, die ein Gerät zur Erhaltung der Gesundheit und gesunden Energieproduktion der Mitochondrien entwickelt hat. Das ist eine ganz wichtige Maßnahme zur Verlangsamung der Alterung. Dabei wird einem über eine Atemmaske abwechselnd sauerstoffarme und sauerstoffreiche Luft zugeführt, was einem Ortswechsel von Meereshöhe ins Hochgebirge entspricht. Es handelt sich also um ein Hypoxie-Hyperoxie-Training, das ich zwei- bis dreimal pro Woche absolviere, um meine Mitochondrien optimal funktionstüchtig zu halten. Angewendet wird die Methode bei Hochleistungssportlern: Auf dem Everest-Gipfel sterben alte und schwache Mitochondrien ab, und wenn man dann ein paar Minuten später wieder am Strand liegt, fördert die sauerstoffreiche Luft dort die Neubildung von Mitochondrien. Cellgym wird sowohl in den Vereinigten Staaten als auch in Europa in speziellen Langlebigkeitszentren eingesetzt, in denen es um die Verjüngung der Mitochondrien, Verbesserung der körperlichen und geistigen Leistungsfähigkeit, Stärkung des Immunsystems, schnellere Erholung sowie um das Abnehmen und die Stabilisierung des Hormonhaushalts geht. Ich wende diese Maßnahme selbst gern an, um mir ein langes Leben zu sichern.

Unser Körper ist so ausgestattet, dass er sich selbst instandhalten und das Altern verlangsamen kann, aber schlechte Ernährung, Stress und körperliche Trägheit können diese Fähigkeiten untergraben. Wer sich die Gesundheit seines Gehirns ein Leben lang erhalten möchte, sollte auf reibungslose Mitophagie achten, auf den Abbau überalterter oder sonstwie geschädigter Mitochondrien, die dann durch neue ersetzt werden können. Da sich Neuronen nicht teilen und auf diesem Wege reproduzieren, erneuern sie sich über die Auffrischung ihrer Mitochondrien. Ich schwöre in diesem Zusammenhang auf die Kraft von Bacopa (Fettblatt), Löwenmähne (Pilzart), Fisetin, Quercetin, Pterostilben und anderen, die zur Wiederherstellung der Mitochondrien-Gesundheit beitragen.

Mehr über diese Mittel erfahren Sie in englischer Sprache auf meiner Webseite: www.albertovilloldo.net

ENTZÜNDUNG KÜHLEN, DEN DARM HEILEN

Wenn es bei Ihnen um chronische Entzündungen geht, müssen Sie überlegen, ob das »Leaky-Gut-Syndrom« dahintersteckt, also eine pathologisch erhöhte Durchlässigkeit der Darmwand. Wenn dieser Zustand besteht und eine Weile anhält, kann auf die Dauer ein »Leaky-Brain« entstehen – und das ist ein von Entzündungsstoffen überschwemmtes, überhitztes Gehirn. Ein Gehirn wird »undicht«, wenn Giftstoffe und schädliche Bakterien die Blut-Hirn-Schranke überwinden. Um dieses Feuer im Gehirn zu löschen, müssen Sie sich um die Dysbiose im Darm kümmern, das heißt, Sie müssen sich überlegen, wie Ihr Körper mit verarbeitetem Getreide im Allgemeinen und Gluten im Besonderen zurechtkommt.

Vor rund 10 000 Jahren wurde Getreide zum Grundnahrungsmittel, und seitdem ernähren wir uns nicht mehr überwiegend von den gut fünfzigtausend essbaren Pflanzen, die die Natur uns bietet. Die neue Getreideernährung versorgt uns nicht mehr mit genügend Tryptophan, einer Vorstufe des Serotonins. Die zunehmende Störung des Darm-Mikrobioms durch den Eiweißstoff Gluten erlaubt uns nicht mehr ausreichende Mengen von Serotonin selbst herzustellen. Da begann der Hippocampus zu schrumpfen, weil er sich bei Serotoninmangel nicht selbst wiederherstellen kann. Darunter litten die Lernfähigkeit und die Kreativität, und wir stellten unsere Erkundung der Welt im Wesentlichen ein. So wurden unsere Vorfahren sesshafte Bauern und darüber hinaus Anhänger einer neuen Religion, die uns anhielt, Gott um unser tägliches Brot zu bitten.

Der amerikanische Historiker Jared Diamond verfasste einen Essay in dem er »den schlimmsten Fehler in der Geschichte der Menschheit« beklagte. Dieser Fehler bestand aus seiner Sicht darin, dass getreidelastige Ernährung die Gesundheit der Gesellschaft und die Umwelt schädigt.[3] Die Umstellung von einem Leben als Sammler und Jäger auf eine landwirtschaftliche Lebensweise ließ die Bevölkerung zunehmen und erste größere Ansiedlungen entstehen, aber die zunehmende Ungleichheit innerhalb der Gesellschaft und unter den Geschlechtern führte zur Arbeitsteilung, zu zunehmenden Vermögensunterschieden und den Machtgefügen und schließlich den Hierarchien, die für die Gesellschaften der Neuzeit kennzeichnend sind.

Unser Körper und das Gehirn kamen mit verarbeitetem Getreide nicht gut zurecht. Und so wurden Entzündungszustände zum persönlichen und gesellschaftlichen Problem. Entzündliche Politik und intoleranter religiöser Eifer ließen immer mehr Konflikte entstehen, die sich zunächst auf benachbarte Ansiedlungen beschränkten, aber schließlich auf Kreuzzüge und die Inquisition hinausliefen.

ÜBER STRESS UND ANPASSUNG

Im Rahmen unseres Programms zur Erneuerung des Gehirns werden Sie Ihr »nicht ganz dichtes« Gehirn mit der Hilfe von Getränken und Probiotika wiederherstellen, die Sie in Ihrer Küche als Labor selbst zusammenbrauen. Sie können aber nicht mit einem kreativen N-Gehirn rechnen, solange Ihre Trauma-Schäden nicht behoben sind. Unsere Psyche mag noch so stark sein, sie ächzt unter einer schweren Last, die sie kaum noch tragen kann. Unser Gehirn kann das alles nicht endlos bewältigen und ertragen, die bösen Zurückweisungen, die Selbstverurteilung und dazu die Schwermetalle und kaum abzubauenden Chemikalien – irgendwann wird die Last zu groß. In der Evolution ist es so, dass Stress aufgrund von veränderten Umweltbedingungen die Tierwelt zu kreativen Anpassungsleistungen zwingt. So war es bei den Menschenaffen, als sie auf zwei Beinen anstatt auf vier zu laufen begannen, und bei frühen Entwicklungsformen des Menschen, als diese aus Afrika auswanderten, um irgendwo anders bessere Lebensbedingungen zu finden. Auch uns Heutige können schwierige Lebensumstände veranlassen, unter Führung des N-Gehirns kreativer zu denken und etwas Neues zu finden. Sicher gibt es viele, die unter ihrer Traumatisierung zusammenbrechen, aber andere erleben posttraumatische Entwicklungsschübe, zu denen es sonst vielleicht nicht gekommen wäre. Alles, was Sie durchleben, hat den Zweck, Sie zur Suche nach etwas Größerem anzuspornen und neue Wege zu einem sinnerfüllten Leben finden zu lassen. Fragen Sie also lieber, wie ich weiter oben schon angeregt habe: »Weshalb geschieht das *für* mich?« statt »Wieso passiert mir das?« Fragen Sie sich, ob Sie nicht lieber an das Überleben des Klügeren und Weiseren glauben wollen als an das Überleben des Stärkeren.

Es war wie bereits erwähnt Jonas Salk, dem die Idee kam, vom Überleben des Klügeren zu sprechen. Er sah Klugheit oder Weisheit als Heilmittel für die immer weitere Zunahme von Stressfaktoren in dieser postmodernen Zeit. In den Jahren seit meinem Gespräch mit diesem herausragenden Wissenschaftler unserer Zeit haben wir zum Glück viel darüber herausgefunden, wie wir die durch Stress verursachten Schäden wieder bereinigen können.

Bei akutem Stress geht Ihre Reaktionsbereitschaft wie erwähnt in Richtung Kampf-oder-Flucht, und so kann eine kurzzeitige Krise die Konzentration erhöhen und Körperkräfte wecken. Allerdings erschwert Stress dem Körper die Abwehr von Infektionen und Krankheiten, weil Cortisol die Abwehrkräfte des Körpers schwächt. Und wenn Sie die Angst und Anspannung nicht mehr loswerden, weil Sie keine kreativen Lösungen finden, wird es bei Ihnen zu chronischem Stress kommen. Chronischer Stress führt kaum je zu Kreativität oder vermehrten Lernerfolgen oder dem Aufbau neuer Fähigkeiten, wie es bei kurzfristigem Stress sein kann. Viel eher erzeugt chronischer Stress eine Vermeidungshaltung oder eine Posttraumatische Belastungsstörung. Wir wissen, dass unser M-Gehirn nicht zwischen schmerzlichen Erlebnissen vor zwanzig Jahren und heute unterscheiden kann. Es breitet einfach seine alten Erinnerungen über das gegenwärtige Erlebnis und wählt erneut Lösungen, die schon beim ersten Mal nichts gebracht haben. So kann da nichts heilen, und Sie erleiden nur wieder die gleichen Verletzungen und büßen Ihre heldenhafte Haltung gegenüber dem Leben ein, und wenn wir nicht mehr Helden sind, werden wir Opfer und schämen uns.

Die destruktive Kraft der Scham

In den abrahamitischen Religionen Judentum, Christentum und Islam wird erzählt, die Menschen hätten zu Beginn im Garten Eden gelebt und sich dort zum ersten Mal geschämt. Jeder, der mit diesem Ursprungsmythos aufgewachsen ist, hat diese Scham mehr oder weniger stark verinnerlicht. Als Adam und Eva die verbotene Frucht vom Baum der Erkenntnis gegessen hatten, versteckten sie sich im Unterholz und suchten sich Blattwerk zusammen, um ihre »Blöße« zu bedecken. Adam wurde von Gott zur Rede gestellt und schämte sich. Unsere Urahnen wurden aus dem Paradies verbannt und zu schwerer Arbeit verdonnert. Außerdem würden sie fortan sterben und ihre Kinder unter Schmerzen gebären. Scham liegt nicht in dem Eingeständnis, dass ich etwas Schlechtes getan habe, denn dann habe ich einfach ein schlechtes Gewissen. Scham bedeutet vielmehr: »Ich bin böse. Ich bin kein guter Mensch. Ich bin unwürdig.«

Die Ursprungsgeschichten indigener Völker erzählen dagegen von unserer Zugehörigkeit zu Erde und Himmel. Der Paradiesgarten, in den sie hineingeboren wurden, umgibt sie noch, auch wenn die Holzwirtschaft ihn niedermacht. Viele von uns quälen sich mit dem Gefühl herum, nichts wert zu sein. Und Scham ist wie andere Gefühlsregungen nicht allein eine Reaktion auf ein Erlebnis oder eine Erinnerung, sondern vor allem unsere Reaktion auf die Auslegung dessen, was geschehen ist. Nicht nur das eigentliche Ereignis aktiviert die für Scham zuständigen Gehirnregionen, sondern auch die Erinnerung daran sowie die selbstkritische Bewertung. Wer sich schämt, bei dem nimmt die Aktivität in eben jener Hirnregion zu, die auch auf körperlichen Schmerz reagiert. Das erklärt, weshalb Scham so wehtun kann. In meinem Doktorandenstudium im Fach Psychologie hatte ich jahrelang mit Kindern einkommensschwacher Familien zu tun. In vielen dieser Familien war der Vater kaum je zu Hause, und die Mutter hatte immer wieder überlegt, ob nicht eine Abtreibung besser wäre. Mit der Zeit wurde mir immer klarer, dass Kinder mit besonders schweren Verhaltensproblemen aus solchen ungewollten Schwangerschaften hervorgingen. Sie waren unerwünscht und müssen das selbst im Mutterleib gespürt haben. Ich bin überzeugt, dass sie diese Gefühle verinnerlicht und als persönliche Verurteilung erlebt hatten. Es war so, als hätte sich diese Überzeugung, unwürdig zu sein, in ihr sich entwickelndes Gehirn eingebrannt. Vielleicht hatten sie die kollektive Scham übernommen, die uns alle begleitet, die im Licht des jüdisch-christlichen Ursprungsmythos geboren wurden, und das hatte sich dann in der Schwangerschaft noch verstärkt, so als könnten sie jeden Augenblick von dem einzigen Ort der Geborgenheit vertrieben werden, den sie kannten. Scham ist bei uns im Westen ein kollektives Gefühl, von dem niemand ausgenommen ist. Wir könnten auch sagen, es sei die für unseren Kulturkreis kennzeichnende Gefühlsregung. Sie ist der Grund für schwerste Angstzustände und auch für unser Gefühl der Entfremdung von der Natur. Wir fühlen uns als Verbannte und fürchten immer, dass man uns als die Blender erkennt, als die wir uns tatsächlich fühlen.

Der Begriff Natur ist bei indigenen Völkern unbekannt. Unser Wort »Natur« bezeichnet die Vielfalt der Flora und Fauna, der Wälder und Meere und aller Lebensformen ringsum – erstreckt sich jedoch nicht auf den Menschen. In den Sprachen des Amazonasgebiets gibt es kein Wort dafür. Wenn die Völker des Dschungels von den Tieren sprechen, benutzen sie Ausdrücke wie »alle meine Verwandten«, und damit sind auch die Wälder und Flüsse mitgemeint. Scham zieht ungesunden physiologischen Stress nach sich, und das wiederum löst von der Amygdala ausgehende Angriffe auf andere aus. Wir sagen uns dann, »die da« seien es, die nicht zu uns gehören, die anders und in Wirklichkeit die unwürdigen Blender sind. Sie gehören zu einer anderen Rasse oder einem anderen Land und wollen uns wegnehmen, was uns gehört.

Diese Ur-Wunde muss geheilt werden, damit wir aufhören können, anderen *unsere* Schuld in die Schuhe zu schieben. Wir müssen mit anderen Worten der Amygdala die Macht entwinden und sie an das N-Gehirn übergeben, das uns neu und anders auf das Leben reagieren lässt, damit wir nicht länger in Scham und Schuldzuweisung steckenbleiben.

WENN STRESS DURCH EIN TRAUMA ENTSTEHT

Traumatische Kindheitserlebnisse gehen gern in chronischen psychischen Stress über. Ich war zehn, wir lebten in Kuba, und es war

Revolution. Eines Tages drückte mein Vater mir eine geladene Pistole in die Hand und sagte, er werde »eine Weile« nicht da sein. Ich hatte in der Nähe Schüsse gehört und wusste, dass dort mit Fidel Castro Kämpfe ausgetragen wurden. Mir war aber nicht klar, in welcher Gefahr sich meine Familie befand. Wir gehörten der gehobenen Mittelklasse an, durchaus wohlhabend im Vergleich zu vielen unserer Nachbarn, und das machte uns zur Zielscheibe für die Revolutionäre. Von meinem Vater wurde erwartet, dass er an den nächtlichen Zusammenkünften der örtlichen Milizen teilnahm, die immer viele Stunden in Anspruch nahmen. Bevor mein Vater aufbrach, sagte er, ich sei in der Zeit seiner Abwesenheit der Mann im Haus und hätte die Frauen der Familie zu beschützen, meine Großmutter, Mutter und Schwester. »Wenn jemand die Tür aufbrechen will, schießt du durch die Tür«, sagte er abschließend. So musste ich mir über Wochen immer wieder die Frage stellen, was ich machen könnte, wenn Leute kamen, die uns etwas antun oder die letzten Nahrungsmittelvorräte stehlen wollten. Eines Tages klopfte jemand an der Tür, da wir niemand erwarteten, begann ich angstvoll zu zittern. Das Klopfen wurde lauter und schließlich polternd, als Fußtritte dazukamen. Ich senkte die Pistole, die ich bis dahin gehalten hatte, und ging ans Fenster und sah draußen drei uniformierte Männer stehen. Einer sah mich und erkannte wohl das Entsetzen in meinem Gesicht. Ich blieb ganz still stehen. Dann sagte er zu seinen Kameraden: »Hier ist keiner. Los, gehen wir.«

Dieses Erlebnis veränderte mich. Es beendete meine Kindheit. Ich wurde ein sehr ernster, tief verschreckter Junge. Immer wieder hatte ich Albträume von Leuten, die gewaltsam bei uns einbrachen und meine Familie verschleppten. Ich war bis dahin nicht schüchtern gewesen, aber jetzt fürchtete ich Fremde. Ich wusste ja auch nicht, wie ich die »Guten« von den »Bösen« unterscheiden sollte.

Viele Jahre später, als Student in den Vereinigten Staaten, zuckte ich immer noch zusammen und wagte kaum noch zu atmen, wenn andere Studenten die damals modischen Bärte und Schnäuzer zur Schau trugen. Es war der Look der Castro-Truppen.

Ich begrub die ganze Geschichte in mir und schaute sie erst wieder an, als mir klar wurde, dass dieser verschüchterte Junge noch in mir lebte und viele meiner Wegentscheidungen mitgeprägt hatte. Ich nahm meinem Vater immer noch übel, dass er uns im Stich gelassen hatte, und jetzt überflutete mich auf einmal der ganze damals unterdrückte Schrecken. Ich brauchte Jahre, um mich dieses verstörten Zehnjährigen und all seiner zum Selbstschutz erfundenen Geschichten wirklich annehmen zu können. Und dann kam noch die schwierige und langwierige Arbeit, diesen unschuldigen zehnjährigen Jungen wieder in mich aufzunehmen, der glaubte, dass er an den schmerzlichen Erlebnissen seiner Familie schuld gewesen sei, dass er nicht gut genug war.

Viele Kinder müssen mit einem belastenden Trauma aufwachsen, und auch wenn ihre Kindheitserlebnisse nicht so dramatisch waren, dass Zuhörer die Hand vor den Mund schlagen, bleibt ihnen doch etwas, was ihrem M-Gehirn gleichsam aufgeprägt ist. Unbewusste Überzeugungen lassen die Betroffenen ständig fürchten, dass sie alleingelassen werden oder nicht genug zu essen oder keine Liebe bekommen oder dass das Geld nicht reicht. Ihr Gehirn ist von einem aus dem Ruder gelaufenen Überlebensinstinkt geprägt, der Schalter für die Kampf-oder-Flucht-Reaktion hat sich in der Stellung »Ein« verklemmt. Das M-Gehirn kann nicht mehr die Problembewältigung unterstützen, sondern macht die Betroffenen erst recht zu Paradies-Vertriebenen, die keine liebevoll geborgene und wohlversorgte Kindheit hatten.

Da sehen Sie, wie sich eins aus dem anderen ergibt: Stress löst physiologische Veränderungen aus, die dann keine neuen Erfahrungen mehr zulassen und dem neuen Gehirn die Möglichkeit des kreativen Umgangs mit Anstößen aus der Welt rauben, während der Hippocampus sich alle Mühe gibt, neue Verhaltens- und Bewältigungsstrategien zu entwickeln. Wir sind dann nicht mehr wie Kinder, die die Welt staunend entdecken, sondern wir bleiben auf den ausgetretenen Pfaden, und die frühere Geschmeidigkeit geht verloren. Unser Körper verfügt über immer weniger Cortisol, und dann springen wir morgens nicht mehr aus dem Bett und kommen überhaupt schwer in Gang.

Wir können die Vorgänge in der Welt nicht mehr mit neuen Augen betrachten, sondern sehen alles unter der Perspektive unserer alten Landkarten. Als wir in die Vereinigten Staaten übersiedelten, war meine Großmutter am Flughafen nicht dazu zu bewegen, einen dieser »laufenden Gehsteige« zu benutzen. »Ein Bürgersteig läuft nicht selbst«, ließ sie mich wissen. Und das war natürlich unter dem Gesichtspunkt ihrer inneren Orientierungskarten richtig. Zum Glück ist es so, dass wir unser Gehirn auch dann auf den neuesten Stand bringen können, wenn wir in jungen Jahren Traumata erlebt haben. Niemand muss sich von seiner Vergangenheit die Zukunft diktieren lassen. Ihr Hippocampus kann Sie darin unterstützen, neue Landkarten zu schaffen, neue Möglichkeiten und Identitäten auszuprobieren und nicht immer nur die gleiche alte Leier durchzuziehen. Sie können für Ihr Leben eine neue Story erfinden.

WER BIST DU WIRKLICH?

Einmal wurde ich bei einer Wanderung im Canyon De Chelly in Arizona von einer alten Medizinfrau über meine Identität aufgeklärt.

Charlotte war von ihrer Herkunft her eine Hopi und gehörte nicht zu den Navajo, die unten im Canyon lebten, wo wir unser Lager aufgeschlagen hatten. Ich hatte einen Besuch bei ihr eingeplant und hatte einen Hut gegen die sengende Sonne bei mir und dazu einen Wasservorrat, der für drei Leute gereicht hätte. So besorgt war ich, ich könnte in der Wüstensonne austrocknen. Als ich ihren Sommerwohnsitz erreichte, saß sie draußen im Schatten einer Pappel. Wir waren einander schon ein paar Jahre zuvor bei unserer alljährlichen Expedition zum Ursprungsort der Anasazi begegnet, aber heute hatten wir zum ersten Mal Gelegenheit, in Ruhe zu plaudern.

Charlotte fragte mich, was mich in dieses Land führte, das sie ihre Heimat nannte, und ich erzählte ihr, ich sei ein frisch gebackener Dr. phil. und führe meine kleine Gruppe von Studenten zu den alten Felsbehausungen, für die der Canyon berühmt war. Sie hörte aufmerksam zu und das ermutigte mich, meine Biografie weiter auszuführen.

»Ich lebe schon seit meiner Kindheit in Amerika, aber geboren bin ich in Kuba. Während der Revolution bin ich mit meiner Mutter, Großmutter und Schwester geflohen. Mein Vater war nicht zu Hause, als es hieß, meine Familie solle so schnell wie möglich hier verschwinden.« Dann erzählte ich weiter, er sei oft nicht da gewesen, und dann war ich auch schon dabei, ihr meine populärpsychologische Analyse seiner häufigen Abwesenheit und ihre Auswirkungen auf meinen Lebensweg darzulegen. Die alte Frau hatte sehr geduldig und ohne mich zu unterbrechen zugehört. Schließlich beendete ich meinen Bericht und sagte: »Jetzt erzähl du mal von dir.«

Sie lächelte und ihr Blick schweifte hinaus ins Land.

»Das rote Gestein der Felswände bin ich. Der klare blaue Himmel bin ich. Der Wüstenwind bin ich. Das Kind im Reservat, das heute nichts zu essen bekommt, bin ich.« Ihr Blick kehrte zu mir zurück, und ich lächelte verlegen, weil mir nicht entgehen konnte, wie viel einfacher ihre Geschichte war als meine, und doch wie viel origineller und seelenvoller.

Wir alle erzählen Geschichten, in denen wir zu vermitteln versuchen, wer wir sind, aber wissen wir, weshalb wir diese Geschichten von uns erzählen? Und was leisten sie für uns? Machen sie uns optimistischer und kreativer oder halten sie uns einfach in unseren Ängsten und Sorgen fest, in den Schilderungen unserer Leiden, in den Erklärungen dafür, weshalb uns nicht Größeres gelang.

Wir werden die Geschichten, die wir erzählen.

Was Sie aus diesem Kapitel mitnehmen können:

Wir haben uns mit Themen befasst, die mit dem alten M-Gehirn zu tun haben. Und mit dem Umstand, dass es weiterhin unser Leben und unsere gesundheitliche Verfassung bestimmt:

1. Wir sind die Geschichten, die wir erzählen und die entweder förderlich für Optimismus und Kreativität sind oder uns in Befürchtungen und Mangeldenken festhalten.
2. Unser Gehirn braucht ein Upgrade, wenn wir aus alten Mustern ausbrechen und mehr Sicherheit bekommen wollen, weil wir uns damit Weisheit, Sinn für Neues und aufbauende Gefühle erschließen.
3. Eustress ist eine günstige Reaktion auf neue Herausforderungen und weckt deshalb Interesse und Abenteuerlust.

6

ERNEUERN SIE IHR GEHIRN MIT DEM WACHSTUMSFAKTOR BDNF

Der wichtigste Aufbaufaktor für das Gehirn könnte ein Eiweißstoff, genauer gesagt der Wachstumsfaktor »BDNF«, sein. (BDNF von engl. brain-derived neurotrophic factor, etwa »gehirneigener nervenaufbauender Faktor«.) Man könnte diesen Stoff als eine Art Muttermilch für Stammzellen bezeichnen. Wenn sich Ihr Gehirn erneuern soll, müssen Sie dafür sorgen, dass es genügend BDNF bekommt. »Neurotroph« steht hier für die Fähigkeit von BDNF, Gehirnzellen zu regenerieren und Schädigung durch freie Radikale und Entzündungen möglichst gering zu halten. Darüber hinaus regt BDNF die Proteinsynthese in den Neuronen an, das heißt die Fähigkeit der Gehirnzellen, sich durch Ersetzung aller ihrer Bestandteile zu erneuern.

BDNF UND NEUROGENESE

BDNF fördert auch die Neurogenese, also die Ausreifung neuer Neuronen, und bietet vorhandenen Neuronen Schutz vor Degeneration, es ist also unentbehrlich für die Gesundheit des Gehirns. Darüber hinaus ist BDNF wichtig für die Neuroplastizität des Gehirns, also die Fähigkeit, sich selbst durch die Ausbildung neuer Nervenverbindungen umzubauen. Ein Mangel an BDNF wird mit psychiatrischen Störungen in Zusammenhang gebracht, beispielsweise mit Depression, Schizophrenie und neurodegenerativen Krankheiten wie Alzheimer.

Die höheren Nervenschaltkreise, die von BDNF profitieren, stehen für Kreativität, Fantasie und lebenslanges Lernen. BDNF schützt die Mitochondrien und kann den Hippocampus sowohl abschirmen als auch seine Selbstreparatur unterstützen. Wir brauchen diesen Stoff für lebenslanges Lernen, nur ist es leider so, dass er im Alter immer weniger zur Verfügung steht, sodass unsere geistige Leistungsfähigkeit zurückgeht oder sogar die Verknöcherung droht.

Dazu fällt mir eine Begebenheit aus meiner Kindheit ein. Ich war damals elf Jahre alt, und wir waren gerade erst in den Vereinigten Staaten angekommen. Meine Schwester und ich waren mit der Großmutter allein im Haus, und es war die Halloween-Nacht. Es klingelte an der Tür. Meine Großmutter war sofort am Fenster, um zu sehen, wer draußen war, dann sagte sie sichtlich erschüttert zu mir: »Da sind viele Leute mit Stöcken draußen, und sie sind alle als Skelette verkleidet.« Keiner von aus hatte je von diesem seltsamen Brauch gehört, und wir machten vorsichtshalber alle Lichter aus und versteckten uns in der Kleiderkammer. Als die Leute weg waren, setzten meine Schwester und ich uns wieder vor den Fernseher, aber meine Großmutter war stundenlang nicht aus der Kammer zu locken. Bei meiner Schwester und mir waren Cortisol und Adrenalin schnell wieder abgebaut, nicht jedoch bei meiner Großmutter. Und ich denke, es war der Mangel an BDNF, der sie nie Spaß an Halloween finden ließ. Noch Jahre später verriegelte sie die Tür und machte das Licht aus, allerdings nicht ohne vorher Leckereien für die Kinder vor die Tür zu stellen. Ihre erste Begegnung mit Gespenstern und Kobolden erwies sich als prägend, und sie war dann nicht mehr in der Lage, die Dinge neu und anders zu erleben.

Wir sagen uns zwar gern, dass wir mit den Jahren reifen wie guter Wein, der schließlich weich und samtig wird, die Realität sieht jedoch eher so aus, dass wir uns in einen mürrischen alten Mann verwandeln, der die Kinder von seinem Rasen scheucht, oder in eine unzufriedene alte Frau, die sich ständig darüber beklagt, dass ihr Leben nicht nach ihren Vorstellungen gelaufen ist. Natürlich sagen wir uns bis dahin, dass wir nie so engstirnig und verblendet sein werden, aber leider ist es ist mit der Kreativität und Wandlungsfähigkeit, die wir uns geschworen haben, nicht weit her. Wir bringen die Freundlichkeit und Großherzigkeit einfach nicht auf, die bestehenden Nervenschaltkreise ändern sich nicht mehr nach mehr oder weniger vielen Jahren, in denen wir uns immer mehr unseren Gewohnheiten überlassen haben. Wenn es jedoch gelingt, unser Gehirn reichlich mit BDNF zu versorgen, können wir neue Neuronen aufbauen, die auch mit unseren primitivsten Ängsten fertig werden, mit eingefleischten negativen Gefühlsreaktionen und den höchst hinderlichen Gewohnheiten des M-Gehirns. Wir brauchen neue Neuronen, wie unsere Haut neue Hautzellen braucht. Und BDNF stärkt die Schaltkreise, die uns Originalität erlauben und die Welt neu sehen lassen. Ist der Hippocampus wiederhergestellt, sehen wir die Welt wieder mit staunenden Blicken und begegnen dem Leben einfallsreich und kreativ. Im Übrigen reguliert BDNF auch den Energieumsatz im Gehirn und Körper, und davon hängt es ab, wie schwer oder leicht Sie überflüssige Pfunde loswerden.

Wissenschaftler sind immer noch dabei, die komplexen Zusammenhänge rund um BDNF aufzuschlüsseln, und manches deutet darauf hin, dass eine erhöhte BDNF-Produktion sogar einen Rückgang von Krebstumoren bewirken kann.[1] Daniel Radin und seine Kollegen an der Stony Brook University School of Medicine haben festgestellt, dass vermehrtes BDNF im Gehirn das Immunsystem so umstimmen kann, dass es zu einer Tumorabwehr-Reaktion kommt und Eiweißstoffe gedämpft werden können, die sonst eine Resistenz gegen Chemotherapeutika erzeugen. BDNF und das Wachstum von Stammzellen und neuen Gehirnzellen sind ein weiteres eindrucksvolles Beispiel für das Wirken der Epigenetik. Wie sich herausstellt, ist der Mensch nicht allein das, was er isst, sondern auch das, was er denkt. Unsere Stimmungen und unsere Beziehung zu uns selbst und der Welt entscheiden auf epigenetischen Wegen mit über unsere Gesundheit. Man spricht hier vom »Exposom«, der Gesamtheit aller nichtgenetischen Einflüsse, denen wir im Laufe eines Lebens ausgesetzt sind, und dazu gehört auch: wie viel wir uns bewegen, ob wir lieben und verzeihen können, wie viel Stress wir haben, wie es um unser Mikrobiom bestellt ist und was für Gifte unsere Nahrung und unser Wasser enthalten. Das Exposom bestimmt zu über 90 Prozent über unser Gesund- und Kranksein,[2] auch darüber, wie schnell wir altern und wie lange wir jung bleiben. Alle diese Einflüsse sind wichtig für Ihren BDNF-Haushalt, und dazu kommt noch Ihr Verzehr der Omega-3-Fettsäure DHA und der fünf Tage gekeimten Broccoli-Sprossen, die Sie in Ihrer Küche ziehen. Intellektuelle Anregung, mitmenschlicher Umgang und überhaupt geistige Interessen verringern nicht nur nachweislich das Demenzrisiko, sondern verbessern auch die Versorgung mit BDNF. Deshalb werden wir uns jetzt ansehen, wie BDNF Sie geistig fit hält und für gute Stimmung sorgt.

DHA – BDNF-BOOSTER UND WIRKSAM GEGEN ALZHEIMER

Viele sorgen sich wegen ihres Speckgürtels um den Bauch, aber an das Fett in unserem Gehirn denkt kaum jemand. Gehirnfett ist gesundes Fett, das wir brauchen und erhalten sollten. 60 Prozent der Trockenmasse unseres Gehirns sind Fett, und wiederum ein Drittel davon ist reines DHA. Die Netzhaut der Augen besteht größtenteils aus DHA. Außerdem wird DHA für die Membran um die Neuronen benötigt, die für den Stofftransport in die Zellen und den Abtransport aus den Zellen sorgt. Aus einer Metaanalyse von elf wissenschaftlichen Studien ist zu ersehen, dass der BDNF-Spiegel bei einer Omega-3-Supplementierung mit 1500 mg pro Tag signifikant ansteigt.[3]

DHA wirkt außerdem entzündungshemmend und löscht Brände im Gehirn. Woher also bekommen wir das DHA, das für unser Gehirn so wichtig ist? Vorgeburtlich bekommen wir es auf direktem Wege von unserer Mutter, als Säuglinge mit der Muttermilch, die einen sehr hohen DHA-Anteil hat, oder mit der verbesserten heutigen Babynahrung. (Im vorigen Jahrhundert bestand Babynahrung aus minderwertigen Zutaten wie Maissirup oder Milchpulver, und als Neugeborenes und Kleinkind bekam man einfach nicht das für die Aufbauphase so wichtige DHA. Vielleicht erklärt auch das, weshalb so viele vor 2000 Geborene so gleichgültig und egoistisch mit der Erde umgesprungen sind.) Auch nach der allmählichen Umstellung auf Normalkost haben wir nicht das an DHA bekommen, was wir gebraucht hätten. Bei den meisten Menschen ist das Gehirn DHA-unterernährt.

In zurückliegenden Zeiten gab es keinen Mangel an DHA. Die fettreichen Fische, die unsere Großeltern verzehrten, enthielten viel DHA, aber heute stammt unser Fisch vielfach aus Zuchtbetrieben und wird mit Mais gemästet. Fische können aber nur aus Algen und den kleineren Fischen in ihrem natürlichen Lebensraum DHA machen.

Die indigenen Völker des am Pazifik gelegenen Nordwestteils Nordamerikas kannten den Wert DHA-reicher Öle. Eine Eulachon genannte Speisefischart ist so fettreich, dass man in den getrockneten Fisch nur noch einen Docht einziehen muss, um ihn als Kerze zu verwenden – daher auch der Beiname »Kerzenfisch«. Die ursprünglichen Bewohner der kanadischen Ostküste haben gelernt, den Fischtran so zu extrahieren, dass ein DHA-reiches Fett daraus gemacht werden konnte, das sich transportieren und lagern ließ, weil es nicht leicht verdarb. Der Tran war so hoch angesehen und begehrt, dass er zu einer Art lokalen Währung wurde. Er bot Körper und Gehirn Brennstoff für die langen Winternächte und ermöglichte den Menschen Frieden und Weisheit für die kalten und dunklen Monate. Ein Teelöffel Kerzenfisch-Tran (der heute noch verzehrt wird) liefert über 125 Kalorien, und 150 ml dieses Trans decken den täglichen Energiebedarf eines Erwachsenen zur Hälfte. Die Menschen dieser Gegend sind friedliebend und leben seit Urzeiten im Einklang mit der Natur. Könnte es daran liegen, dass es ihrem Gehirn so gut geht?

Die von mir empfohlene DHA-Nahrungsergänzung wird für die Hardware Ihres Gehirns ein Upgrade bewirken, und die Funktionsverbesserung wird sich auf alle Bereiche Ihres Lebens auswirken.

Da trifft es sich gut, dass das mit Forschungsergebnissen zu untermauern ist. Eine Studie mit dem Titel »Memory Improvement with Docosahexaenoic Acid Study« (MIDAS) untersuchte die Auswirkungen einer DHA-Supplementierung auf die kognitiven Funktionen bei älteren Erwachsenen. Dafür hatte man 485 gesunde Erwachsene im Alter von 55 bis 80 Jahren mit leichten Gedächtnisstörungen angeworben und nach dem Zufallsprinzip zwei Gruppen zugeordnet: Die eine bekam ein halbes Jahr lang täglich 900 mg DHA, die andere über den gleichen Zeitraum ein Placebo. Zur Beurteilung der kognitiven Funktion wurde eine ganze Batterie von Tests verwendet. Die DHA-Gruppe zeigte gegenüber der

Kontrollgruppe eine signifikante Verbesserung beim Arbeitsgedächtnis und bei der Führungskompetenz (Anpassungsfähigkeit, strategische Planung, Selbstbeherrschung, Gedächtnis und mehr). Auch in den Kategorien Wortgedächtnis und Aufmerksamkeit waren Verbesserungen zu erkennen. Die Studie kam zu dem Schluss, dass DHA möglicherweise altersabhängigen geistigen Niedergang verhindern kann.[4]

Noch beeindruckender ist eine von Martha Morris und Kollegen am Rush Institute for Health durchgeführte Studie zu der Frage, ob DHA Schutz vor der Alzheimer-Krankheit bietet. Sie verpflichteten 815 gesunde Patienten zwischen 65 und 94 Jahren, die sie über annähernd vier Jahre beobachteten. Anschließend stellte sich heraus, dass 131 Teilnehmer inzwischen Alzheimer bekommen hatten. Gleichzeitig wurde klar, dass bei den Probanden, die einmal in der Woche oder öfter Fisch aßen, ein um 60 Prozent geringeres Alzheimer-Risiko bestand als bei anderen, die selten oder nie Fisch aßen.[5]

Die meisten Amerikaner bekommen durchschnittlich 60 bis 80 mg DHA pro Tag, was weit unter den empfohlenen 200 bis 300 mg liegt. Ich verordne ein Vielfaches der durchschnittlichen Aufnahme, nämlich 2000 mg pro Tag. Es kommt vor, dass ich von Studenten gefragt werde: »Ist das nicht zu viel? Kann eine so hohe Dosierung nicht Nebenwirkungen haben?« Darauf antworte ich gern, dass diese Menge DHA auch in einem kleinen Stück Wildlachs zum Essen oder in fünfzehn Minuten Saugen an der Mutterbrust enthalten ist.

Falls Sie sich also fragen, weshalb Ihre Kinder oder Sie selbst destruktive und für harmonische Beziehungen nicht eben förderliche Verhaltensweisen beibehalten – vielleicht ist ein nach DHA lechzendes Gehirn die Antwort. Ohne DHA kann unser Gehirn seine routinemäßigen Wartungsarbeiten nicht leisten und noch viel weniger das angestrebte Upgrade, das uns bei der Bewältigung persönlicher und kollektiver Herausforderungen unterstützen könnte.

DHA reguliert die Aktivierung von BDNF und darüber hinaus die Krankheitsgene abschaltende Nrf2-Leitbahn oder Achse, die ich gern als Amazonas-Weg bezeichne, weil sie von den Weisen des Regenwalds schon vor Jahrtausenden intuitiv erfasst wurde. (Mehr über diesen und andere biochemische Aktivatoren erfahren Sie in Kapitel 9.) DHA und EPA in Omega-3-Fettsäuren findet man in fettreichem Tiefseefisch wie Lachs aus Wildfang. EPA wird im Rahmen der Therapie bei bipolarer Störung angewendet und kann der koronaren Herzerkrankung vorbeugen, hohe Blutfettwerte reduzieren sowie Entzündungen abklingen lassen und den Blutdruck senken. Ich persönlich bevorzug vegane Produkte aus Algen.

CURCUMIN ALS BDNF-VERSTÄRKER

Curcumin ist der Hauptbestandteil von Kurkuma, diesem Gewürz und Heilmittel, das in der traditionellen Chinesischen und Indischen Medizin (der TCM und dem Ayurveda) seit Jahrtausenden eine bedeutende Rolle spielt. Es hat antioxidative, entzündungshemmende, antimykotische und antibakterielle Eigenschaften. (Ich habe bereits auf den inflationären Gebrauch des Wortbestandteils anti- in der westlichen Medizin hingewiesen. Wenn man einen ayurvedischen Arzt zum »goldenen Gewürz« Kurkuma befragt, wird man zu hören bekommen, dass es den Körper stärkt, Gelenkschmerzen lindert und für ein langes Leben sorgt – nichts von »anti«.) Als bekannt wurde, dass Curcumin BDNF vermehren kann, horchten die Neurowissenschaftler auf, weil es in indischen Ortschaften, in denen Kurkuma zu den traditionellen Curry-Gerichten verwendet wird, nur 15 Prozent der Alzheimer-Fälle gibt, die in den USA als normal gelten. Konnte das mit der durch Curcumin erhöhten BDNF-Produktion zu tun haben? Curcumin aktiviert darüber hinaus die Nrf2-Entgiftungsbahn, den Amazonas-Weg, der die Gene für Krebs stilllegt und die Mitochondrien schützt.

Zeitlich begrenzte Nahrungsaufnahme und »Fastenbrechen« mit gesunden Fetten

Wer möglichst viel für die Gesundheit seines Gehirns tun möchte, sollte nur während sechs bis acht Stunden pro Tag Nahrung zu sich nehmen und zum Fastenbrechen auf gesunde Fette und reichlich Grünes zurückgreifen. So kann Ihr Körper während der übrigen 18 Stunden, in denen Sie nichts essen, in die Ketose gehen. Ich sehe immer zu, dass ich mich fünf Tage die Woche an diesen Plan halte, auch auf Reisen.

Am Vormittag, meist gegen elf, genehmige ich mir einen grünen Saft aus diesen Bestandteilen:

- 1 Gurke, zerkleinert
- 2 Selleriestangen, zerkleinert
- 1 Bund Babyspinat oder Grünkohlblätter (ohne Blattrippe)
- 1 kleines Stück frischer Ingwer nach Geschmack
- ¼ TL Rosenwurz-Pulver (Rhodiola rosea)
- ¼ TL Bacopa-Pulver (Kleines Fettblatt, »Brahmi«, Bacopa monnieri)
- ¼ TL L-Tryptophan-Pulver
- Saft einer halben Zitrone
- ½ grüner Apfel ohne Kerngehäuse, zerkleinert

Die grünen Pflanzen stecken voller Signal-Moleküle (Mikro-RNA), die Gesundheitsgene einschalten. Die aus dem Himalaja stammende Rosenwurz erhöht die Ausdauer, verlängert die Aufmerksamkeitsspanne und vertreibt Gehirnnebel. Das kleine Fettblatt stammt aus Indien. Es wirkt beruhigend und verbessert die kognitiven Funktionen. Wenn Laborratten immer wieder unvorhersehbarem Stress ausgesetzt werden, dabei aber Brahmi bekommen, produzieren sie reichlich BDNF, das Nervenschutz und die Neubildung von Nervenzellen bewirkt.[6]

Mittags bereite ich den Bakterien in meinem Darm, meinem Mikrobiom, ein Festessen, denn ich weiß: Wenn es ihnen gut geht, geht es mir gut. Das setzt reichlich Faserstoffe voraus, deshalb gibt es einen großen Salat mit selbstgezogenen Broccolisprossen, dazu im besten Fall natives Olivenöl und mit Knoblauch gedünsteten grünen Spargel oder Hummus aus grünen Erbsen und Avocado. Das Ganze wird mit Olivenöl beträufelt, dessen gesunde Fette mein Gehirn mit Brennstoff versorgen.

Am Nachmittag gönne ich mir beispielsweise einen Smoothie mit Heidelbeeren und Mandeln und vielleicht einer halben Avocado, manchmal zusätzlich mit pflanzlichem Proteinpulver. Oder ich begnüge mich mit einer Handvoll gerösteter Mandeln oder einer Schale Heidelbeeren. Das reicht mir bis zum frühen Abend, und dann gibt es vielleicht ein Taboulé aus Urgetreide oder geschmorten Kürbis mit Walnüssen und wieder reichlich Olivenöl. Etwa einmal die Woche gibt es eine Portion Fisch aus Wildfang. Milcherzeugnisse und Eier lasse ich weg. Die zugehörigen Rezepte finden Sie in meinem *Grow-a-New-Body-Kochbuch*.

GESUNDE FETTE

In dieser Kategorie sind meine Favoriten Olivenöl, Avocados, Kokosöl und diverse Nüsse. Die tierischen Fette, deren Konsum wir gewohnt sind – Rind, Schwein, Huhn, Butter, Milch, Käse –, sind reich an Omega-6-Fettsäuren. In nicht allzu ferner Vergangenheit haben wir Omega-3 und Omega-6 in annähernd gleichen Mengen verzehrt, aber in der heutigen Normalkost sind Omega-6- und Omega-3-Fettsäuren im Verhältnis von fast 20:1 vertreten. Omega-6-Fette, die in großen Mengen in Rindfleisch vorkommen, sind an der heutigen Epidemie von Krebs und Herzkrankheiten beteiligt, wenn sie zu reichlich verzehrt werden. In der richtigen Menge tun Ihnen Omega-6-Fettsäuren gut. Sie halten die Knochen gesund, regeln den Stoffwechsel, stärken die Fortpflanzungsorgane und sorgen für kräftigen Haarwuchs sowie für die Erneuerung der Haut. Damit sind Omega-6-Fette also nicht »schlecht« oder »ungesund«, aber wir sollten nicht zu viel davon konsumieren.

Die sogenannte Mittelmeer-Diät, also die mediterrane Ernährungsform, weist eine gute Mischung gesunder Fette auf. Tierische Produkte werden hier nicht übermäßig stark verzehrt, dafür viele Nahrungsmittel mit Omega-3-Gehalt sowie Vollkornprodukte, frisches Obst und Gemüse, Knoblauch, Fisch und Olivenöl. So ungefähr muss die Ernährung unserer Vorfahren insgesamt ausgesehen haben. Die Menschen konnten ihr Gehirn mit guten Fetten versorgen, und sie verzehrten wenig Zucker, einen Großteil davon im Spätsommer, wenn das Obst reifte. Ihre Vorfahren lagerten überschüssige Kalorien als Fett ein, das ihnen über den Winter half. Etwas ganz Ähnliches sehen wir bei den Buckelwalen. Bei ihrer jährlichen Wanderung legen sie bis zu 26 000 Kilometer zurück. Dabei leben sie in den Sommermonaten in kalten und nährstoffreichen

Gewässern, die von Krill wimmeln, mit dem sie sich eine ordentliche Fettschicht anfressen. Nähert sich der Winter, führt sie die Wanderung weiter in tropische Gewässer, wo sie sich paaren und schließlich Junge zur Welt bringen. In diesen warmen Gewässern fasten sie und leben von gespeichertem Fett und verlieren dabei bis zur Hälfte ihres Körpergewichts, was nicht nur Hautkrankheiten, sondern auch alle möglichen anderen gesundheitlichen Probleme kuriert.

Das Gehirn verbraucht ungefähr ein Viertel des im Körper vorhandenen Brennstoffs, und wenn es sich von Fetten ernährt, schmilzt der Fettspeicher um die Hüften dahin. In Ihrem Körperfett sind rund 50 000 Kalorien gespeichert, was wirklich viel ist, wenn man es mit den 2000 Kalorien aus Zucker vergleicht, die Ihre Leber als Glykogen speichert. Wenn Sie Ihren Kalorienbedarf hauptsächlich über Glukose decken, wie es bei uns Menschen heute der Fall ist, kommen Sie an die Fettspeicher Ihres Körpers nicht heran. Und wenn Sie übermäßig viel tierisches Eiweiß zu sich nehmen, wandelt Ihr Körper es in Fett um und deponiert es um die Gürtellinie.

Ein durchschnittlicher heutiger Amerikaner verzehrt gut 80 Kilo Zucker pro Jahr und dazu noch einmal gut 90 Kilo anderer Kohlenhydrate in Form von Pizza, Nudeln und Brot, deren Verwandlung in Zucker schon im Magen beginnt. Eine zuckerreiche Ernährung überlastet und blockiert Ihr Gehirn. Fettleibigkeit und erhöhter Blutzucker können ganz schnell zu Alzheimer führen, und bezeichnenderweise wird diese Krankheit heute Typ-3-Diabetes genannt.

Um an Ihr Körperfett heranzukommen und seine Energie zu erschließen, müssen Sie in die sogenannte Ketose kommen: Körper und Gehirn müssen Moleküle verbrennen, die Ketone genannt werden, und die erzeugt Ihre Leber aus Ihren eigenen Fettspeichern. Das erreichen Sie, wenn Sie Ihre Nahrungsaufnahme auf ein tägliches Zeitfenster von sechs bis acht Stunden beschränken und das tägliche Fasten mit einem grünen Saft am Vormittag beenden. Bei unserem Programm zur Erneuerung des Gehirns genießen Sie gesunde Fette aus Avocados, Olivenöl, Nüssen und MCT-Öl. (Öle aus mittelkettigen Triglyceriden, die sogenannte mittelkettige Fettsäuren enthalten.) Außerdem werden Sie in großen Mengen Gemüse und Grünes zu sich nehmen.

Zur Zuckermenge gehören auch Obst in verarbeiteter Form (zum Beispiel als Saft oder Marmelade) oder andere verarbeitete Kohlenhydrate (Brot, Nudeln, Müsli, Cracker). Wir möchten erreichen, dass Ihr Gehirn die bestmöglichen Energieträger bekommt, und das sind gesunde Fette. Es war nie so gedacht, dass die Süße des Lebens aus Zucker kommt. Sie stellt sich ein, wenn Sie die Tyrannei der alten Gehirnanteile abschütteln und sich für Neues öffnen, für Kreativität und Glück.

Eine Ernährung wie in der Frühzeit

Ich ernähre mich gern so, wie sich unsere Vorfahren schon vor 1,65 Millionen Jahren und bis vor ungefähr 200 000 Jahren ernährt haben. Das ist die Zeit, in der erste Werkzeuge entstanden, zum Beispiel Steinbeile. Die Menschen ernährten sich in dieser Zeit ganz überwiegend pflanzlich, also von Beeren, Nüssen und Wurzelknollen, und nur gelegentlich gab es Kleingetier und Fisch, den man irgendwo ergatterte. Neuere Forschungen zu den Vorzügen der Ernährungsform unserer fernen Vorfahren haben der einst so beliebten fleischreichen Kost den Glanz genommen.[7] Wir haben nach wie vor das Sammler-und-Jäger-Genom unserer Vorfahren, und deshalb ist die getreidereiche

Kost, die mit dem Beginn der Landwirtschaft unsere Standardernährung wurde, für unseren Körper schwer zu verdauen. Und da die Beeren, die wir heute verzehren, zumeist landwirtschaftliche Produkte sind, die auf einen hohen Zuckergehalt gezüchtet wurden, müssen wir derzeit weitgehend auf den eher herben Charakter wilder Beeren und auf ihre regenerative Kraft verzichten. Deshalb kaufe ich lieber tiefgekühlte Heidelbeeren als landwirtschaftlich angebaute Formen, die nicht so reich an Nrf2-Aktivatoren sind wie wilde Pflanzen.

FÜR MEHR BDNF: BEWEGUNG

Wörter wie Bewegung, Sport, Training oder gar Ertüchtigung können manch einem alles verleiden, aber ich kann Sie beruhigen: Strapaziöse, langweilige, mechanisch wiederholte Bewegungsabläufe fördern die Bildung von BDNF, doch das gilt genauso für ein Bewegungsprogramm, das Ihnen Spaß macht.

Aus wissenschaftlichen Untersuchungen an der Harvard University geht hervor, dass ältere Frauen, die sich sportlich betätigen, ein um drei Jahre geringeres biologisches Alter hatten als andere, die das nicht taten. Darüber hinaus war das Risiko für geistige Ausfallserscheinung bei ihnen um 20 Prozent geringer.[8] Intensives Intervalltraining wie Sprints oder anstrengendes Training auf dem Laufband erzeugt erheblich mehr BDNF als gemächliches Training oder bloßes Gehen,[9] aber schon beim Gehen oder auch bei Dehnübungen verbessert sich das BDNF-Angebot. Wichtig ist, dass Sie in Gang kommen und aktiv werden – Spazieren gehen, Wandern, Dehnübungen oder irgendetwas, womit Sie zum lebenslangen Schutz Ihres Gehirns täglich für einige Minuten aus der Puste kommen.

Meine liebste Trainingsform ist das Wandern, und da, wo wir wohnen, gibt es viele Wanderwege. Immer wieder mal erhöhe ich dabei für um die hundert Schritte das Tempo oder jogge sogar, um die Vorteile eines kleinen Intervalltrainings zu nutzen.

MIT DER KRAFT DER MEDITATION DAS BDNF ERHÖHEN

Wir im Westen meinen gern, Meditation sei eine Art Entspannungsübung zum Stressabbau. Sicher, Meditation hat diese Wirkung, aber sie bietet noch mehr. Wenn wir Meditation als Stresslöscher sehen, ist das ungefähr so, als würden wir annehmen, dass man joggt, um schneller ans Ziel zu kommen. Sagen Sie sich einfach, dass Sie beim Meditieren Ihre »Hirnmuskeln« spielen lassen. Alle übrigen Anteile des Körpers trainieren wir mit Bewegung, das Gehirn dagegen mit Regungslosigkeit, und das macht die Meditation zu einer Art Intervalltraining fürs Gehirn. Und das Allerbeste: Meditation steigert die BDNF-Produktion wie jede andere Übungsform oder sogar noch besser.

David Perlmutter und ich sind zu einem Schluss gelangt, von dem wir in unserem Buch *Das erleuchtete Gehirn* berichtet haben: »Meditation hilft uns, unsere komplexe Innenwelt sowie das universelle Energiefeld kennenzulernen. Es könnte sich durchaus herausstellen, dass dies der stärkste Anreiz für die BDNF-Produktion ist.«[10]

Meditation gehört zu den schwierigsten Dingen, die ich je unternommen habe. Es sieht erst einmal so aus, als würde man einfach nur dasitzen und nichts tun. Was ist daran so schwierig? Wenn die Aufmerksamkeit nach innen gewendet ist und nicht mehr unseren vielen Vorhaben dient, gelangen wir ans Ende des Hoheitsgebets unseres M-Gehirns und wissen nicht weiter. Wir stehen vor einem Zaun, und da scheint es nicht weiterzugehen. Das M-Gehirn grübelt weiter, erinnert sich oder plant voraus oder verheddert sich in dieses oder jenes Gefühl. Hinter diesem Zaun liegt ein friedvolles Gelände ohne Gedanken und Gefühlsregungen, nur wissen wir nicht, wie man dorthin gelangt. Wir suchen die Zauntür und finden keine.

Die Weisen, denen ich im Amazonas begegnet bin, wussten, dass drüben hinter dem Zaun etwas liegt, was wir vielleicht Gotteserkenntnis nennen würden, ein stiller Ort, dessen Stille darin besteht, dass wir selbst innerlich still sind. Das Gehirn ist gleichsam in Neutralstellung und summt leise vor sich hin, und nur in den Stirnlappen gibt es noch Aktivität.

Als Andrew Newberg das Center for Spirituality and the Mind an der University of Pennsylvania leitete, wandte er bildgebende Verfahren zur Untersuchung des Gehirns von Meditierenden an. In seinem Buch *Der Fingerabdruck Gottes* beschreibt er, wie Meditation die Aktivität im anterioren cingulären Cortex (ACC) erhöht, der sich über beide Gehirn-Hemisphären erstreckt. Hier haben auch Einfühlungsvermögen, Intuition und Mitgefühl ihren Sitz, also Züge, die wir mit Spiritualität in Verbindung bringen. Auch der Signalaustausch zwischen Amygdala und den Frontallappen wird hier geleistet und überwacht. Newberg bezeichnet den ACC als »Gott-Gehirn«.

Den ACC kann man sich als eine Art Friedenstruppe im Gehirn vorstellen. Während die Amygdala am liebsten alle Feinde niedermachen möchte, ist der ACC eher auf Zusammenarbeit bedacht und möchte Freundschaft schließen.

Wenn die Amygdala richtig verärgert ist, wird die Kommunikation mit dem Gott-Gehirn eingestellt. Dazu Newberg: »Ärger unterbricht die Funktion der Frontallappen. Man ist dann nicht mehr rational, sondern weiß nicht einmal, dass man irrational agiert.«[11] Wenn die Frontallappen sich ausgeklinkt haben, hören Sie die Argumente Ihres Partners einfach nicht mehr, weil Sie zu ungeduldig darauf warten, wieder das Wort ergreifen zu können, um zu erklären, weshalb Sie recht haben.

Newberg wagt sich da auf kaum je betretenes Gelände und baut eine Brücke zwischen Neurowissenschaft und Spiritualität. Dazu erläutert er: »Wir glauben, dass es da eine gemeinsame Evolution von Spiritualität und Bewusstsein gibt, die Nervenschaltkreise benutzt, mit denen wir uns wohlwollende Wechsel-Beziehungen zwischen Universum, Gott und uns selbst vorstellen können.«[12]

MIT DEM ACC CHILLEN

Nach einem Upgrade des Hippocampus kann sich Ihr Gehirn neue Wege bahnen, die Sie zu Chancen führen, wo Sie zuvor nur Gefahr wittern konnten. Veränderungen und Neuerungen wirken dann nicht mehr beängstigend und lähmend, sondern das Gehirn sendet seinen höheren Schaltkreisen Signale, die besagen, dass wir uns kreativ mit der Welt auseinandersetzen können. Wenn die höheren Schaltkreise und der ACC diese Signale auffangen, hören sie heraus: »Jetzt mach mal langsam und sieh die Dinge von der rosigen Seite.«

Der ACC ist bei intensivem Studium, meditativen und kontemplativen Übungen, bei Gebet und tiefer gedanklicher Versunkenheit aktiv, also bei allen Erfahrungen, die über das begrenzte Ich hinausgehen und eine Verschmelzung mit höheren Kräften oder dem Kosmos mit sich bringen. Bei aktiviertem ACC sind Sie frei von primitiven Überlebensängsten und Sicherheitsbedürfnissen und erfahren Ihr Leben als eine Reise wie die des Kolibris.

KOLIBRI-WAHRNEHMUNG

Wenn Sie im Überlebensmodus stecken, fließt ihre gesamte Energie ins bloße Überleben. Sobald Ihnen jedoch einmal aufgeht, dass Sie nicht alle Probleme heute beheben müssen und dass das Universum hinter Ihnen steht, wird ihnen etwas erreichbar, was die Amazonas-Völker »Kolibri-Wahrnehmung« nennen. Auch wenn man es ihnen nicht zutrauen würde, diese winzigen Vögelchen legen bei ihrem alljährlichen Zug im späten Frühjahr Tausende Kilometer zwischen ihrem brasilianischen Winterquartier und den Brutplätzen in Kanada zurück. Sie können nicht hinter den Horizont schauen, sie vertrauen sich einfach dem Weg an und quälen sich nicht mit Gedanken über die Unsicherheit des Lebens.

Auch der mutige Wanderer in Ihnen wird sich aufschwingen, wenn Sie sich dem Wind und dem Unbekannten anvertrauen. Auch wenn Ihnen angst und bange wird, Sie können das; mit dem ACC als Führer lassen Sie sich auf das schoßartige Dunkel dieses Reichs der Möglichkeiten ein und erforschen Orte, die auf den Landkarten Ihrer Kultur, Ihrer Kindheitserinnerungen oder eines überwucherten Ahnentraumas nicht verzeichnet sind.

Meditation weckt das ACC und verhindert, dass Sie sich mit Ihren guten und weniger guten Erfahrungen identifizieren. Sie fühlen sich dann nicht mehr so sehr von Ihrer emotionalen Verfassung beherrscht. Wenn der ACC eingeschaltet ist und wir unser Erleben wirklich erleben, statt es nur über uns ergehen zu lassen, erkennen wir die Flüchtigkeit unserer Stimmungen und Gefühle und können uns sagen, dass sie schon wieder vergehen werden.

Dazu fällt mir ein Abend im Amazonasgebiet ein, an dem ich im Rahmen einer Zeremonie ein Glas vom Absud der Visionen-

Liane Ayahuasca getrunken hatte. In meiner Vision verfing ich mich in einem Wurzelgewirr und rief den Schamanen um Hilfe. Dieser erwiderte seelenruhig, es handle sich nicht um einen Ort da draußen, sondern in mir, ein Abbild meiner geistigen Verfassung. Ich lebte zu der Zeit in einer sehr schwierigen Beziehung, von der ich mich nicht zu lösen vermochte. Die Halluzination führte mir also meine tatsächliche Lage vor Augen. Augenblicklich konnte ich den Kampf mit dem erstickenden Wurzelwerk beenden und fühlte, wie das höhere Gehirn die Führung übernahm und mir ein Verständnis meines Dilemmas erlaubte.

Als ich mir schon zum Aufwachen aus dieser quälenden Vision gratulieren wollte, verwandelten sich die Wurzeln plötzlich in Schlangen. Ich mag Schlangen nicht, auch wenn ich Boas im Dschungel durchaus bewundern kann. Jetzt kam Panik auf.

Ich sagte mir, dass meine Amygdala sich durchzusetzen versuchte, doch das verschaffte mir keine Erleichterung. Dann merkte ich, dass mich diese Schlangen nicht umschlingen und ersticken wollten, sondern ich mich irgendwie freistrampeln und herauswinden konnte, um einen friedlichen Ort zu finden. Die Schlangen zeigten mir, wie man flexibel und anpassungsfähig statt unbeugsam und fordernd vorgehen kann, wie ich es inzwischen in dieser Beziehung tat. Ich konnte sie bald darauf verlassen, dankbar statt grollend.

Der ACC führt einen auf Neuland, wo man sich neu für sein Leben begeistert und am Morgen jemanden im Spiegel begrüßt, von dem man noch gar nicht weiß, was in ihm oder ihr steckt.

Meditation weckt den ACC. Im funktionellen MRT (fMRT) des Gehirns ist erkennbar, dass bei regelmäßig meditierenden Versuchspersonen ganz bestimmte Verschaltungen gegeben sind, die man bei Nichtmeditierenden nicht antrifft. Bei Meditierenden zeigt sich vermehrte Aktivität im ACC der Frontallappen, wenn sie im sogenannten Samadhi-Zustand sind. Der Dalai Lama betont, dass man frei von destruktiven Gefühlen und sich wiederholenden Verhaltensweisen sein muss, um Erleuchtung zu finden. Dazu erweist sich die Fähigkeit des ACC, die Amygdala zu beruhigen, als nützlich, denn dadurch können Großzügigkeit und Mitgefühl an die Stelle des Schmollens und egoistischen Verhaltens treten.

Wenn der ACC aktiviert ist, kann man sich mehr und mehr über die Angst-Programmierung des M-Gehirns hinwegsetzen. Dann wird das Streben nach Glück durch andere Menschen oder Dinge zunehmend uninteressant und schließlich überflüssig, weil Glück sich ganz natürlich einstellt. Glück ist für die Frontallappen nicht von glücklichen Zufällen oder von angeschafftem »Spielzeug« abhängig, sondern erwächst aus Gnosis, aus Weisheit.

INTELLEKTUELLE ANREGUNG

Es scheint ein direkter Zusammenhang zwischen Bildungsniveau und Alzheimer-Risiko zu bestehen: Höherer Bildungsstand geht mit einer verringerten Anfälligkeit für Alzheimer einher. Die Krankheit setzt im Allgemeinen bereits zwanzig bis dreißig Jahre vor der Diagnose ein, und die Vorbeugemaßnahmen müssen entsprechend früh beginnen.

Ich stelle mir Demenz als eine Art Sturm vor, der die einst pulsierende Stadt namens Gehirn nach und nach stilllegt. Anfangs merkt man kaum etwas davon – hier ein paar umgewehte Schilder, dort eine schwer passierbare Straße, mehr nicht. Der Sturm wird jedoch immer stärker und reißt schließlich Brücken der Erinnerung ein, überflutet die Wege des Denkens, lässt das Haus der Identität und des im Laufe eines Lebens erworbenen Könnens baufällig werden. Die einst bedeutsamen Errungenschaften eines Lebens – Studienabschlüsse, Beziehungen – verschwimmen zunehmend und sind dann weg und hinterlassen zusammenhanglose Gedanken, Erinnerungen und Personen. Wie eine Großstadt vielleicht bei einer Naturkatastrophe so etwas wie Normalität zu wahren versucht, möchte das von Alzheimer bedrängte Gehirn den Anschein wahren, all das noch zu können, was ihm früher einmal leichtfiel.

Fangen Sie vielleicht einfach mit einer täglichen Dosis DHA an.[13] Das ist eine der sinnvollsten Investitionen überhaupt. Außerdem können Sie gezielt Ihre geistige Beweglichkeit fördern, gerade in dieser Zeit, in der wir die Funktionen unseres Gehirns zunehmend digitalen Gerätschaften übertragen. Wir benutzen kaum noch Stadtpläne oder Landkarten, fast nur noch das Navi. Telefonnummern und Adressen brauchen wir uns auch nicht mehr einzuprägen. Es wird Zeit, unser Gehirn genauso zu trainieren wie unseren Körper oder noch eifriger.

Wenn Sie unser Programm zur Erneuerung des Gehirns absolvieren, wird Ihnen auffallen, dass Ihr Gedächtnis besser wird. Ich habe heute ein annähernd fotografisches Gedächtnis, aber in der Schule und beim Studium und bei westlicher Normalkost war es so, dass ich mich kaum an das erinnern konnte, was gestern durchgenommen worden war.

WESTLICHE MEDIZIN TRIFFT AMAZONAS-HEILKUNDE

Dr. David Perlmutter, Autor von Bestsellern wie *Dumm wie Brot*, lernte ich auf Initiative seiner Frau Leize kennen, die meine Bücher las und die Idee hatte, dass die beiden mich bei einer meiner Expeditionen begleiten sollten. Zu diesem Ausflug gehörte eine längere Bergwanderung nach Ollantaytambo, dem Beginn des Inka-Trails nach Machu Picchu. Als wir den alten Steinpfad aufwärts marschierten, den die Inka vor gut sechshundert Jahren angelegt hatten, unterbrach nur eine Flöte die Stille.[14] Ich hatte diesen durchaus anspruchsvollen Anstieg schon etliche Male bewältigt, aber die Perlmutters, die dreitausend Meter tiefer in Florida lebten, waren wie so viele Besucher die Höhe nicht gewohnt, und bei David setzten Schwindel und Kurzatmigkeit ein. Bevor er sein Medikament gegen Höhenkrankheit (Acetazolamid) aus dem Rucksack holen konnte, gab ihm unser Andenführer ein paar Cocablätter und wies ihn an, sie zu kauen. Die Wirkung setzte beinahe augenblicklich ein und erwies sich als durchgreifend. Das weckte Davids Interesse an Kraftpflanzen und den Wissenden, die damit umzugehen verstanden. Zwischen uns entspann sich eine Freundschaft, in deren Verlauf viele Gespräche und vertiefende Forschungen zu indigenen Heilansätzen stattfanden, und daraus ging schließlich unser gemeinsames Buch *Das erleuchtete Gehirn* hervor.

Nach diesem Anden-Trip kehrte David in seine Arztpraxis in Florida zurück, aber jetzt mit dem Wissen um eine Weisheit, die über Generationen von den Alten bewahrt und weitergegeben worden war. Und mit diesem Wissen hatte es mehr auf sich als nur die Behandlung leichter Fälle von Höhenkrankheit. David selbst sagte: »Mir wurde vollkommen klar, dass die Patienten mit den tiefsten Genesungserlebnissen rechnen durften, die sich einer meditativen oder sonstigen spirituellen Praxis widmeten.«

Was Sie aus diesem Kapitel mitnehmen können:

Es ging in diesem Kapitel um verschiedene Themen im Zusammenhang mit der Gesundheit des Gehirns:

1. Mit der Einnahme von DHA lässt sich das Alzheimer-Risiko senken.
2. Wichtig ist außerdem, geistig rege zu bleiben, neue Fertigkeiten zu erlernen und Umgang mit Menschen zu pflegen, die unserer Kreativität und Fantasie Anregung bieten.
3. Überschüssiges Körperfett lässt sich über Ketose abbauen, bei der die Verbrennung von Ketonen Körper und Gehirn mit Energie versorgt.
4. Empfehlenswert ist eine Ernährungsumstellung auf weniger Zucker und industriell verarbeitete Nahrungsmittel und dem Schwergewicht auf gesunden Fetten, auf Gemüse und Grünem.
5. Empfehlenswert ist eine Ernährung nach dem Vorbild der Kost unserer fernen Vorfahren, die überwiegend aus pflanzlichen Nahrungsmitteln mit nur gelegentlichen Fleischeinlagen besteht.

7

FREIE RADIKALE EINDÄMMEN UND DIE MITOCHONDRIEN PFLEGEN

Vielleicht haben Sie inzwischen den Eindruck gewonnen, dass dieses Buch allzu gewichtig daherkommt, was den wissenschaftlichen Hintergrund unseres Programms zur Erneuerung des Gehirns angeht. Mir ist es wichtig, Ihnen die Kenntnisse zu vermitteln, mit denen Sie das Geschick Ihres Gehirns selbst in die Hand nehmen können.

Zum Upgrade Ihres Gehirns müssen Sie erst einmal die Schäden eindämmen, die durch freie Radikale entstehen. Alternde Mitochondrien in Ihrem Gehirn (sie werden nach zehn bis zwölf Tagen alt) erzeugen freie Radikale, und die sind Nebenprodukte einer nicht mehr durchgreifenden Verbrennung – wie bei einem alten Auto, das Treibstoff von nicht ausreichender Oktanzahl verbrennt. Freie Radikale schädigen die Kraftpflanzen, von denen hier die Rede ist, und zwar dadurch, dass sie anderen Molekülen ein Elektron stibitzen, das sie für ihre eigene Stabilisierung benötigen. Dadurch wird auch das geschädigte Molekül zu einem Elektronenräuber, und das erzeugt oxidativen Stress, der Ihre Zellen, Gewebe und Organe schädigt. Oxidativer Stress im Körper hat etwas von dem Oxidationsprozess, den Sie sehen, wenn ein angeschnittener Apfel sich braun verfärbt oder Kupfergegenstände, die der Luft ausgesetzt sind, grün anlaufen. Oxidativer Stress kann auch Depressionen auslösen.[1]

Freie Radikale beschleunigen die Alterung und lassen typische Alterskrankheiten entstehen. (Die Theorie der freien Radikale wurde von dem Biogerontologen Denham Harman aufgestellt, der auch sagte, dass freie Radikale von Antioxidantien »abgefangen« werden.) Um die Wirkung freier Radikaler einzudämmen, brauchen wir also Antioxidantien, die den Appetit der Elektronendiebe befriedigen, sodass sie nicht mehr von anderen Zellen stehlen müssen.

Wenn es unseren Mitochondrien nicht mehr gut geht, fehlt es uns an Energie. Es gibt alle möglichen Gründe, die wir anführen, wenn wir uns müde und schlapp fühlen, doch letztlich geht es immer um überalterte und erschöpfte Mitochondrien, die, wie Sie sich erinnern werden, die Kraftwerke des Körpers sind. Mitochondrien steuern auch den Gang der sogenannten Todesuhr, die alten und verbrauchten Zellen mitteilt, wann sie zu gehen haben. Sind jedoch die Mitochondrien beschädigt, wissen die Zellen nicht mehr, wann sie sterben müssen, und das Gehirn wird in der Folge mit immer mehr »Zombie-Zellen« belastet. Daraufhin werden Sie insgesamt irgendwie träge und kommen erst nach zwei Tassen Kaffee in Gang, und beim Blick in den Spiegel erschrecken Sie immer wieder über neue Falten, die entstehen, weil die alten Hautzellen im Gesicht, nicht mehr durch kollagenreiche Jungzellen ersetzt werden. Und jetzt stellen Sie sich einmal vor, was dann erst in Ihrem Gehirn los ist.

Mitochondrien haben ihre eigene DNA, die sich von der Ihres Menschen unterscheidet. Sie ist wie bei Bakterien zu einem Ring geschlossen. Sie können sich Ihre Mitochondrien als freundlich gesonnene Bakterien vorstellen, die Energie liefern und dafür ein warmes Plätzchen bekommen. Die DNA der Mitochondrien ist anfällig für Schäden, die durch oxidativen Stress entstehen, einfach weil sie nicht über zuverlässige Reparaturmechanismen verfügen wie unsere eigene DNA. Serotonin, das von der Zirbeldrüse in Melatonin umgewandelt wird, repariert Fehler im DNA-Code und funktioniert dabei wie eine Grammatik- und Rechtschreibprüfung, um sicherzustellen, dass unsere Zellen ohne »Rechtschreibfehler« regeneriert werden. Melatonin ist das wichtigste Reparatursystem für die Mitochondrien in unserem Gehirn. Wo es an Serotonin mangelt, können wir keine Glücksmoleküle mehr bilden, mit denen wir im »Flow« bleiben, und darüber hinaus verlieren geschädigte Mitochondrien die Fähigkeit, sich zu teilen, und dann setzen sie Entzündungsstoffe frei, die den Beginn des Weges in die Demenz markieren. Wenn überalterte Mitochondrien nicht mehr in der Lage sind, sich zu teilen, aber auch nicht sterben können, werden sie zu Untoten, die weder leben noch sterben können. Wir werden darauf in Kapitel 10 näher eingehen.

Mitophagie ist eine Form der Autophagie, ein Recyclingprozess speziell für Mitochondrien. Der erste Teil des Wortes Mitophagie bezieht sich auf die Mitochondrien, und Phagie heißt einfach »fressen« und umschreibt die Tatsache, dass beschädigte Mitochondrien von anderen Zellen verdaut, also zerlegt werden. Dadurch bleibt der gesamte Bestand an Mitochondrien gesund, weil die nicht mehr lebensfähigen ausgesondert und abgebaut werden, sodass sich die Schäden nicht summieren können, was zur Überalterung der Zellen führen würde. Das macht mir die bereits besprochenen Gehirnnährstoffe so wertvoll, denn sie fördern sowohl die Mitogenese (die Neubildung von Mitochondrien) als auch die Mitophagie. Leider ist es so, dass die körpereigene Produktion von Radikalfängern wie Glutathion und Superoxid-Dismutase (SOD) bis zum Alter von fünfunddreißig Jahren so weit abnimmt, dass sie gegen null geht. Die Schädigung der Mitochondrien durch freie Radikale nimmt dann ihren Lauf.

Ihre Fähigkeit, diese Antioxidantien zu erzeugen, kommt gänzlich zum Erliegen, weil es da ein uraltes biologisches Programm gibt, von dem alle Säugetiere bedroht sind und das für besonders effektive Reparaturen bei den Jungen sorgt. Es geht in der Natur vor allem darum, dass die Nachkommen gesund sind und sich vermehren können, sodass immer für die Erhaltung der Art gesorgt ist. Keine Priorität hat hingegen, dass Sie oder irgendwelche anderen Lebewesen möglichst lange leben. Nach dem Alter von fünfunddreißig Jahren können Sie Antioxidantien aus Ihrer Nahrung beziehen, doch das genügt nicht als Ausgleich für die zunehmende Schädigung Ihres Gehirns. Sie würden an die zwanzig Kilo Beeren täglich verzehren müssen, um alle freien Radikale abzufangen, die Ihre vergreisenden Mitochondrien erzeugen würden, weil sie Sauerstoff verbrennen. Man kann Glutathion als Nahrungsergänzung verzehren, aber der Verdauungstrakt zerstört dieses Glutathion, wenn es nicht liposomal oder nanoverkapselt vorliegt. So gelangt es dann nicht ins Blut und folglich auch nicht ins Gehirn. Zum Glück wissen wir heute, wie wir auch diesen biologischen Abläufen ein Upgrade zukommen lassen können, um die körpereigene Erzeugung von SOD und Glutathion wieder in Gang zu bringen. Mehr darüber erfahren Sie in Kapitel 9.

GLUTATHION – SUPERSTAR UNTER DEN ANTIOXIDANTIEN ZUM SCHUTZ DES GEHIRNS

Glutathion ist ein besonders wichtiges Antioxidans zur Wiederherstellung der Mitochondrien, das außerdem den Hippocampus schützt und das Gehirn entgiftet, weil es ein großes Schwefelmolekül enthält, das Giftstoffe abtransportiert. Darüber hinaus unterstützt Glutathion unser Immunsystem. Den aktiven Schwefelanteil in Glutathion verdanken wir dem Verzehr von schwefelreichen Nahrungsmitteln wie Knoblauch, und dieser Schwefel wird dann dem Gehirn zugeleitet, da er die Blut-Hirn-Schranke ohne weiteres überwindet. Neuerdings hat sich herausgestellt, dass es Neuronen gibt, die wegen ihres sternenartigen Aussehens Astrozyten genannt werden und ebenfalls Glutathion erzeugen können.

Beschädigte Mitochondrien in überalterten Zellen sind für viele Übel der Menschheit verantwortlich, weil sie Stoffwechselabfälle nicht mehr beseitigen können, die sich dann im Gewebe anreichern und Gesundheitsstörungen aller Art erzeugen, darunter Fibromyalgie, eine schmerzhafte Erkrankung, von der Frauen neunmal häufiger betroffen sind als Männer.[2] Bei Fibromyalgie-Symptomen heißt es oft, sie seien »nur eingebildet«. Darin spiegelt sich unter anderem der alte Brauch, die Beschwerden der Frauen, insbesondere wenn sie mit Schmerzen verbunden sind, als »hysterisch« einzustufen. Dieses Wort leitet sich vom griechischen Namen der Gebärmutter ab, und dabei werden alle Frauen praktisch als etwas derangiert eingestuft, so als würden sie sich ihre Symptome einbilden oder ausdenken. Das änderte sich, als die Pharmafirmen darauf kamen, dass Medikamente gegen Fibromyalgie ziemlich gewinnträchtig sein könnten und damit begannen, diese Krankheit als seriös einzustufen.

Mächtige Mitochondrien und weibliche Lebenskraft

Das Vorurteil gegen Frauen, deren Mitochondrien nicht mehr richtig funktionieren, der Vorgang, der sich als ganz reale und sehr schmerzhafte Fibromyalgie manifestiert, hat etwas von einem schlechten Scherz, wenn man bedenkt, dass alle menschlichen Mitochondrien aus der mütterlichen Linie stammen. Lassen Sie mich das erklären.

Als ich David Perlmutter kennenlernte, unterhielten wir uns einmal über Pflanzen, die das Gehirn wiederherstellen können, und in diesem Zusammenhang erwähnte ich den Glauben der Amazonasvölker, dass wir zur Heilung der Erde und zu unserem eigenen Nutzen, die weibliche Lebenskraft erneuern müssen.

»Ja«, bestätigte David ganz sachlich, »die Mitochondrien.«

Ich sah ihn groß an. Aber natürlich! Die Mitochondrien sind das Bindeglied zwischen den alten Weisheitstraditionen und der modernen Neurowissenschaft. Mitochondrien gibt es in jeder Zelle gleichsam als Stromgenerator, der die Lebenskraft der Zelle bereitstellt. Und wir alle erben unsere Mitochondrien von unseren Müttern. Die DNA unserer Mitochondrien ist bis zur ersten menschlichen Mutter zurückzuverfolgen, der »Mitochondrien-Eva«, die vor rund 150 000 Jahren in Afrika lebte. Ihr Erbe liegt bis heute in unseren Körpern in Form der Mitochondrien sämtlicher Zellen vor. Nicht das kleinste bisschen Mitochondrien-DNA stammt aus der väterlichen Linie. Deshalb bin ich davon überzeugt, dass Ihre Lebensdauer und Gesundheitsspanne vor allem durch Ihre Mutter bestimmt sind, von der Sie Ihre Lebenskraft geerbt haben.

Glutathion dient dem Schutz der Mitochondrien. Unser Körper kann es selbst erzeugen (zumindest bis die Natur uns um die Mitte dreißig als alt und nutzlos einstuft), und es lässt sich auch im Labor synthetisieren. Es wird sogar intravenös als Notfallbehandlung bei Paracetamol-Überdosierung eingesetzt. David begann Glutathion bei der Fibromyalgie-Therapie einzusetzen und das mit großem

Erfolg. Bei einem seiner Patienten gab es daraufhin eine Reaktion, die David den Atem verschlug. Er erzählt:

»Einmal hatte ich mir ein Bild von einem Patienten zu machen, der nicht nur an fortgeschrittener Fibromyalgie litt, sondern dazu auch noch Parkinson hatte. Letzteres schränkte seine Gehfähigkeit so weit ein, dass er an den Rollstuhl gebunden war. Wir stiegen in die neue Fibromyalgie-Therapie mit intravenösem Glutathion ein. Was dann geschah, hat meine medizinische Praxis für immer verändert. Etwa zwanzig Minuten nach der Injektion erhob sich dieser Patient aus seinem Rollstuhl und ging zu Fuß in der Praxis hin und her.

Italienische Wissenschaftler hatten erst im Vorjahr nachweisen können, dass Parkinson-Patienten, die intravenöses Glutathion erhalten hatten, drastische und lang anhaltende Besserung erlebten. Sie berichteten: ›Alle Patienten profitierten erheblich von der Glutathion-Therapie, ihre Behinderungen verbesserten sich um durchschnittlich 42 Prozent, und dieser therapeutische Effekt hielt zwei bis vier Monate an. Glutathion erweist sich als symptomwirksam und könnte das Fortschreiten der Krankheiten verlangsamen. Weil es sich jedoch um ein nicht patentierbares Mittel handelt, war niemand auf die Idee gekommen, die unzähligen Neurologen zu verständigen, die jeden Tag Parkinson-Patienten zu behandeln haben.‹«

Vielen Menschen, und ich bin einer von ihnen, fehlt eins der Gene für die Bildung von Glutathion, weshalb wir nicht genug von diesem Radikalfänger haben, um dem oxidativen Stress zu begegnen. Ich nehme deshalb alle zwei Wochen 2000 mg Glutathion IV. Sie müssen sich Glutathion aber nicht intravenös verabreichen lassen, um ausreichend versorgt zu sein. Sie können N-Acetylcystein (NAC) als Nahrungsergänzung einnehmen oder sich an NAC-reiche Nahrungsmittel halten – Nüsse, Gemüse aus der Familie der

Kreuzblütler (beispielsweise Broccoli) sowie Spinat und Karotten. Unser Darm kann die darin enthaltenen Glutathion-Bausteine gut aufnehmen. Nebenbei ist NAC ein absoluter Star bei der Behandlung von Long Covid. Wenn es um ausreichende Versorgung mit Glutathion geht, empfiehlt sich eine überwiegend pflanzliche Ernährung.

So wichtig es ist, freie Radikale einzudämmen und die Mitochondrien zu unterstützen, Sie müssen auch die Gesundheit Ihres Darms im Auge haben, damit er genügend Serotonin erzeugt, und zwar nicht nur für die Stimmung, sondern auch für Ihr Gehirn-Upgrade. Das sehen wir uns im nächsten Kapitel an.

Was Sie aus diesem Kapitel mitnehmen können:

Wir haben Mitochondrien und freie Radikale unter dem Gesichtspunkt ihrer Wirkung auf das Gehirn betrachtet:

1. Funktionsstörungen der Mitochondrien und ihre Bedeutung für Fibromyalgie und Parkinson. Antioxidantien zur Begrenzung von Schäden durch die Wirkung freier Radikale.
2. Die Gesundheit der Mitochondrien und ihre Bedeutung für die verfügbare Energie sowie für Alterung und altersbedingte Krankheiten.
3. Melatonin als Mitochondrien-Schutz und seine mögliche therapeutische Anwendung.
4. Die Mitochondrien als Kraftwerke der Zellen und ihre Bedeutung für Energieversorgung und Alterung.
5. Der Zusammenhang zwischen Funktionsstörungen der Mitochondrien und Krankheiten wie Fibromyalgie und Parkinson. Wie wir unser schlafendes Antioxidantien-Potenzial wecken können.
6. Oxidativer Stress durch freie Radikale und seine Auswirkung auf Zellen, Alterung und altersbedingte Krankheiten sowie die Bedeutung von Antioxidantien zur Abmilderung der Folgen.

8

DARMSANIERUNG FÜR MEHR SEROTONIN

Serotonin ist ein Stoff, der überall in der Natur vorkommt. Im Pflanzenreich reguliert Serotonin Blüte, Fotosynthese und Wachstum. Bei Pilzen steuert es die Zelldifferenzierung, und im Tierreich dient es als Neurotransmitter für die Signalübertragung zwischen den Nervenzellen. Da man es bei allen Spezies, von den Wirbellosen bis zum Menschen, gefunden hat, kann man davon ausgehen, dass sich seine Bedeutung für die Regelung biologischer Prozesse über Jahrmillionen der Evolution erhalten hat.

Serotonin wird gern als »Wohlfühl-Molekül« bezeichnet, weil es die Stimmung hebt und uns ein Gefühl vermittelt, dass uns Glück und Frieden zustehen. Ängstlichkeit nimmt ab und Wohlbefinden zu. Serotoninmangel wird im Zusammenhang mit Depressionen gesehen. So hat man an der Rockefeller University die Gehirne Verstorbener untersucht, von denen bekannt war, dass sie an Depressionen und Ängsten gelitten hatten. Es zeigten sich Schäden insbesondere in stark von Serotonin beeinflussten Hirnarealen – und das Fazit lautete, dass gerade die bei Angststörungen und Depressionen am häufigsten verschriebenen Medikamente als sogenannte selektive Wiederaufnahme-Hemmer für Serotonin wirken.[1]

Diese Stoffe verhindern die Rückführung des Serotonins in die Neuronen, sodass das Gehirn mit Serotonin geflutet wird. Diese Serotoninflut wirkt als Auslöser für die Produktion von Stammzellen im Hippocampus. Man muss diese Serotonin-Wiederaufnahme-Hemmer sechs Wochen lang einnehmen, bevor sich ihre Wirkung zeigt – und das ist genau die Zeit, die der Hippocampus braucht, um aus seinem Vorrat an Stammzellen neue Neuronen, also Nervenzellen, entstehen zu lassen, die er braucht, um sich zu reparieren.

Serotonin fördert nicht nur die Erneuerung unseres Gehirns und hebt die Stimmung, sondern es unterstützt auch den Weitertransport der Nahrung im Darm durch die Peristaltik. Darüber hinaus steuert es das Hunger- und Sättigungsgefühl und folglich unseren Appetit. Im Hypothalamus, der für das Hungergefühl zuständigen Hirnregion, kann Serotonin die Wirkung eines natürlichen Appetithemmers entfalten. Bei zu wenig Serotonin kann es sein, dass man einen wahren Wolfshunger verspürt und dann auch entsprechend zunimmt. Was wir an Trostfutter zu uns nehmen, wenn wir Angst haben oder traurig sind, ist meist zuckerlastig und verschafft uns ein kurzfristiges »Serotonin-High«, das gern in einen Teufelskreis von Stimmungsschwankungen übergeht, die mit zwanghaftem Essverhalten verbunden sind.

Im Laufe der vergangenen zehn Jahre hat sich herausgestellt, dass Gehirn und Darm ständig miteinander kommunizieren und dass Serotonin diesen Austausch entlang der Darm-Hirn-Achse begünstigt. Diese Achse umfasst ein Netzwerk von 100 Millionen Neuronen in den Wänden des Verdauungstrakts von der Speiseröhre bis zum Darmausgang. Es verbindet Magen und Darm mit dem alten Reptilienhirn und dem M-Hirn, und zwar über den Vagusnerv, der Informationen in beide Richtungen weiterzuleiten vermag. Mit all diesen Neuronen wird hier mehr Information über das gesamte Milieu verarbeitet als in Ihrem Kopf-Gehirn – und das alles hängt von dem ab, was wir essen und trinken. Die Mikroorganismen in unserem Darm sind wesentlich für die Qualität der Telefonverbindung zwischen Darm und Gehirn. Sie stellen aus dem in der Nahrung enthaltenen Tryptophan Serotonin her und sorgen auf diesem Wege für geistige Klarheit oder eben für Gehirnnebel, wenn nicht genügend Tryptophan vorhanden ist. Wenn im Gehirn nicht reichlich Serotonin zur Verfügung steht, fühlen wir uns unwohl und werden griesgrämig – und die Gefahr der Demenz nimmt zu.[2]

Ihre ursprüngliche Darmflora haben Sie bei Ihrer Geburt, also auf dem Weg durch den Geburtskanal, von Ihrer Mutter mitbekommen. War das Mikrobiom Ihrer Mutter durch Antibiotika geschädigt oder wenn es eine Kaiserschnitt-Geburt war, kamen Sie mit einem Mikrobiom zur Welt, das nicht artenreich genug war. Das ruft im Laufe der Zeit Gesundheitsstörungen hervor, und neuere Forschungen lassen erkennen, dass bei Menschen mit Long Covid, die an hartnäckigen Symptomen wie Gehirnnebel, chronischer Müdigkeit und Gedächtnisverlust leiden, ein Serotoninmangel besteht.[3]

Sicher ist jedenfalls, dass ein funktionstüchtiger Darm die höheren Funktionen des Gehirns unterstützt.

SEROTONIN, MELATONIN UND DER SCHLAF

Unseren Schlaf reguliert das Hormon Melatonin, das aus Serotonin gebildet wird. Heutzutage verfügen die meisten Menschen nicht über genügend Serotonin für den gesunden Schlaf, den wir benötigen, um tiefe Ruhe zu finden, uns zu erholen und für die Instandsetzung des Gehirns zu sorgen. Melatonin regelt den Lauf unserer inneren Uhren, es lässt den Körper auf die einsetzende Dunkelheit mit Schlafbereitschaft reagieren. Melatonin beschleunigt die Expression (Umsetzung) des Gens p53, das an der Steuerung des

Zellwachstums beteiligt ist. Durch die vom Melatonin ausgehenden Anstöße kann dieses Gen seine Aufgabe erfüllen, die Vermehrung nicht erwünschter Zellen und das Tumorwachstum zu hemmen.

Unsere biologische Uhr wird wie seit Jahrmillionen vom Sonnenlauf gestellt. Der blaue Himmel und die ersten Sonnenstrahlen fahren die Melatoninerzeugung zurück und sorgen für eine kräftige Ausschüttung von Cortisol, das uns (hoffentlich) munter aus dem Bett springen lässt. Orangerotes Licht wie von einem Lagerfeuer bewirkt das Gegenteil, es vermehrt die Ausschüttung von Melatonin und damit unsere Schlafbereitschaft. Denken wir auch daran, dass es Beleuchtung in der Nacht über Jahrmillionen nur in der Form von offenem Feuer beziehungsweise Kerzenflammen gab. Unsere innere Uhr, heute sprechen wir vom zirkadianen Rhythmus, wurde nach der Morgensonne und dem abendlichen Lagerfeuer oder Kerzenschein gestellt.

Bis heute und selbst bei bedecktem Himmel stellt das natürliche Licht unsere innere Uhr nach der Morgendämmerung. Auch wenn wir fest schlafen und die Augen geschlossen sind, dringt das Morgenlicht in unser Bewusstsein und stupst uns behutsam wach.

Der Schlafzyklus

Es gibt im Auge einen lichtempfindlichen Farbstoff namens Melanopsin, der Signale an den Hypothalamus sendet, den Taktgeber unseres zirkadianen Rhythmus. Der Hypothalamus synchronisiert danach unsere Körperuhr und stimmt den Schlaf-Wach-Rhythmus sowie unsere Körpertemperatur und die Hormonausschüttung auf den äußeren Tag-Nacht-Zyklus ab. Vor allem aber stellt er die Uhr im Voraus für die Melatonin-Erzeugung der nächsten Schlafphase. Melanopsin reagiert so empfindlich, dass es das blaue Licht Ihres Smartphones »wahrnimmt«, während Sie im abgedunkelten Zimmer im Bett liegen. Ihr Gehirn geht dann davon aus, dass gleich der Tag anbricht, und wird Ihnen den Schlafzyklus ruinieren. Ihre innere Uhr, die im Laufe eines 24-stündigen Zyklus so viel zu regeln hat, ist dann auf eine Zeitzone eingestellt, in der Sie gar nicht sind!

Wenn Sie Ihren Schlafzyklus wieder einregulieren möchten, setzen Sie sich dem Morgenlicht aus, zum Beispiel im Rahmen der auf S. 193 beschriebenen Himmelsschau. Wenn Sie an einem bewölkten Tag Richtung Horizont schauen, funktioniert das ebenfalls. Haben Sie jedoch nicht genügend Serotonin zur Verfügung, stellt Ihre Zirbeldrüse nicht das Melatonin bereit, mit dem Sie Schlaf und Ruhe finden könnten und Schäden an der DNA zu beheben wären. (Die Rolle, die Melatonin bei diesem letzten Punkt spielt, hat ihm den Namen »Wächter des Genoms« eingetragen.) Ich habe in meinem Badezimmer eine LED-Lampe installiert, die man Grow-Light oder Wachslampe nennt und die üblicherweise für Pflanzen verwendet wird. Sie gibt blaues Licht ab. Ich schalte sie am Morgen ein, um im Winter meiner biologischen Uhr auf die Sprünge zu helfen. Das ist auch ein gutes Mittel gegen den Winter-Blues, wie er für die kurzen Tage und den Lichtmangel des Winters typisch ist.

Mangel an erholsamem Schlaf schadet Ihrem Gehirn. Wenn Sie schlafen, sind die Neuronen nicht damit beschäftigt, sich einen Reim auf das Chaos dieser Welt zu machen. Dabei schrumpft Ihr Gehirn um 20 Prozent und mit der abfließenden zerebrospinalen Flüssigkeit werden Giftstoffe und Zellabfälle ausgeschwemmt.[4] Schlafen Sie jedoch nicht gut, kann Ihr Gehirn nicht sorgfältig entsorgen, und es entstehen Entzündungen, die wiederum vermehrt

Cortisol auf den Plan rufen, das den Hippocampus schädigt. Das Gehirn bemüht sich, Tagesereignisse im Langzeitgedächtnis einzulagern, und wenn Sie dann am Morgen aufwachen, schwirren vage Erinnerungen an chaotische Träume in Ihrem Kopf herum.

Bei niedrigem Serotoninspiegel können Sie schlecht einschlafen und durchschlafen. Sie wachen müde und irgendwie daneben auf, und das weckt in Ihnen den Wunsch, die Belohnungsmechanismen des Gehirns über Displays oder Bildschirme Ihrer digitalen Geräte in Gang zu setzen, damit Dopamin freigesetzt wird, das angenehme Empfindungen weckt und Ihre digitalen Gewohnheiten immer weiter verstärkt. Das Dopamin verfliegt dann in den nächsten Stunden wieder, sodass Sie die nächste Dosis brauchen und dann möglicherweise sogar mitten in der Nacht nach Ihrem Handy langen, wenn Sie aufwachen, und dann nicht wieder einschlafen können. So gerät Ihr Schlafzyklus immer weiter in eine Schieflage.

Eine Freundin hat mir unlängst anvertraut, dass Sie für sich eine zweiwöchige digitale Fastenzeit anberaumt hatte, aber die ersten paar Tage feststellte, dass sie nach dem abgeschalteten Handy griff und es in den Händen hielt um sich damit zu trösten. Die Sucht nach unseren digitalen Gerätschaften, scheint inzwischen im Bau unseres Gehirns verankert zu sein.

Meine Schlafhilfen

Andrew Huberman ist Professor der Neurowissenschaft an der Stanford University. Wir lernten uns im Rahmen einer Veranstaltung im wunderbaren Six-Senses-Resort im türkischen Kaplankaya kennen, wo ich alljährlich ein einwöchiges Grow-a-New-Body-Retreat abhalte. Nach meinem Vortrag, in dem ich vom fehlenden Bindeglied zwischen

Neurowissenschaft und uralter indigener Weisheit gesprochen hatte, kam er auf mich zu. Beim Mittagessen kamen wir auf Ayahuasca, die Visionen-Liane vom Amazonas, und ihre Ähnlichkeit mit Serotonin zu sprechen. Ich stellte Andrew Fragen über Schlaf und zirkadiane Rhythmen, die nahelagen, weil wir beide noch in der kalifornischen Zeitzone waren, die sich um neun Stunden von der türkischen Zeit unterscheidet. Da kann der Körper schon mal den Überblick verlieren, wenn man um neun Uhr morgens Lust auf ein Glas Wein hat. Andrew vertraute mir seine bevorzugten Schlafhilfen an:

- Magnesium-Threonat: 2000 mg
- Apigenin: 50 mg
- L-Theamin: 200 mg
- Myo-Enositol: 1000 mg

Ich ergänze das manchmal noch mit 100–200 mg 5-HTP, um meinen Serotoninspiegel in der Nacht hochzuhalten. Beachten Sie aber, dass zu häufige Einnahme von 5-HTP zu einem »Crash« führen kann, wenn Sie damit aufhören. Magnesium braucht der Körper für über 500 chemische Reaktionen, und bei den meisten von uns liegt ein Mangel vor. Magnesium-Threonat überwindet die Blut-Hirn-Schranke und lässt den Magnesiumspiegel im Gehirn ansteigen. Apigenin findet sich in vielen Obst- und Gemüsesorten; es reguliert den Hormonhaushalt, unterstützt die Gehirnfunktion und erhöht die Abwehrkraft. L-Theamin ist in grünem und weißem Tee enthalten und lässt Sie besser ein- und durchschlafen. Es kann den GABA-, Dopamin- und Serotoninspiegel anheben, während Myo-Enositol den Bestand an Botenstoffen im Gehirn erhöht, die Stimmung hebt und stimmungsabhängige Symptome mildert und seltenerer werden lässt.

SEROTONIN FÜR GEHIRN-REPARATUREN UND DIE HÖHEREN GEHIRNFUNKTIONEN

Wird das Serotonin knapp, kann der Hippocampus die Schäden durch anhaltenden Cortisol-Überschuss nicht mehr ausgleichen. Das Lernen kommt zum Erliegen, und mit Ihrer Intelligenz, das heißt mit Ihrem folgerichtigen, flexiblen Denken und Ihrer Problemlösungsfähigkeit geht es rapide bergab. Sie reden hauptsächlich davon, wie die Dinge früher einmal waren, und können sich nicht mehr an eine sich verändernde Welt anpassen. Ihr Denken versteinert und zwar unabhängig von Ihrem Alter.

Aus irgendeinem nach wie vor unbekannten Grund hat die Natur den Hippocampus sehr reichlich mit Cortisol-Rezeptoren ausgestattet und ihn so gebaut, dass er leicht verletzt werden kann. Aber außerdem hat uns die Natur auch noch das Serotonin gegeben, mit dem dieses Lernzentrum des Gehirns repariert werden kann. Serotonin gibt einen Anstoß zur Neurogenese, zur Neubildung von Nervenzellen, die der Reparatur des Gehirns dienen.

Serotonin hat einen ähnlichen Aufbau wie der psychedelische Wirkstoff des Ayahuasca, dieses Lianengebräus, das die Heiler im Amazonasgebiet zubereiten, bei denen ich Erfahrungen sammelte, bevor der Absud bei Westlern in Mode kam. Der aktive Bestandteil des Ayahuasca, DMT, besitzt eine starke Bindekraft an die Serotoninrezeptoren des Gehirns.

Da stellt sich natürlich die Frage, wieso unser Gehirn Rezeptoren für eine stark bewusstseinsverändernde Substanz hat.

Rezeptoren sind so gebaut, dass sie ein präzises Zusammenpassen von »Schlüssel und Schloss« verlangen, sodass ein Molekül wie DMT (Schlüssel) ausschließlich zu einem ganz bestimmten Rezeptor (Schloss) passt. Es sieht fast so aus, als hätte es die Na-

Himmelsschau

Hierbei handelt es sich um eine Praxis bestimmter tibetischer Mönche, die von hohem gesundheitlichem Wert ist. Sie versorgt Sie nicht nur mit gesundem Vitamin D, sondern die Photonen des Morgenlichts stabilisieren den zirkadianen Rhythmus in Ihrem Gehirn. Mit dieser Übung begrüßen Sie das Licht der Morgensonne und verbinden sich über den Atem mit der umgebenden Natur. Auch in einer Großstadt ohne Park in erreichbarer Nähe können Sie sich vorstellen, im Amazonas-Wald zu sein.

Machen Sie diese Übung früh am Morgen. Setzen Sie sich bequem so hin, dass Sie die Hände im Schoß ablegen können, und richten Sie die geöffneten Augen auf den Horizont. Atmen Sie tief, aber ohne besonderen Nachdruck. Verfolgen Sie Ihren Atem, während Sie gleichzeitig alles bemerken, was in Ihrem Bewusstsein auftaucht, als wären es Wolken am Himmel, die ganz von selbst heranschweben und wieder verschwinden. Wenn Sie bemerken, dass Ihre Aufmerksamkeit abschweift, führen Sie sie sanft zum Atem zurück und genießen Sie den Anblick des morgendlichen Himmels. Wolken kommen und gehen, Gedanken kommen und gehen, Empfindungen kommen und gehen.

Die Umtriebigkeit des Denkens und alle Ihre Sorgen treten in den Hintergrund, und Sie begrüßen alle Gefühle und Gedanken mit einem Lächeln.

tur darauf angelegt, dass wir bewusstseinsverändernde Stoffe entdecken, die unser Gehirn Schaltkreise höherer Art anlegen lassen, die uns neue Techniken und Erfahrungsräume erschließen. Und warum bringt unser Gehirn selbst solche Psychedelika hervor, indem es Serotonin in DMT und andere »Geist-Moleküle«

wie Meskalin, Psilocybin und LSD umwandelt? Unser Neokortex hat ein Verlangen nach solchen Geist-Molekülen oder spirituellen Molekülen. Wenn Ihr Gehirn ein Upgrade braucht und Sie es nicht selbst bewerkstelligen können, sehen Sie sich vielleicht bei der Technoparty am nächsten Wochenende nach Psychedelika um. Vielleicht versuchen Sie es auch selbst mit Magic Mushrooms in kleinen Dosen, weil Ihr Gehirn so sehr auf Erfahrungen der Einheit aus ist. Unser Programm zur Erneuerung des Gehirns bietet Ihnen mehr als bloße Wochenend-Abenteuer, die vielleicht schnell in Vergessenheit geraten. Es stimmt Ihr Gehirn darauf ein, sich seine Glücksmoleküle im Alltag selbst zu basteln und dazu auch gleich die Nervenschaltkreise, mit denen Sie das Einssein erleben können und zu tiefen Erkenntnissen kommen.

Die alten Griechen sprachen hier von Gnosis.

Wenn Ihr höheres Gehirn das Steuerrad von Ihrem M-Gehirn übernimmt und die Produktion von Stresshormonen herunterfährt, lösen sich die Spinnweben des modernen Lebens von Ihnen ab und machen Ihre tiefe und dauerhafte Verbundenheit mit der Natur erkennbar. Die Alten wussten, und die Amazonasvölker wissen heute noch, dass die Wälder und Meere uns alles beibringen können, was wir wissen müssen.

LEHRSTUNDE IM DSCHUNGEL

Als junger Anthropologe war ich einmal im peruanischen Teil des Amazonasbeckens unterwegs, um eine angesehene Heilerin zu besuchen. Nach dem Mittagessen bei ihr zu Hause ließen wir das Dorf hinter uns und machten einen Spaziergang durch den Wald. Wir erreichten eine Lichtung am Rio Ucayali, und die alte Frau ließ mich über die offene Fläche gehen und sagte, ich solle auf die

Vogelstimmen achten, wenn ich drüben wieder in den Dschungel eintauche. Ich ging also durch das weiche Gras nach drüben und verschwand wieder im Dschungel. Dabei hörte ich den Gesang der Vögel, das laute Schnattern der Aras und in der Ferne die Affen. Aber nach drei Schritten war plötzlich Stille, als spürten diese Tiere die Anwesenheit eines Raubtieres. Ich selbst überlegte auch, ob da vielleicht ein Jaguar herumstrich.

Die Schamanin kam zu mir herüber und erklärte: »Die Tiere wissen, dass du nicht hier hingehörst, sondern einer von denen bist, die aus dem Paradies geworfen wurden und im Wald einfach nichts zu suchen haben.« Und seltsam, als sie an mich herantrat, fingen alle Tiere des Regenwaldes wieder an zu singen und ihre sonstigen Laute von sich zu geben.

Ich dachte, sie wolle sich über mich lustig machen, als sei ich irgendein hergelaufener Städter aus Kalifornien. An der nächsten Flussbiegung sah ich zwei Männer stehen, die eine Boa am Spieß brieten, ihr spätes Mittagessen. Das Fett fingen sie in einer Dose auf. Ich ging hinüber zu ihnen und fragte, ob ich ein wenig Schlangenfett haben könne, ich nahm nämlich an, dass die Tiere einfach mein Deo und die Zahnpasta rochen und ich mich mit Boa-Fett vielleicht tarnen könne.

Ich zog mich bis auf die Unterhose aus und schmierte mich ein und war überzeugt, dass die Tiere danach meinen würden, ich sei einfach irgendeine dahergekrochene Schlange. Die Blicke der beiden Männer ließen vermuten, was sie dachten, deshalb erklärte ich: »Schon in Ordnung, ich bin Anthropologe.«

Nachdem ich mich eingerieben hatte, bedankte ich mich bei den Männern und ging zurück in den Dschungel. Der erste Schritt hatte noch Vogelsang, der zweite auch und sogar der dritte. Doch dann war es auf einmal völlig still. Mit Ausnahme der vielen hundert Fliegen, die mich umschwärmten.

Ein ganzes Jahrzehnt verging, bevor ich mich wieder in den Regenwald aufmachen konnte und das Gefühl hatte, dass er mich als seinen rechtmäßigen Bewohner anerkannte. Ich war kein Verstoßener mehr, ich hatte mich »allen meinen Verwandten« angeschlossen, ich war eins mit dem Fluss und tauschte mich mit den uralten Bäumen aus, wie wir Menschen es von Urbeginn an im Garten Eden getan hatten. Die Vögel um mich sangen unbefangen weiter, wenn ich mich in ihrer Nähe aufhielt, und da erst wurde mir ganz klar, dass ich bis dahin ein Eindringling gewesen war, ein Fremdling inmitten all dieser Geheimnisse, selbst dann, wenn ich fröhlich durch Wälder oder Parks schlenderte, ganz in Gedanken an meine Arbeit.

Nach einem halben Dutzend Ayahuasca-Zeremonien im Amazonasgebiet, das Gehirn voller Serotonin, erholte sich mein Hippocampus langsam von meinem Kindheitstrauma. Meine Kampf-oder-Flucht-Bereitschaft wich einem tiefen Frieden und Sicherheitsgefühl, so konnten die Tiere meine Angst nicht mehr wittern und das Adrenalin in meinem Blut spüren. Da wurde mir klar, dass die Tiere des Regenwalds genauso auf meine Angst reagierten wie ich selbst, wenn im Wald lautlose Stille herrschte: Wo war der Jaguar? Welcher Räuber jagte diesem armen Mann Angst ein?

Jahre nach meinem ersten Aufenthalt im Amazonasgebiet erkannte ich mich endlich als rechtmäßigen Bewohner und Angehörigen des Gartens Eden, ein unbedeutender und doch wichtiger Faden im Gewebe des Lebens. Ich hatte diesen so schwer fassbaren Zustand des Einsseins erreicht. Dennoch, der wissenschaftliche Verstand, den ich mir durch die Arbeit an meiner Dissertation und meine Zeit in der Neurowissenschaft erschlossen hatte, ließ mich nicht in Ruhe. Er flüsterte mir zu, meine neu entdeckte Gemeinschaft mit der Natur habe etwas mit der Heilung des Traumas zu tun, das wie eine Hülle an mir gehangen hatte. Der Regenwald hatte mich angenommen und das gab mir Trost und Sicherheit, und doch konnte er mir die tiefe Verbundenheit nicht bieten, auf die ich aus war, das bedingungslose Angenommensein durch Mutter Erde selbst, nach dem ich mich so sehr sehnte.

PSYCHOLOGIE UND DIE ERD-MUTTER PACHAMAMA

Wieder daheim in den Vereinigten Staaten ließ mein Psychotherapeut mich wissen, dass ich mein »Mutter-Ding« noch aufzuarbeiten hätte. Er sagte: »Pachamama wird nicht Ihr Mutterersatz sein und Sie zum Stillen an ihre Brust legen.« Zwei Jahre hatte ich zu tun, in dieser endlosen Dunkelheit die Mutter-Wunde zu heilen, die wir alle haben. Erst als es mir gelang den Serotoninspiegel meines Gehirns mit den Nahrungsergänzungen L-Tryptophan am Morgen und fünf 5-HTP am Abend anzuheben, war mein Gehirn selbst in der Lage DMT bereitzustellen, das mich bis in die Tiefe gesunden ließ. Mein Hippocampus musste wiederhergestellt werden, und ich musste meine Zirbeldrüse dazu überreden Melatonin und Glücksmoleküle zu erzeugen – erst dann ging mir wirklich ein Licht auf, und ich erkannte den größeren Zusammenhang, der auch meine wissenschaftlichen Kenntnisse einbezog. Sie erinnern sich: Im Hippocampus ist hinterlegt, was wir für uns und unser Leben für möglich halten.

Die Anzeichen meiner Genesung bestanden in meiner neu entdeckten Fähigkeit, mich mit den Pflanzen auszutauschen und direkt mit Mutter Erde zu sprechen.

»Sie sprechen mit den Bäumen?«, fragte mein Therapeut.

»Ja«, erwiderte ich. Ich wollte die typische westliche Überheblichkeit, mit der ich mein neu entdecktes Gefühl des Friedens ausschließlich der Gehirnchemie zuschrieb, vermeiden. Tiefe Heilung setzt voraus, dass wir vergeben und akzeptieren, dass wir dem Ruf folgen, anderen Frieden und Schönheit zu bringen und Hüter der Natur, Hüter der Erde zu werden. Die chemischen Abläufe im Gehirn sind dafür ein wichtiger Schritt, aber eben nur ein Schritt. Am Ende müssen wir den Weg zurück zur großen Mutter und zurück in den Paradiesgarten finden.

WOHER WIR SEROTONIN UND SEINE VORSTUFE TRYPTOPHAN BEKOMMEN

Unser Gehirn leidet an Serotoninmangel.

Eine kleine Menge Serotonin wird im Gehirn von den sogenannten Raphe-Kernen im Stammhirn bereitgestellt. Die Zell-Cluster erzeugen Serotonin aus Tryptophan. Tryptophan können wir nicht selbst erzeugen, sondern müssen es unserer Nahrung entnehmen. Auch im Darm kann Serotonin aus Tryptophan gemacht werden, aber nur, wenn wir eine vielfältige und gesunde Darmflora haben. Der Grund für unseren Serotoninmangel – abgesehen davon, dass unsere Darmflora durch Antibiotika geschädigt ist – liegt darin, dass Landwirte im letzten Jahrhundert Pflanzen vor allem auf Süße gezüchtet haben, weil wir so viele Süßrezeptoren im Mund haben. Wir haben Pflanzen auf ihren Zuckergehalt hin gezüchtet. Die alten Bauern taten das Gegenteil: Sie züchteten auf Serotoningehalt. Wenn wir Kichererbsen von vor vierhundert Jahren mit heutigen vergleichen, können wir feststellen, dass die älteren doppelt so viel Tryptophan enthalten. Die frühere Ernährung versorgte die Menschen mit den Vorstufen der Glücksmoleküle, mit denen nicht nur der Hippocampus wiederhergestellt werden kann, sondern wir auch unser eigenes endogenes DMT erzeugen. Wie ging es den amerikanischen Ureinwohnern mit einer Ernährung, die hauptsächlich auf Mais basierte (mit dem die Pueblovölker der Vereinigten Staaten 80 Prozent ihres Kalorienbedarfs deckten)? Ab etwa 1500 v. Chr. ist bei den Bewohnern des Südwestens (der heutigen USA) eine Änderung der Ernährungsweise eingetreten, unter anderem ging der Fleischverzehr zurück. Die Leute verstanden sich sehr gut auf die Truthahnzüchtung. Die Tiere sind reich an Tryptophan, doch darum ging es nicht vorrangig, sondern um die Federn, die zu den Zeremonien benötigt wurden. Aber der Mais, den diese Ur-Amerikaner anbauten, diente einem Pilz, dem Maisbrand, als Wirt, der den Gehalt an Eiweiß und Tryptophan im Mais von drei auf annähernd 20 Prozent steigerte.[5]

Wenn heutige Nahrungsmittel kein Tryptophan mehr hergeben, kann Schlimmeres drohen als Schlafstörungen (durch Melatoninmangel) und Stimmungslöcher. Die Sparte für Ernährung und Landwirtschaft der Vereinten Nationen hat in den 1970er Jahren Forschungsergebnisse veröffentlicht, denen zufolge eine maisreiche (also auch zuckerreiche) Ernährung ein aggressives Verhalten und erhöhte Gewaltbereitschaft zur Folge haben kann, was dafür spricht, dass wohl neben soziokulturellen Gründen auch die Ernährung eine Rolle für die hohe Zahl der Mordfälle in modernen lateinamerikanischen Ländern spielt.[6] Nehmen wir Ecuador, lange ein friedliches Land am Äquator (daher der Name) und heute eins der weltweit führenden Länder, was die Zahl der Gewaltverbrechen angeht. Seit den frühen Jahren des neuen Jahrtausends haben Verbrecherbanden und Drogenkartelle das Land fest im Griff.

Liegt es am Mais, der sich im Darm ganz schnell in Zucker verwandelt? Die Caral-Kultur in Zentral-Peru war in der Andenregion zur gleichen Zeit eine Wiege der Zivilisation wie Mesopotamien, Ägypten, Indien und China jenseits des Ozeans, nämlich um 3000 v. Chr. Zu den Vorzeigeobjekten der Caral-Kultur gehörten ihre städtebaulichen Leistungen. Die Bewohner von Caral schufen monumentale Bauten, unter anderem Pyramiden, Rondelle und Wohnanlagen, die hohe Ingenieurskunst und architektonische Raffinesse verlangten.

Die Caral-Kultur ist insofern ungewöhnlich, als dass hier keine Spuren von Kriegen zu erkennen sind, nichts deutet darauf hin, dass sich die Leute von Caral an militärischen Konflikten beteiligten. Dem kam wahrscheinlich ihre Wirtschaftsweise entgegen, die sich um Landwirtschaft, Handel und Fischfang drehte. Sie bauten Baumwolle, Kürbis und Bohnen an und reicherten ihre Ernährung mit Fisch und anderen Meeresfrüchten an, die der nahe Pazifik reichlich bot. Mais stand nicht auf dem Speiseplan. In den Städten und auf deren Plätzen deutete nichts auf Enthauptungen oder Massengräber oder Waffen und Schutzmauern zur Abwehr von Feinden hin. Es scheinen wirklich friedliebende Menschen gewesen zu sein.

Es sieht so aus, dass die kläglichen Mengen an Serotonin, die unser geschädigter Darm noch bereitzustellen vermag, den Bedarf unserer modernen Gehirne nicht mehr decken kann. Das vom Darm aus der Nahrung gewonnene Serotonin dient zuallererst der Peristaltik und sorgt dafür, dass wir unsere Speisen gut verdauen und die Überbleibsel problemlos ausscheiden. Was dann an kümmerlichen Resten bleibt, wird auf den Weg zum Gehirn geschickt, und das auch nur dann, wenn wir Kraftpflanzen zu uns nehmen, die den Übertritt vom Darm ins Blut und dann in den Vagusnerv fördern. Dazu gehören viele der in diesem Buch besprochenen Nahrungs- und Nahrungsergänzungsmittel, darunter Curcumin, Omega-3-Fettsäuren, Rosenwurz und die meisten grünen Pflanzen.

Und was ist mit dem Serotonin, das im Gehirn selbst entsteht? Wenn Tryptophan das Gehirn erreichen soll, wo es zur Herstellung von Serotonin dienen kann, muss es erst mal über die Blut-Hirn-Schranke befördert werden, und das übernimmt eine »Spedition«, die auch Isoleucin, Leucin und Valin ins Gehirn befördert, drei sogenannte verzweigte Aminosäuren, die man beispielsweise in Fleisch, Milch und Eiern findet. Diese verzweigten Aminosäuren konkurrieren mit dem Tryptophan um die Transportkapazität der Spedition. Wenn Sie sehr viel von diesen tierischen Nahrungsmitteln zu sich nehmen, werden die verzweigten Aminosäuren vorgezogen, und Tryptophan muss warten. Reduzieren Sie jedoch Ihren Verzehr von tierischem Eiweiß auf das Maß, das einmal für die Sammler und Jäger unserer Vorfahren normal war, werden Sie auch mehr von deren Frohsinn erleben, weil das Tryptophan dann nicht mehr so viel Konkurrenz für seinen Transport ins Gehirn hat. Das ist auch deshalb wichtig, weil Tryptophan zu den in unserer Nahrung besonders schwach vertretenen Aminosäuren gehört.

Aber wie kommt die Natur darauf, dem Tryptophan diese verzweigten Aminosäuren vorzuziehen? Weil sie zum Bau Ihres Gehirns während der Schwangerschaft und lebenslang erforderlich sind. In früheren Jahrtausenden haben wir nur gelegentlich tierische Nahrungsmittel zu uns genommen, wie es die Menschen in den sogenannten blauen Zonen heute noch tun. Die verzweigten Aminosäuren bauen die Muskulatur, weshalb sie von Bodybuildern in so großen Mengen verzehrt werden. Aber wie Sie im Kapitel 9 noch im Einzelnen erfahren werden, sind sie der Hauptantrieb eines Prozesses der mTOR genannt wird und werden irgendwann zum Anlass von Neubildungen oder Tumoren. Bodybuilder, die eins oder mehrere dieser »Muskel-Supplemente« verwenden, erhöhen ihr Risiko, an Hodenkrebs zu erkranken, um 177 Prozent.[7] Da ist es gut zu wissen, dass wir unser Gehirn auch auf andere Art mit reichlich Eiweiß versorgen können, ohne unser Krebsrisiko zu erhöhen, nämlich mit pflanzlichem Eiweiß.

Wenn Sie Ihren Hippocampus mit Serotonin wiederherstellen, erzeugt Ihre Zirbeldrüse Melatonin, um Ihre biologische Uhr neu zu stellen, damit Sie erholsamen Schlaf finden. Und wenn Ihr Kampf-oder-Flucht-System nicht gerade die höchste Alarmstufe für einen Großbrand im System und allen anliegenden Einheiten auslöst (während Sie sich in Wirklichkeit nur eine Gefahr einbilden, die tatsächlich nicht besteht), könnte es sogar gelingen, dass Sie die Produktion des Glücksmoleküls DMT in Gang bringen, mit dessen Hilfe Sie eine Chance haben zu verstehen, was es mit Ihrem Leben auf sich hat.

Es geht jedoch nicht nur darum, ausreichend Tryptophan zu bekommen, das können Sie nämlich als L-Tryptophan in Pulverform kaufen, sondern Sie müssen auch noch für ausreichend 5-HTP sorgen.

5-HTP FÜR DIE SEROTONIN-ERZEUGUNG

Die Aminosäure 5-HTP (HTP steht für Hydroxytryptophan) ist wie Tryptophan eine essentielle Serotonin-Vorstufe. Wenn Sie diese Nahrungsergänzung ausprobieren möchten, die aus den Samen des afrikanischen Strauchs Griffonia simplicifolia hergestellt wird, fangen Sie mit 100 mg an, da größere Dosen leichte Übelkeit erzeugen können. Das ist zwar nicht angenehm, zeigt aber an, dass das 5-HTP die Signalwege auf Ihrer Darm-Hirn-Achse optimiert. Immer wieder mal nehme ich am Morgen L-Tryptophan ein (ca. 200 mg oder einen halben Teelöffel) und verfolge dann, wie sich meine Stimmung hebt und der Tag immer freundlicher wird. Beide Nahrungsergänzungen sind mühelos online zu bestellen. Ich empfehle Ihnen die Mittel nicht öfter als zwei- bis dreimal die Woche in geringer Dosierung anzuwenden.

Ihrer Darmflora geht es gut, wenn Sie über die Baustoffe für Serotonin, nämlich L-Tryptophan und 5-HTP verfügen. Das wirkt sich positiv auf Ihre Stimmungslage aus, die Angst lässt nach, der Hippocampus regeneriert sich und Sie werden neue Gesundheit und Lebendigkeit erleben.

Doch das ist nur der Anfang.

Im Rahmen unseres Programms zur Erneuerung des Gehirns werden Sie zehn Tage lang 5-HTP einnehmen. Wenn Sie dann wieder gut und erholsam schlafen, können Sie anfangen zu erkunden, was die Gnosis für Sie bereithält.

AUSREICHEND SEROTONIN UND WAS SIE DAVON HABEN

Als erster Nutzeffekt wird Ihnen auffallen, dass sich die Ansprechschwelle Ihrer Kampf-oder-Flucht-Reaktion ändert. Sie werden Ihr Leben, Ihre Arbeit und Ihren Ehepartner anders erleben. Die Sitzungen bei Ihrem Therapeuten werden nicht mehr zum Nörgeln, Jammern und Motzen genutzt, wie es bei mir war, sondern verwandeln sich in Gelegenheiten, Ihre Kindheitserfahrungen und Beziehungen in einem eher freundlichen Licht zu betrachten. Ihre Stimmung ist dann nicht mehr so sehr von guten oder schlechten Neuigkeiten abhängig. Daran erkennen Sie, dass Ihr Hippocampus, der die Gefahren und Chancen Ihres bisherigen Lebenswegs verzeichnet, auf dem Weg der Besserung ist. Bedenken Sie auch, dass der Hippocampus eine räumliche, nach Art einer Landkarte angelegte Intelligenz besitzt. Londoner Taxifahrer haben einen größeren Hippocampus als die meisten anderen Menschen, weil sie sich wirklich viele räumliche Informationen einprägen müssen, um sich in dieser verwinkelten Riesenstadt zurechtzufinden.[8]

Vielerorts haben Mädchen und Frauen nicht viel Gelegenheit ihre fahrerischen Fähigkeiten auszubauen, und das trägt zu dem Märchen bei, sie hätten ein schlechteres Ortsgedächtnis als Männer. Dieser Mythos hat etwas mit gesellschaftlichen Stereotypen zu tun, selbst wenn die Fähigkeiten der Frauen sich nicht von denen der Männer unterscheiden. Interessanterweise sind es meist die älteren Männer, die ihre Ortskundigkeit überschätzen, wenn sie sich zum Beispiel dem Orientierungslauf als Sport widmen. Sie können die Folgen eines Traumas schlecht überwinden, wenn Ihr Gehirn nicht über die Stoffe verfügt, die es zur Reparatur des Hippocampus benötigt. Psychologen wirken oft ratlos, wenn sie zur Kenntnis nehmen, dass die Psyche bestimmte chemische Vorgänge im Gehirn benötigt, um das Bewusstsein so umzuorientieren, dass die von der Kindheit hinterlassenen Schmerzen ergründet werden können, um so zu einer Aussöhnung und Vergebung zu finden. Das erreicht man nicht einfach mit Worten oder durch Willenskraft. Man kann keinen Frieden empfinden, wenn das Gehirn voller Stresshormone ist. Des Weiteren benötigen wir DMT, um unseren Platz in der Welt und im Kosmos zu erkennen. Und als hätte Mutter Natur gewusst, dass wir dazu Serotonin brauchen würden, hat sie es allem Leben auf der Erde reichlich mitgegeben.

Allerdings müssen Sie zur Erzeugung des Glückmoleküls DMT richtig methylieren können. Bei vielen ist die Methylierung schwierig, weil bei ihnen eine Variante des MTHFR-Gens vorliegt, das den Körper bei der Verarbeitung von Folsäure (der natürlichen Form des in grünen Blättern, Gemüse, Zitrusfrüchten und Bohnen enthaltenen Vitamins B_{9},) beziehungsweise Folaten unterstützt. Da ich diese Gen-Variante habe, muss ich Folsäure supplementieren und nehme dazu noch Vitamin-B-Komplex. Gen-Varianten kommen häufig vor, und es gibt viele Menschen, die eine oder zwei Varianten des MTHFR-Gens haben. Jedenfalls werden Sie die

Eigenproduktion von DMT im Rahmen unseres Programms zur Erneuerung des Gehirns mit B-Vitaminen unterstützen.

B-Vitamine zusammen mit Omega-3-Fettsäuren, das ist sogar die Zauberformel für mehr BDNF. Bei älteren Menschen kann diese Kombination die geistigen Leistungen verbessern, wie ein Versuch an der Oxford University[9] ergeben hat, bei dem die Gehirnschrumpfung der Teilnehmer, die außer hohen Omega-3-Dosen auch noch B-Vitamine bekamen, um 68 Prozent zurückging. Das erklärt zum Teil, weshalb vorausgehende Studien, die ausschließlich B-Vitamine *oder* Omega-3-Fettsäuren betrachteten, ohne greifbares Ergebnis blieben. Anscheinend wirken B-Vitamine nur bei gut mit Omega-3-Fettsäuren versorgten Probanden wirklich überzeugend und umgekehrt.

WAS HAT DER PARADIESGARTEN MIT UNSREM DARM ZU TUN?

Die Produktion unserer eigenen »spirituellen Moleküle« zu erhöhen ist entscheidend wichtig, um den Weg zurück in den Garten Eden, unseren Naturzustand, zu finden.

Dazu müssen wir aber erst einmal die Sache mit der Schlange neu erzählen. Wir können unsere Abenteuer im Paradies nämlich ganz anders deuten, wenn wir davon ausgehen, dass die Schlange um den Baum der Erkenntnis geschlungen war, und zwar als seine Hüterin. In den antiken Kulturen des Mittelmeerraums war die Schlange ein Symbol der Göttin und stand für das Erwachen des Bewusstseins und der Sexualität. Ihr war bestimmt, der Frau die Frucht der Weisheit zu bringen, »auf dass ihr die Augen geöffnet würden«. Das vermag das körpereigene DMT zu gewährleisten. Die Geist-Moleküle machen unsere Augen empfänglich für eine höhere

Wirklichkeit, die man in der Antike Gnosis oder Akasha genannt hat und heute unter anderem als implizite Ordnung bezeichnet.

Jetzt kommt es darauf an, neue Nervenschaltkreise im höheren Gehirn anzulegen, um die Ur-Verletzung der Scham hinter uns lassen zu können – auch den Verrat unserer Mutter Eva und die Vertreibung und nicht zuletzt die Angewohnheit, immer die Frauen (und insbesondere unsere Mutter) für unser Los verantwortlich zu machen. Vielleicht finden wir so in den Garten zurück, um die Frucht der Weisheit direkt zu schmecken und die Herabsetzung der Weisen Frauen endlich zu beenden – denn sonst bleiben wir unter der Fuchtel des niederen Gehirns, und die Frauen müssen vielleicht weiterhin in Angst, Scham und Mangel leben.

Sie müssen Ihr Gehirn nicht mit DMT fluten, um seinen Nutzeffekt zu erleben, die von der Zirbeldrüse bereitgestellten Nanomengen genügen, um zu meditieren und ein Gefühl der Gemeinschaft mit der Natur aufkommen zu lassen. Wenn es gelingt, Ihr Denken ruhig werden zu lassen, werden Sie vielleicht die Stimme des Geistes im Wind hören und sich mit den alten Bäumen austauschen und ihnen ihre Weisheit ablauschen können. Sie werden merken, dass der Geist das Gespräch mit uns nicht abgebrochen hat, sondern wir einfach zeitweilig nicht zuhören.

Was Sie aus diesem Kapitel mitnehmen können:

Wir haben über Schlaf, die biologische Uhr und die große Bedeutung des Serotonins gesprochen:

1. Wie man den Schlafzyklus mithilfe der Morgensonne zurücksetzt oder mit blauem LED-Licht die innere Uhr stellt und der Winterdepression entgegenwirkt.
2. Schlechter Schlaf beeinträchtigt das Gehirn, wenn es im Schlaf um 20 Prozent schrumpft, um mit der Rückenmarksflüssigkeit Schlacken und Gifte auszuschwemmen.
3. Wie Mangel an Serotonin das Einschlafen erschwert und den Schlafzyklus stört.
4. Das Verlangen der höheren Gehirnzentren nach Geist-Molekülen kann uns nach Psychedelika greifen lassen, während das Programm zur Erneuerung des Gehirns eine andere Strategie verfolgt: Es animiert das Gehirn, Geist-Moleküle bereitzustellen und neue Nervenschaltkreise anzulegen, mit denen wir zu tiefen intuitiven Erkenntnissen und Einheitserfahrungen kommen können.

9

WEGE ZU EINEM GESUNDEN GEHIRN

Unser Körper verfügt über Leitbahnen, die eine wichtige Rolle für die Verlangsamung des Alterungsprozesses spielen, der Abwehr von Krankheiten dienen und, was noch wichtiger ist, unser Gehirn schützen. Sie heißen mTor, IGF-1 und Nrf2. Wir werden sie uns nacheinander ansehen, aber beginnen möchte ich mit der übergeordneten Steuerung des Alterns, die vor Jahrmilliarden entstand, als Bakterien noch die einzige Lebensform auf dem jungen Planeten waren.

mTOR UND EIWEISS

Am Beginn des Lebens auf der Erde standen Bakterien, die in den Gewässern lebten und eine Art Sensor für die Verfügbarkeit von Nahrung entwickelten. Auch damals war »Fressen und Gefressenwerden« das Gesetz des Lebens auf der Erde. War reichlich Nahrung (Eiweiß) vorhanden, lebten die Bakterien in Saus und Braus und widmeten sich ganz der Vermehrung. Konnte der Sensor nur wenig oder gar kein Eiweiß ausmachen, gingen die Bakterien in einen winterschlafähnlichen Ruhezustand über, bis der Sensor irgendwann wieder reichlich Nahrung meldete. Dann gingen die Bakterien wieder in den Ausbreitungsmodus über und vermehrten sich – und so ging es immer weiter in Zyklen aus Ruhe- und Vermehrungsphasen. Bis heute folgen Buckelwale einem jahreszeitlich bedingten Ernährungszyklus, nach dem sie sechs Monate des Jahres eifrig Futter suchen und die übrigen sechs Monate, nämlich in der Paarungszeit, fasten.

Der Eiweiß-Sensor der frühen Lebensformen wird als TOR bezeichnet, und das bedeutet, »Target of Rapamycin«. Es findet sich in jedem Kleinstlebewesen und Tier, aber auch in jeder Pflanze. Dieser Sensor ist erst in neuerer Zeit entdeckt und nach der Substanz Rapamycin benannt worden. Bei Säugetieren ist der Bezeichnung Tor ein m (für englisch »mammalian«) vorangestellt, also mTor. Wenn der Winter heraufzieht und das Nahrungsangebot knapper wird, signalisiert das mTor beispielsweise dem Braunbären, dass es an der Zeit ist sich eine Höhle zu suchen und dort einzurollen, bis es wieder Frühling wird. Der Winterschlaf ist ein Beispiel dafür, wie mTor in Zeiten knapper Versorgung auf Überleben umstellt. Im Zweiten Weltkrieg in Europa war die Gefahr des Verhungerns sehr konkret gegeben, weshalb mTor die Fruchtbarkeit der Frauen praktisch zum Erliegen brachte. Auch wenn sie sexuell aktiv blieben, kam es längst nicht mehr so häufig wie in Friedenszeiten zur Empfängnis. Ihr Körper wusste einfach, dass es keine günstige Zeit für Nachwuchs war. Eine Schwangerschaft hätte die Mutter der für ihr eigenes Überleben notwendigen Lebensmittel beraubt, weshalb mTor den Körper der Frauen auf Überleben und Regeneration umstellte.

Auch in Zeiten der Hungersnot sichert mTor bereits das Leben künftiger Generationen, und eben dieser Mechanismus, den Körper in den Regenerationsmodus zu versetzen, ist auch das Geheimnis unseres Körpers und Gehirns. Herbeiführen lässt sich diese Umstellung durch ein gezieltes Vorgehen zur Erneuerung des Gehirns, das uns mit erstklassigen Neuronährstoffen zum Wiederaufbau unseres Gehirns versorgt.

FÜR WIE VIELE LEBENSJAHRE IST UNSER KÖRPER AUSGELEGT?

Wenn ältere Tiere sterben, kann die nächste Generation wachsen und gedeihen. Neue genetische Mischungen entstehen, und die betreffende Spezies kann sich entwickeln. Die Natur hat wenig Sinn für ältere Männchen, die ihre eigenen Gene weitergeben wollen, um so ewig zu leben. Sie behindern damit die genetische Erneuerung durch vielfältige Paarungen. Auch für Großmütter hat die Natur nicht gar so viel Sinn. Die älteren Angehörigen jeder Spezies fallen normalerweise Raubtieren zum Opfer oder verenden durch Krankheiten, weil die Radikalfänger-Systeme ihres Körpers nicht mehr funktionieren. Nur Menschen, Wale und Delphine genießen das Privileg, Großmütter zu haben und selbst zu werden. Die weiblichen Angehörigen anderer Spezies können sich keine Hoffnung auf ein gesundes Seniorendasein machen. Bei ihnen ist es so, dass mTor in der Jugend mit Volldampf aktiv ist, aber sie nach der vermehrungsfähigen Zeit, also nach dem, worum es in allem biologischen Leben überwiegend geht, praktisch fallenlässt. In der Wildnis sind die Tiere sozusagen dem Tod geweiht, wenn sie keine Nachkommen mehr hervorbringen können. Das ist nicht das Schicksal, das Menschen sich wünschen.

Wie die Delphine und Wale genießen wir Menschen den Vorzug, dass in unserer DNA kein frühzeitiger Tod vorprogrammiert ist. Eine in der USA lebende Frau hat heute eine statistische Lebenserwartung von 79 Jahren, und das geht ungefähr vierzig Jahre über die vermehrungsfähige Zeit einer Frau hinaus. Ein früherer Tod aufgrund natürlicher Ursachen ist bei uns nicht genetisch vorgegeben: Die drei genannten Spezies nehmen an einem erstaunlichen biologischen Experiment der Langlebigkeit teil.

Heute wissen wir, wie die Gene für altersabhängige Krankheiten abzuschalten sind und wie man die Gene für ein langes gesundes Leben einschaltet. Wir können auch mTor herunterregeln und die Alterung verlangsamen, ohne dafür hungern zu müssen. Dennoch müssen wir auf manche Dinge achten, zum Beispiel auf den Verzehr von tierischem Eiweiß, denn die mTor-Uhr läuft in jedem von uns weiter und führt Buch über unseren Verzehr tierischer Nahrungsmittel.

WENN mTOR ZU AKTIV WIRD

Eiweiß ist wichtig. Bis zum Alter von zwanzig Jahren brauchen Sie jede Menge Eiweiß, damit Körper und Gehirn ihre optimale Kraft entfalten können. Die Natur möchte Sie kräftig und optimal in Form haben, damit Sie sexuell attraktiv sind und das Überleben der Spezies Mensch sichern können. Auch in Ihren späten Jahren brauchen Sie zusätzliches Eiweiß, um dem Muskelabbau entgegenzuwirken. In den sechzig Jahren zwischen zwanzig und achtzig jedoch bewirkt zu viel Eiweiß ein vorzeitiges Altern. Der durchschnittliche Amerikaner, so ist zu hören, verzehrt jährlich rund 125 kg Rindfleisch, und dazu kommen noch Fisch und anderes Meeresgetier.[1] Die Menschen in den blauen Zonen dagegen (dazu gehören in Griechenland Icaria und in Japan Okinawa), in denen die Menschen überdurchschnittlich alt werden, verzehren sehr wenig Fleisch, nämlich ungefähr die Menge, die zwei Bissen pro Woche entsprechen.

Pflanzliches Eiweiß in Ihrer Ernährung lässt mTor leise und behaglich vor sich hin brummen. Zellen werden geboren und wachsen und sterben ab, alles in einem organischen Rhythmus, in dem alles über den Prozess der Autophagie immer wieder neu verwendet wird. Alte und nicht mehr funktionstüchtige Mitochondrien werden abgebaut, und dieses Eiweiß wird zu 95 Prozent wiederverwertet, sodass kaum eine Notwendigkeit besteht viel tierische Nahrungsmittel zu sich zu nehmen. Wenn Sie immer wieder große Lust auf tierisches Eiweiß, zum Beispiel auf Fleisch haben, ist das häufig durch schlechte Wiederverwertung bedingt, weil die Autophagie nicht glatt läuft und sich dadurch Schlacken und Giftstoffe ansammeln, die die Alterung beschleunigen.

Wenn mTor aktiviert wird ist das ungefähr so, als würde man beim Autofahren aufs Gaspedal treten. Dann kommen Autophagie und Recycling zum Stillstand, die Zellen wachsen und teilen sich schneller, und das kann zur unkontrollierten Vermehrung unbrauchbarer Zellen führen. Man kann sich ein überaktives mTor mit schnellerem Zellwachstum als eine Art Waldbrand vorstellen: Das fängt ganz klein an und so, als hätte man alles noch im Griff, aber wenn niemand etwas unternimmt, breitet sich das Feuer rasend schnell aus. Dadurch können schnell große Umweltschäden entstehen, und in diesem Fall ist Ihr Körper die Umwelt. Aber anderes als ein Wald, der sich mit der Zeit erholt, kann es sein, dass Ihr Körper sich nicht so schnell wieder regeneriert. Wir bezeichnen das als beschleunigte Alterung und einsetzende Gebrechlichkeit oder auch als geistigen Niedergang mit beginnender Demenz. Das gilt bei vielen als natürlich und normal, doch das ist beileibe nicht der Fall. Wenn mTor bei Ihnen überaktiv ist, weil Sie übermäßig viel tierische Nahrungsmittel zu sich nehmen, kann es Ihnen blühen, dass Ihre Gesundheit stark leidet, dass Sie von Medikamenten abhängig werden und rapide altern. Vorbeugend sollten Sie also eine Dämpfung von mTOR anstreben.

Ein Wundermittel von der Osterinsel

1972 kam es auf der Osterinsel, die von ihren Ureinwohnern Rapa Nui genannt wird, zu einer folgenreichen Entdeckung. Die Bewohner dieser abgelegenen Insel im Pazifik hatten in der Zeit vom 13. bis zum 16. Jahrhundert die für den Ort charakteristischen gewaltigen Statuen mit überdimensionalen Köpfen geschaffen, und an der Basis dieser Skulpturen gedieh ein Pilz, der den Lauf der Medizin ändern sollte.

Der aus dem Pilz gewonnene Wirkstoff Rapamycin kann die Immunreaktion des Körpers unterdrücken, was bei Organtransplantationen nützlich ist, weil dann beim Patienten die Abstoßungsreaktion ausbleibt. Rapamycin hat vielen Kranken ein neues Leben ermöglicht.

Mit der Zeit stellte sich bei Rapamycin noch ein überraschender Nebeneffekt heraus. Bei Patienten, denen dieses Mittel verordnet wurde, zeigte sich eine verringerte Neigung zu Herz-Kreislauf-Erkrankungen, Krebs und Demenz gegenüber der Gesamtbevölkerung und gegenüber Patienten, die andere Immunsuppressiva bekamen. Dieser Befund weckte bei Forschern im Bereich der Langlebigkeit großes Interesse, zumal Rapamycin seit Jahrzehnten in Gebrauch war und als sehr sicher galt. Rapamycin entfaltet seine Wunderkräfte über die Hemmung der mTOR-Aktivität. Es hat ein bestimmtes Ziel, das TORC1 genannt wird und unter anderem für Wachstum und die Schnelligkeit der Alterung beim Menschen verantwortlich ist.

Rapamycin spiegelt dem Körper vor, er werde ausgehungert, und daraufhin schaltet er von Wachstum (und Vermehrung) auf Wiederherstellung und Erholung um, was auch die Alterung und das Fortschreiten altersbedingter Krankheiten verlangsamt.

Viele Ärzte nehmen selbst Rapamycin ein, verschreiben es aber aus versicherungstechnischen Gründen garnicht, oder zumindest nur ungern. Rapamycin enthaltende Mittel sind zwar nicht teuer, aber wir sind nicht auf sie angewiesen, sondern können bei entsprechender Lebensweise eine annähernd gleiche mTOR-dämpfende Wirkung über die Ernährung erzielen.

Für mich gehört Rapamycin zu meinen vorbeugenden gesundheitlichen Maßnahmen. Ich nehme sieben Wochen lang einmal wöchentlich 5 mg ein und setze anschließend sechs Wochen aus.

Ein aktives mTOR ist an sich nichts Schlechtes, sondern sogar wichtig für Eiweißsynthese und Wachstum, insbesondere in jungen Jahren. Aber wenn es übermäßig oder chronisch aktiviert ist, beschleunigt es die Alterung. Eine ausgewogene, überwiegend pflanzliche Ernährung gleicht die mTOR-Wirkungen aus und hat sicher nicht die nachteiligen Folgen einer von Schinken und Hamburgern geprägten Kost.

WIE mTOR RUNTERREGULIERT WERDEN KANN

Um mTOR bei unserem zehntägigen Programm zur Erneuerung des Gehirns wirklich herunterregeln zu können, reduzieren oder beenden Sie am besten erst einmal den Verzehr von Zucker und tierischen Erzeugnissen, insbesondere von Fleisch, Milchprodukten und Eiern. Nehmen Sie stattdessen pflanzliche Nahrungsmittel zu sich, die mTOR kaum oder wenig aktivieren. Kleine Mengen Fisch bleiben erlaubt.[2] Zucker sollten Sie nur in Form von Beeren zu sich nehmen, die Ihnen alle benötigten Pflanzennährstoffe bereitstellen. Beschränken Sie Ihre Nahrungsaufnahme auf einen Zeitraum von sechs bis acht Stunden.

Wie bereits erwähnt enthalten Fleisch, Milchprodukte und Eier große Mengen Leucin, Isoleucin und Valin, sogenannte verzweigtkettige Aminosäuren. Große Mengen dieser Aminosäuren aktivieren mTOR stark, und das wollen wir vermeiden. Tatsächlich erfasst das mTOR-Radar nur diese drei genannten Aminosäuren und keine anderen Eiweißformen. Auch Zucker aktiviert mTor und verstärkt darüber hinaus die Besiedelung Ihres Darms mit Candida, was wiederum die ausgeglichene Zusammensetzung Ihres Mikrobioms stört.

Meine bevorzugte Methode der Dämpfung von mTOR besteht in einer auf einen Zeitraum von sechs Stunden beschränkten Nahrungsaufnahme, gefolgt von achtzehn Stunden fasten. Der Biogerontologe Valter Longo an der University of Southern California hat mit seinen Untersuchungen ermittelt, welche Vorteile man davon hat: Bei einer zeitbeschränkten Ernährungsweise verlängerte sich nicht nur die Lebenszeit der Labortiere, sondern sie neigen auch weniger zu altersbedingten Erkrankungen.

Durch zeitbeschränkte Nahrungsaufnahme können Sie mTOR dämpfen und auf lange Sicht mit gesundheitlichen Vorteilen rechnen. Ich beispielsweise nehme gegen 18 Uhr ein frühes Abendessen zu mir und esse dann bis in die Mittagszeit des nächsten Tages nichts mehr. An der Wirksamkeit dieser wenigen Stunden des Fastens lässt sich ermessen, wie wir mit einfachen Maßnahmen dieser Art unsere Lebenserwartung erhöhen können.

Doktor Albertos Ernährung

Ich habe mir eine überwiegend pflanzliche ketogene Ernährungsform angewöhnt, und das bedeutet, dass ich mein Gehirn mit Fett als Brennstoff versorge.

Als Quellen für dieses Fett dienen mir vor allem Avocados, Olivenöl, Oliven, Mandeln, Walnüsse, Chiasamen, Schokolade, Tahin, MCT-ÖL, Kokosöl und fettreicher Fisch. Jeden Tag kommen bei mir gegartes Gemüse und Suppen mit Algen auf den Tisch.

- Stärkearmes Gemüse: Spinat, Broccoli, Pilze, Grünkohl, Blumenkohl, Zucchini und Paprika aus dem Backofen
- Gesunde Fette: Olivenöl (damit wird so gut wie alles beträufelt), Kokosöl, Avocados und MCT-Öl
- Nüsse: Mandeln, Walnüsse, Cashewkerne, Macadamianüsse und Pistazien knabbere ich tagsüber gern
- Kerne und Samen: Chiasamen, Hanfsamen, Leinsamen und Kürbiskerne
- Nussmuse: Mandel-, Pekan- und Haselnussmus bereite ich mir selbst im Mixer zu
- Andere Eiweißformen: Tofu, Tempeh, Spirulina und Natto
- Kohlenhydratarmes Obst: wilde Blaubeeren, Zitronen, Erdbeeren und Brombeeren
- Kräuter und Würzzutaten: Basilikum, Paprika, Pfeffer, Kurkuma, Salz, Oregano, Rosmarin, Thymian, Chili

Diese Nahrungsmittel sind alle reich an sekundären Pflanzenstoffen. Sie herrschen zu den Mahlzeiten auf meinem Teller vor. Meine Kalorien kommen dagegen eher aus Fetten wie Olivenöl und Avocado. Dazu kommt noch eine ordentliche Portion Broccolisprossen viermal die Woche.

Der Nutzeffekt des frühen Abendessens und späten Frühstücks liegt darin, dass Sie Ihr Gehirn damit in die Ketose versetzen, sodass es sich eher von Fett als von Zucker ernährt. Mit der Beschränkung Ihrer Nahrungsaufnahme auf einen Zeitraum von sechs bis acht Stunden können Sie dafür sorgen, dass Ihr Körper in der Ketose bleibt. Das wiederum verstärkt die Autophagie und damit das Recycling von Zellabfällen. Ihr mTOR-System gibt dann Signale für Reparaturarbeiten und Erholung.

In der Ketose wird Ihr Gehirn mit Ketonkörpern aus Ihren eigenen Fettspeichern – darunter Beta-Hydroxybutyrat (BHB) – besonders gut mit hochwertigem Brennstoff versorgt. Das aktiviert Ihre Frontallappen, die auch als »Gott-Hirn« bezeichnet werden, weil BHB so etwas wie Düsentreibstoff für die Mitochondrien ist, sehr viel kraftvoller als alle Zuckerarten.

Während der zehn Tage des Programms zur Erneuerung des Gehirns werden Sie das von Ihrem Körper benötigte Eiweiß durch Autophagie bekommen und damit Ihr Gehirn regenerieren. Sie werden dabei auch entschlacken, und das bewahrt Sie vor der Gefahr der Demenz. Wenn Sie sich fragen, ob Sie so auch genügend Eiweiß bekommen, kann ich Sie beruhigen. Wenn Sie Zucker weglassen und hochwertige Probiotika einnehmen, beseitigen Sie damit die unerwünschten Hefepilze und Bakterien im Darm, sodass die gesunden und erwünschten sich ansiedeln können. Ein auf diese Weise wiederhergestelltes Mikrobiom kann Ihren überwiegend pflanzlichen Nahrungsmitteln die Aminosäuren besser entziehen, und dadurch ist Ihre Eiweißversorgung gesichert. Pflanzliches Eiweiß ist weniger leicht verdaulich als tierisches, weil es so fest mit den Zellwänden der Pflanzen verbunden ist. Wenn Sie also das Gefühl haben, dass Ihr Eiweißbedarf mit der pflanzlichen Ernährung nicht gedeckt wird, könnte das bedeuten, dass Ihre Darmflora eine Erneuerung und Aufwertung vertragen könnte.

Zum Eiweißbedarf ist auf der Webseite der Mayo Clinic zu lesen: »Der durchschnittliche Tagesbedarf eines durchschnittlichen

Erwachsenen mit sitzender Lebensweise beträgt 0,8 g pro Kilogramm Körpergewicht. Ein 75 kg wiegender Erwachsener sollte also 60 g Eiweiß zu sich nehmen.«[3] So sehr ich die Mayo Clinic schätze, bin ich doch überzeugt, dass der tatsächliche Bedarf bei funktionierender Autophagie etwa halb so groß ist, und Sie müssen sich auch das nicht alles zuführen, denn wir haben genug Eiweiß in den Recycling-Behältern unserer Zellen und könnten damit wochenlang auskommen. Außerdem müssen Sie bedenken, dass überschüssiges Eiweiß als Fett gespeichert wird. Wichtig ist, dass der Körper seinen Kalorienbedarf mittels Fettverbrennung deckt, denn dadurch kommt die Autophagie in Gang, und der gewaltige Eiweißspeicher in den Zellen kann recycelt werden. Neue Zellen lassen sich zu 95 Prozent durch Eiweiß-Recycling aufbauen. Was nicht recycelt wird, sammelt sich als Zell-Abfall und in Form von überalterten Zellen an. (Darüber werden Sie in Kapitel 10 noch mehr erfahren.)

Autophagie und das Absterben alter und beschädigter Zellen

Von Autophagie sprechen wir, wenn Zellen zerfallen und sich selbst recyceln. Wörtlich bedeutet dieses aus dem Griechischen abgeleitete Wort »Selbstfressen«. Jede Zelle, jedes Gewebe Ihres Körpers wird ständig abgebaut und aufgebaut und erneuert sich dadurch kontinuierlich selbst. Das gilt für alles Eiweiß in Ihrem Körper, aber der Stoffaustausch verläuft im Gehirn schneller als in der Muskulatur, inklusive Ihres Herzens! Autophagie lässt die Zellen auch alternde Mitochondrien und falsch gefaltete Eiweißmoleküle leichter recyceln und beseitigt Krankheitskeime gleich mit. Dadurch bleiben

Zellen auch unter Stress geschützt, etwa in Hungerzeiten. Alte Bestandteile werden abgebaut, und so können neue Zellen mit den nötigen Bausteinen versorgt werden. (Konkret geschieht hier Folgendes: Zuerst bildet sich eine mit Flüssigkeit gefüllte Blase, die man Autophagosom nennt, die die Zellbestandteile aufnimmt und dann mit einem Lysosom verschmilzt, das eiweißspaltende Enzyme enthält. Die aus diesem Prozess hervorgehenden Aminosäuren werden anschließend von den Zellen zum Aufbau von Eiweißmolekülen für Muskeln, Blut und die vielen anderen Zellarten im Körper verwendet.)

Wenn die Autophagie nicht so funktioniert wie sie sollte, weil sie zu viel tierisches Eiweiß und Zucker zu sich nehmen, sammeln sich überalterte Zellen an und beschleunigen den Alterungsprozess.

INSULINÄHNLICHE WACHSTUMSFAKTOREN

Insulinähnliche Wachstumsfaktoren (IGF nach engl. Insulin-like Growth Factor) werden von den Körperzellen genutzt, um mit ihrer Umgebung zu kommunizieren. Häufig wird dieses Zusammenspiel auch als IGF-Achse bezeichnet. Der IGF-1, der insulinähnliche Wachstumsfaktor 1 arbeitet mit Wachstumshormonen, die in der Kindheit für gesundes Wachstum der Knochen und Gewebe sorgen und lebenslang die Wiederherstellung geschädigter Gewebe unterstützen. Im höheren Lebensalter jedoch wird der IGF-1 zum Problem, weil Sie einfach keine neuen Finger oder Zehen mehr brauchen und weil er außerdem lebensverkürzend wirkt, da er mTOR aktiviert.

Bei normalen Blutuntersuchungen wird auch der IGF-1 gemessen, und man kann an ihm ablesen, ob Sie auf dem Weg in die

Demenz sind. Da der IGF-1 bei jedem ein wenig anders liegt, ist auch das Idealmaß sehr persönlich, und ich ziehe es vor, mich am unteren Ende der Skala zu bewegen, aber nicht so weit unten, dass keine Reparatur von Geweben mehr stattfindet. Wenn Sie Ihren Zuckerkonsum reduzieren, können Sie zusehen, wie der IGF-1 sinkt. Auch eine eiweißreiche Ernährung lässt den IGF-1 steigen, sehen Sie also zu, dass Ihr Verzehr tierischer Nahrungsmittel nicht überhandnimmt.

DIE LÄNGE DES LEBENS

So unterschiedlich die Lebenserwartung bei Säugetieren ist, im Allgemeinen scheint es so zu sein, dass das Leben kleinerer Arten irgendwie »schneller« läuft, und das scheint mit dem IGF-1 zusammenzuhängen. Höhere IGF-1-Werte bringt man mit einem schneller verlaufenden Leben in Verbindung, das für die einzelnen Vertreter dieser Art rapides Wachstum, hohe Vermehrungsraten, aber auch einen früheren Tod mit sich bringt. So kann beispielsweise der indische Elefant mit seinem verhältnismäßig niedrigen IGF-1 bis zu 65 Jahre alt werden, während die Hausmaus mit ihrem hohen IGF-1 im Durchschnitt nicht älter als zwei Jahre wird.

Die Zoologen Eli Swanson und Ben Dantzer haben 41 Säugetierarten untersucht und festgestellt, dass hohe IGF-1-Werte einer geringeren Lebenserwartung entsprechen.[4] Man kann also annehmen, dass der IGF-1 bei allen Säugetierarten die Dauer des Lebens reguliert. Und was bedeutet das für uns Menschen? Nun, wenn Zucker und allzu viel Eiweiß den IGF-1 erhöht und dadurch mTOR angekurbelt wird, lohnt es sich zu überlegen, den persönlichen IGF-1 lieber am unteren Ende der Skala zu halten und das Leben nicht unnötig zu verkürzen. Ich halte meinen IGF-1 gern in der Gegend von 120, was die meisten Ärzte als eher niedrig ansehen.

Unterm Strich bedeuten die Aussagen dieses Kapitels bisher, dass tierisches Eiweiß und raffinierter Zucker uns schneller altern lassen und dass dann auch mehr mit altersbedingten Krankheiten zu rechnen ist. Wir werden jetzt noch ein bisschen tiefer in die Biologie einsteigen, und ich hoffe, ich beanspruche Ihre Geduld nicht zu sehr …

DER NRF2-WEG DER SCHAMANEN

Die Bewohner des Amazonasgebiets wissen schon lange, dass bestimmte Pflanzen sie bei guter Gesundheit halten. Diese Pflanzen sollen keine Krankheit behandeln, sondern sie verhindern. Heute wissen wir, dass diese sogenannten Adaptogene dem Körper den Umgang mit Stress erleichtern und ihn bei guter Gesundheit halten.

Adaptogene werden seit Jahrtausenden in der überlieferten Volksheilkunde angewendet. Diese Pflanzen und Pilze helfen dem Körper, mit Stress, Angst und Erschöpfung zurechtzukommen und zu seiner Gesundheit zurückzufinden. Sie begünstigen und fördern die Fähigkeit des Körpers, sich an die jeweiligen Gegebenheiten anzupassen und mit Stress dieser oder jener Art umzugehen. Ashwagandha, Bacopa und Rhodiola sind drei Adaptogene, die Sie in den Rezepten für Getränke weiter hinten in diesem Buch wiederfinden werden. Zu meinen bevorzugten Adaptogenen gehören auch etliche Pilze wie Reishi, Schmetterlingstramete (oder Schmetterlingsporling), Igelstachelbart (oder Löwenmähne) und Cordyceps.

Pilze für das Gehirn

Reishi (*Ganoderma lucidum*) wird auch »Pilz der Unsterblichkeit« genannt. In der traditionellen asiatischen Medizin wird er wegen seiner gesundheitssteigernden Eigenschaften geschätzt und verehrt. Man sagt, er steigere die Abwehrkräfte, weil er dem Körper hilft, sich gegen Krankheitserreger zu wehren. Reishi dämpft Stress und fördert Entspannung und geistige Klarheit. Seine entzündungshemmenden und antioxidativen Eigenschaften verringern das Risiko chronischer Krankheiten und fördern die Gesundheit des Herzens, weil dieser Pilz den Blutdruck und die Cholesterinbelastung senkt. Man weiß auch, dass Reishi den Schlaf verbessert und andererseits bei chronischer Müdigkeit hilft, was ihn zu einem Star unter den Mitteln für die Gesundheit und das Wohlbefinden macht. Reishi lässt den BDNF steigen und wirkt ausgleichend auf das Vorkommen von Neurotransmittern im Gehirn und spielt dadurch eine wichtige Rolle für eine ausgeglichene Stimmungslage.

Igelstachelbart (*Hericium erinaceus*), auch Affenkopf oder Löwenmähne genannt, soll von vorteilhafter Wirkung auf das Gehirn und die kognitiven Funktionen sein. Er ist reich an Substanzen, die die Produktion von BDNF und dem sogenannten Nervenwachstumsfaktor fördern, und beide sind wichtig, um die Neuronen am Leben zu erhalten. Dieser Pilz wirkt sich günstig auf die Aufmerksamkeit und Kreativität aus und schützt möglicherweise vor neurodegenerativen Krankheiten. Seine entzündungshemmenden Eigenschaften unterstützen die Darmgesundheit und das Immunsystem. Darüber hinaus ist er ein Antioxidans und dämpft oxidativen Stress und Entzündungen.

Schmetterlingstramete (*Trametis versicolor*), auch Schmetterlingsporling genannt, ist von fächerartiger Wuchsform und mehrfarbig. Er enthält große Mengen von Polysacchariden, die ihn zu einer regulierenden Kraft für das Immunsystem machen, weil sie die Reaktion der natürlichen Killerzellen auf Krankheitserreger verstärken. Dieser Pilz ist in Asien intensiv erforscht worden und zwar insbesondere im Zusammenhang mit der Krebstherapie. Darüber hinaus ist die Schmetterlingstramete von starker antioxidativer Wirkung und kann dadurch Entzündungen dämpfen und chronischen Krankheiten entgegenwirken. Sie ist ein Präbiotikum und fördert das Wachstum gesunder Bakterien im Darm und ist dadurch wichtig für das gesamte Verdauungssystem.

Cordyceps (*Cordyceps sinensis*, chinesischer Raupenpilz, und *cordyceps militaris*, Puppenkernkeule) gibt der Energie und Ausdauer Auftrieb. Er enthält Cordycepin, das die Energiegewinnung in den Zellen anregt. Der Pilz erfreut sich besonderer Beliebtheit bei Sportlern, die ihre Leistung steigern und die Ermüdung verlangsamen möchten. Außerdem soll Cordyceps die Gesundheit der Atemorgane fördern und wird wegen seiner entzündungshemmenden Eigenschaften von Menschen geschätzt, die an Asthma oder Bronchitis leiden. Darüber hinaus unterstützt er einen gesunden Cholesterinspiegel und insgesamt den Blutkreislauf. Er verstärkt die Aktivität der natürlichen Killerzellen und unterstützt damit das Immunsystem und darüber hinaus reguliert er den Blutzucker.

Nach der tibetischen Überlieferung wurde der Pilz von Yak-Hirten entdeckt, denen auffiel, dass ihre Tiere nach dem Verzehr von Cordyceps lebhafter waren als vorher. Früher war er eine solche Kostbarkeit, dass er den chinesischen Kaisern vorbehalten blieb.

NRF2

Wenn ich diese Abkürzung ausschreibe, wird sie Ihnen nichts sagen, aber es handelt sich um die zentrale Regulierungsstelle der Zell-Abwehr, ein Eiweiß, das sich normalerweise still in der Zellwand aufhält, aber wenn es durch Ihre selbst gezogenen Broccolisprossen aktiviert wird, dringt es in den Zellkern vor und löst eine ganze Kaskade von schützenden Detox-Genen aus. Nrf2 aktiviert Quinone Reductase (NQ01), die man als »Inbegriff eines Zellschutz-Enzyms« bezeichnen kann.[5] Nrf2 wurde 2002 von Chyam Biswal, einem Wissenschaftler der Johns Hopkins School of Medicine, entdeckt. Er und seine Kollegen fanden heraus, dass Nrf2 dafür zuständig ist, mit welcher Häufigkeit die in der DNA enthaltene Information kopiert wird. Sie können sich Nrf2 als eine Art Dirigenten vorstellen, der ständig auf den Gesamtplan achtet, dabei auch mal die Streicher und ein andermal das Schlagzeug hervortreten lässt. In diesem Fall handelt es sich bei den Streichern um Antioxidantien wie Glutathion und SOD, die freie Radikale neutralisieren. Nrf2 ist nach Biswals Einschätzung die zentrale Steuereinheit für die Entgiftung des Körpers.

Die Forscher stellten darüber hinaus fest, dass die Effektivität der Entgiftung im Alter von etwa 35 Jahren abzunehmen beginnt, also nach der Zeit, in der wir Kinder zur Welt bringen. Gelangt jedoch das Nrf2-Eiweiß in den Zellkern, wo es auf unsere DNA einwirken kann, dann vermag es das Entgiftungssystem wieder in Gang zu bringen, sodass die körpereigene Produktion von Glutathion und SOD wieder aktiviert wird und die Abwehrkräfte zunehmen. Die Verfahren der Nrf2-Aktivierung, von denen Sie im Rahmen unseres Programms zur Erneuerung des Gehirns Gebrauch machen werden, bringen Ihre körpereigene Produktion von Antioxidantien wieder auf die Höhe, die sie hatte, als Sie zwischen 20 und 30 Jahren alt waren.

Wir verfügen über Gene, die uns vor der Schädigung unserer Zellen schützen. Doch das können sie nur leisten, wenn Nrf2 aktiv ist und gleichsam die Einsätze gibt. Früher hat man die Kräfte des Nrf2 auf seine antioxidativen Eigenschaften zurückgeführt, aber sein Einfluss erstreckt sich auch auf große Mengen anderer Gene. Drei Stunden nach der Aktivierung des Nrf2 mit Broccolisprossen findet man 1725 für Gesundheit zuständige Gene in voller Aktion. Nach zwölf Stunden sind insgesamt 4000 gesundheitsschützende Geneaktiv, und die Wirkung des Nrf2 bleibt darüber hinaus für 24 Stunden erhalten.[6]

Das Nrf2 sorgt für die Stabilisierung der verfügbaren Antioxidantien der Verstoffwechselungsenzyme, der Hitzeschockproteine, der NAD-Enzyme, der Wachstumsfaktoren und der Schwermetall bindenden Substanzen, die ab dem Alter von 35 Jahren rapide abnehmen.

Man kann Nrf2 also einfach als das Notfallmittel des Körpers bezeichnen. Nun genügt es aber nicht nur genügend Nrf2 zur Verfügung zu haben, denn solange es nur im »Standby-Modus« ist, kann es seine Arbeit nicht tun, Sie müssen es erst aktivieren.

DEN NRF2-WEG AKTIVIEREN

Vor Jahrtausenden entdeckten die Bewohner des Amazonasgebiets die Pflanzen, die das Geheimnis der Verhinderung von Krankheiten bargen. Heute wissen wir, dass sie Nrf2-Aktivierer sind. Pflanzen sind nicht wehrlos gegen Fressfeinde, die ihr Überleben bedrohen. Wenn beispielsweise ein Insekt an Blättern oder Stielen von Broccolisprossen nagt, aktiviert es deren Immunsystem und löst die Ausschüttung von Abwehrstoffen aus, ungefähr so, wie unser Körper reagiert, wenn wir von einer Mücke gestochen werden. Das Schöne an manchen dieser Substanzen, mit denen sich Pflanzen schützen, liegt darin, dass sie auch bei Menschen Erstaunliches bei der Krankheitsabwehr leisten, weil sie Nrf2 aktivieren. Hier die herausragenden unter diesen Stoffen:

Sulforaphan ist ein Stoff der freigesetzt wird, wenn Broccolisprossen von Insekten geschädigt werden. Eine erstaunlich wirksame Substanz, die nicht nur die Insekten vertreibt, sondern auch die jungen Triebe wiederherstellt.

Sulforaphan ist nicht nur der wirksamste Nrf2-Aktivierer, den wir kennen, sondern auch besonders leicht bioverfügbar, das heißt, es wird besonders gut vom Körper aufgenommen. Einen hohen Gehalt finden wir bei Grünkohl, Weißkohl, Rosenkohl, aber vor allem im Broccoli und hier wieder besonders in den Sprossen, die Sie zu Hause in der Küche ziehen.

Sulforaphan können Sie nicht als Nahrungsergänzung kaufen, sondern bestenfalls als Glucoraphanin, das Ihr Körper dann in Sulforaphan umwandeln kann. Dies gelingt aber nur, wenn das Enzym Myrosinase in ausreichenden Mengen in Ihrem Darm vorkommt. Ist Ihr Darm dagegen durch Antibiotika oder schlechte Ernährung geschädigt, kommt es nicht zu dieser Umwandlung, sondern das eingenommene Glucoraphanin wird ungenutzt wieder ausgeschieden. Deshalb ist es höchst empfehlenswert, dass man sich seine Broccolisprossen selbst zieht. Sie müssen sie aber wirklich gut kauen, wie ein Kaninchen in der Wildnis, um das Sulforaphan schon im Mund freizusetzen. Sie können die Sprossen kleinschneiden, pürieren oder eben intensiv darauf herumkauen, dann kann das Wunder seinen Lauf nehmen.

Wenn Ihr Nrf2-System anspringt und vermehrt Antioxidantien

für die Regeneration der Gewebe bereitstellt, werden Sie bemerken, dass auch die Falten in Ihrem Gesicht zurückgehen. Eine weitere Wirkung besteht darin, dass entartete Zellen sich nicht mehr so gut vermehren können, sodass Tumoren langsamer wachsen und weniger zur Ausbreitung auf andere Teile des Körpers neigen. Wer als Mann auch nur dreimal die Woche Broccoli isst (der längst nicht so viel bewirkt wie die Sprossen), verringert sein Prostatakrebs-Risiko um ganze 60 Prozent.[7]

Darüber hinaus erhöht Sulforaphan die Knochendichte und schützt so vor Osteoporose.[8] Und Ihre Broccolisprossen haben noch einen weiteren sehr wertvollen Nutzeffekt: Sie aktivieren die Entgiftungsgene, die giftige Metalle wie Arsen und Blei ausleiten. In Kapitel 11 werden Sie erfahren, wie Sie sich selbst Broccolisprossen ziehen können, um Ihrem Körper und Gehirn natürliches Sulforaphan zuzuführen.

Pterostilben ist ein Pflanzennährstoff, den man in Heidelbeeren sowie in Weintrauben, Weinblättern und Mandeln findet. Pterostilben ist mit einer anderen Nrf2-aktivierenden Substanz verwandt, nämlich dem in Obst enthaltenen Resveratrol, übertrifft dieses jedoch in puncto Bioverfügbarkeit. Es hat etliche gesundheitliche Vorzüge, was insbesondere seine entzündungshemmende Wirkung angeht. Außerdem konnte gezeigt werden, dass es unter Laborbedingungen das Wachstum von Krebszellen hemmt und bei vielen Krebsarten die Apoptose einleitet. Weiterhin aktiviert es die Sirtuin-Proteine (insbesondere Sirtuin 1), das lebensverlängernd wirkt und einen gesunden Stoffwechsel fördert.

Kaffee wirkt mit seinem Gehalt an Pyrocatechol stark Nrf2-aktivierend.[9] Damit ist er eigentlich eher ein hochwirksames Arzneimittel als ein Getränk. Ich habe auf Anraten eines befreundeten Arztes vor vielen Jahren mit dem Kaffeetrinken begonnen. Er erzählte mir, es sei wissenschaftlich gesichert, dass Kaffeetrinker weniger häufig an Leberkrebs erkranken als andere, aber er konnte mir nicht sagen, woran das lag. Nach heutigem Wissensstand kann man mit täglich zwei oder mehr Tassen Kaffee das Leberkrebs- und Fibrose-Risiko um annähernd 45 Prozent senken.[10] Der Grund liegt nach meiner Ansicht darin, dass die Aktivierung des Nrf2 Schutz vor Krebs bietet.

Wir brauchen Kraftpflanzen, die stark Nrf2-aktivierend wirken. In diesen Pflanzen liegt das Geheimnis von der Gesundheit des langen Lebens.

DIE KRAFTPFLANZEN

Wer Körper und Gehirn erneuern möchte, liegt mit Pflanzen richtig, die das Nrf2 aktivieren. Ich sehe immer zu, dass ich mehrmals die Woche verschiedene Arten solcher Pflanzen zu mir nehme – außer in den zehn Tagen des gezielten Programms zur Erneuerung des Gehirns, denn da werden Nahrungsergänzungsmittel eingenommen und nicht die anschließend aufgeführten Pflanzen selbst. Man kann die meisten in Kapselform bestellen, aber ich ziehe die getrockneten und gemahlenen Pflanzen vor (auch die sind mühelos online zu beziehen). Diese Pulver mixe ich mir dann in meine Getränke hinein. Wenn möglich mixe ich die isolierten Pflanzeninhaltsstoffe, beispielsweise Curcumin, mit der ganzen Pflanze, denn in der finden sich Stoffe, die zusammen mit dem isolierten Wirkstoff ein breites Wirkspektrum haben. Hier einige der pflanzlichen Adaptogene, die das Nrf2 aktivieren:

Moringa *(Moringa oleifeira)*, manchmal auch Baum des Lebens genannt. Moringa wächst vor allem in Indien und verstärkt in allen Zellen, auch im Gehirn, die Glutathion-Produktion. Moringa könnte eine ähnliche Wirkung haben wie Sulforaphan, da es chemisch ähnlich gebaut ist. Außerdem wirkt es stark antioxidativ. Ich benutze gern die pulverisierten Blätter, deren Geschmack an Spinat erinnert. Sie können dieses Pulver für Smoothies und Suppen verwenden. Sehen Sie sich auch das Rezept für den Matcha-Energietrunk im Anhang an.

Curcumin/Kurkuma *(Curcuma longa).* Curcumin ist der in der Gewürzpflanze Kurkuma enthaltene Wirkstoff. Kurkuma ist eine Blütenpflanze aus der Ingwer-Familie, die zu Curry-Gerichten verwendet wird. Sie erntet wissenschaftliche Aufmerksamkeit, weil sie überalterte Zellen abbaut und die für Entgiftung zuständigen Gene aktiviert. Im Tierversuch konnte darüber hinaus gezeigt werden, dass Curcumin durch Bestrahlung und Chemotherapie hervorgerufenen Schäden entgegenwirkt und bei Labortieren die Funktionsfähigkeit der Nieren wiederherstellt und darüber hinaus lebensverlängernd wirkt. Ich bereite mir jeden Abend eine »goldene Milch« aus einem viertel TL Curcuminpulver mit einer Prise Kurkumapulver (wegen des Synergieeffekts) mit warmer Mandelmilch, Honig und etwas schwarzem Pfeffer zu.

Grüntee enthält mehr Antioxidantien und Polyphenole als jede andere Teeart. Er enthält reichlich Epigallocatechingallat, das nachweislich eine Schutzwirkung vor Lungen-, Prostata-, Haut- und Brustkrebs hat. Eine erwünschte Nebenwirkung besteht darin, dass Grüntee beim Abnehmen unterstützend wirkt.

Bacopa (*Bacopa monnieri*), das »Kleine Fettblatt«, wird in der Volksheilkunde für langes Leben und Stärkung der Geisteskräfte verwendet. Es gilt als Nootropikum, das heißt als ein Mittel mit Wirkung auf das zentrale Nervensystem; manchmal wird es auch als Gehirn-Doping-Mittel bezeichnet. In der ayurvedischen Medizin wird es zur Stabilisierung der geistigen Funktionen und des Gedächtnisses eingesetzt und darüber hinaus auch gegen Stress und Angst und zur Stimmungsaufhellung verwendet. Die Pflanze wächst bevorzugt in Sumpfgebieten Asiens und Südamerikas und gilt als beruhigende Droge, die auch die kognitiven Funktionen verbessert. Die auch als Brahmi bezeichnete Droge wirkt angstlösend, dämpft die Cortisol-Ausschüttung und gleicht den durch chronischen Stress entstehenden Dopamin- und Serotoninmangel aus.

Mucuna (*Mucuna pruriens* oder Samtbohne) tut sich durch einen hohen Gehalt an L-Dopa hervor, die Vorstufe des Dopamins. Die Oberfläche der Bohne ist aufgrund des hohen Serotoningehalts klebrig. Wenn Sie Ihre Smoothies und sonstigen Getränke mit Mucuna anreichern, dürfen Sie mit einer Besserung eventuell vorhandener Parkinson-Symptome rechnen. Sehr wahrscheinlich hat die Bohne auch eine generelle Schutzwirkung für das Nervensystem. Die Ayurvedische Medizin kennt sie als Aphrodisiakum sowie als Mittel gegen Störungen des Nervensystems und sogar als Gegengift bei Schlangenbissen. Mucuna sollte nicht zusammen mit L-Dopa-haltigen Medikamenten verwendet werden, um kein Überangebot an Dopamin zu schaffen.

Ashwagandha *(Withania somnifera)* ist eine Pflanze, die man in Asien und Afrika findet, sie lindert Stress und Angst und schärft Konzentrationskraft und das Gedächtnis. Viele sprechen hier vom König der ayurvedischen Kräuter, weil diese Pflanze die Ausschüttung von Testosteron erhöht und die Beschaffenheit und Bewegungsfähigkeit der Spermien verbessert. Darüber hinaus soll sie bei Männern und Frauen die Konzentrationskraft und Gedächtnisleistung verbessern.[11] Ashwagandha glänzt als Angst und Stress lösende Nahrungsergänzung. Wer an Schlafstörung leidet, kann mit diesem Mittel seinen Schlaf verbessern.

Rosenwurz *(Rhodiola rosea)*. Diese Heilpflanze ist für ihre unterstützende Wirkung bei körperlichem, chemischem und biologischem Stress bekannt. Beheimatet ist sie in den kälteren Zonen Europas und Asiens. Ihre Wurzel wird zur Verbesserung der geistigen und körperlichen Ausdauer verwendet, sie wirkt bessernd bei Müdigkeit und Erschöpfung und erhöht die Widerstandskraft gegen Stress. Die Wikinger nahmen zur Verbesserung ihrer Kraft und Ausdauer Rhodiola ein, und in Sibirien tranken die Menschen einen aus dieser Pflanze zubereiteten Tee, weil sie damit ihr Leben zu verlängern hofften. Die Wirkungsweise dieser Heilpflanze ist immer noch weitgehend unbekannt.

Maca *(Lepidium meyenii)* ist eine in den peruanischen und bolivianischen Anden beheimatete Pflanze, die auch als peruanischer Ginseng bezeichnet wird. Bei den Andenvölkern wird sie seit über 2000 Jahren verwendet. Die Pflanze ist sehr vitamin- und mineralstoffreich und wird insbesondere wegen ihrer Kraft und Ausdauer erhöhenden Wirkung geschätzt. Darüber hinaus vermehrt sie bei Männern wie bei Frauen Libido und Fruchtbarkeit. Sie verbessert die Stresstoleranz und wirkt ausgleichend auf das Hormonsystem. Die in Maca enthaltenen Nährstoffe unterstützen die Abwehrkräfte, die Gesundheit der Knochen und die kognitiven Funktionen und verringern generell das Risiko chronischer Erkrankungen.

Gotu Kola *(Centella asiatica)*, auch Tigergras genannt, ist eine ausdauernde Pflanze, die seit Jahrhunderten in der Chinesischen, Ayurvedischen und Afrikanischen Medizin verwendet wird. Ihre Heilkraft wird auf Saponine, Flavonoide und andere sekundäre Pflanzenstoffe zurückgeführt. Bekannt ist sie insbesondere für ihre Fähigkeit, die kognitiven Funktionen zu verbessern, dazu gehören das Gedächtnis, die geistige Leistungsfähigkeit, die Gesunderhaltung des Gehirns und die Wirkung gegen geistigen Verfall.

Kakao *(Theobroma cacao)*. Der aus dem Griechischen abgeleitete botanische Name bedeutet »Nahrung der Götter«. Heimisch ist der Kakao in Mittel- und Südamerika, wo er seit Generationen bei Zeremonien Verwendung findet. Kakao wirkt positiv bei altersbedingten Nervenstörungen und dämpft die Wirkung von oxidativem Stress auf das Gehirn. Marcela, meine Frau, hält Kakao-Zeremonien ab, und da kommen wir nicht nur in den Genuss seiner nervenschützenden Wirkung, sondern sind auch in einem heiligen Raum geborgen. Kakaoextrakt oder dunkle Schokolade sollen den Blutfluss verbessern, und der hohe Gehalt an Epicatechin vermehrt die Erzeugung von Stickoxid und besitzt eine Schutzwirkung für die Mitochondrien.[12]

Es gibt noch viele weitere Pflanzen, die reich an sekundären Pflanzenstoffen und bei den Amazonasvölkern im Gebrauch sind, die wir aber im Westen nicht bekommen. Beim Umgang mit Kraftpflanzen müssen wir auch an den hormetischen Effekt denken, der aus Nektar Gift machen kann.

HORMESIS UND EIN GUTES MASS AN STRESS FÜR DEN KÖRPER

Das aus dem Griechischen entlehnte Wort bedeutet Anregung oder Anstoß, und man beschreibt damit das Phänomen, dass geringe Mengen von grundsätzlich schädlichen Substanzen positive Reaktionen des Organismus auslösen können, während höhere Dosen unter Umständen giftig sind.

So können geringe Mengen Sulforaphan die Produktion entgiftender Enzyme ankurbeln und das zelluläre Abwehrsystem verbessern. Ihr Körper erkennt nämlich diese Substanz als möglicherweise giftig, und Ihre Zellen reagieren dann mit einer erhöhten Produktion von Antioxidantien, um Sie vor dieser vermuteten Gefahr zu schützen.

Hormesis ist also dosisabhängig, sodass kleine Mengen von Nrf2 aktivierenden Substanzen wie Sulforaphan in Broccolisprossen, an vier Tagen der Woche verzehrt oder zwei bis drei Tassen Kaffee an bis zu fünf Tagen der Woche von sehr wohltuender Wirkung sein können. Wenn Sie aber jeden Tag Broccolisprossen essen oder Kaffee trinken, wird diese Wirkung aufgehoben und sie schalten das Entgiftungssystem ab, statt es anzuregen. Alles, sogar Wasser und Sauerstoff, wird zum Gift, wenn wir uns zu viel davon zuführen. Wie der Arzt und Alchemist Paracelsus im 16. Jahrhundert schrieb: »Wenn ihr jedes Gift wollt recht auslegen, was ist, das nit Gift ist? Alle Ding sind Gift und nichts ohn Gift. Allein die Dosis macht, dass ein Ding kein Gift ist.«[13]

Wichtig ist bei der Hormesis der Wechsel. Ich trinke ein, zwei Tassen Kaffee an fünf aufeinanderfolgenden Tagen, dann lass ich den Kaffee ein paar Tage weg und wechsle zu grünem oder schwarzem Tee bevor ich wieder meinen Kaffee genieße. Nach diesem Muster essen Sie vier Tage lang Broccolisprossen und lassen sie dann drei Tage weg, um den Zyklus anschließend zu wiederholen. Der zyklische Verzehr von Sulforaphan bietet Schutz vor Krankheiten. Aber übertreiben Sie es nicht mit den Broccolisprossen, sonst könnte es sein, dass Sie die Schutzwirkung aufheben[14] und nur den reinen Nährwert haben. Merken Sie sich, dass der hermetische Heileffekt ein Rotationsverfahren verlangt, das für den Nährwert keine Rolle spielt.

Was Sie aus diesem Kapitel mitnehmen können:

Wir haben uns hier die wichtigsten Regelmechanismen für die Dauer des Lebens und darüber hinaus die Kraftpflanzen angesehen, die sich segensreich auf die Leistungsfähigkeit auswirken:

1. mTOR, Eiweißverzehr und die Bedeutung einer zeitlich beschränkten Nahrungsaufnahme für die Länge des Lebens und die Gesundheit des Gehirns.
2. mTOR als entscheidende Regelgröße für Alterung, Fortpflanzung und das Überleben bei verschiedenen Spezies. Geregelt werden Wachstum und Vermehrung in Abhängigkeit vom Nahrungsangebot. Die Regelung von mTOR kann sich positiv auf die gesundheitliche Verfassung und die Lebenserwartung auswirken.
3. mTor kann Überlebens- und Instandhaltungsmaßnahmen in Zeiten der Nahrungsknappheit in Gang setzen, wie am Beispiel des Winterschlafs oder historischer Hungersnöte zu erkennen ist.
4. Die Art und Menge des verzehrten Eiweißes ist ein wichtiger Faktor für den mTor-Regelmechanismus und die Alterung. Eine Ernährungsform mit zu viel tierischem Eiweiß ist zu vermeiden, weil sie vorzeitiges Altern begünstigt.
5. Zeitlich beschränkte Nahrungsaufnahme: Darin haben wir eine wirksame Methode, die Aktivität von mTOR zu dämpfen, was sich lebensverlängernd auswirkt und die Gesundheit des Gehirns fördert. Diese Praxis

des zeitweiligen Fastens und der Nahrungsaufnahme in einem relativ kleinen Zeitfenster wird als lebensverlängernd betrachtet und soll außerdem das Risiko altersbedingter Krankheiten reduzieren.

6. Durch zeitlich begrenzte Nahrungsaufnahme kann man in die Ketose gelangen, in der sich die Autophagie verstärkt und der Körper im Rahmen seiner Erneuerungs- und Reparaturarbeiten unbrauchbar gewordene Zell-Abfälle ausscheidet.

10

SCHÜTZEN SIE SICH VOR DER ZOMBIE-INVASION: ÜBERALTERTE ZELLEN MIT ARZNEIPFLANZEN AUSSCHALTEN

Scharen von Biotech-Firmen sind eifrig auf der Suche nach Medikamenten, die die Alterung aufhalten, beschädigte Zellen wiederherstellen und faltige Haut wieder glatt machen können. Sie versprechen uns für die nächsten Jahrzehnte Durchbrüche, die uns erlauben werden, 120 Jahre zu leben. Wenn Sie aber nicht bereits jetzt Ihr Gehirn und Ihren Körper erneuern, kommen Sie vielleicht nicht mehr in den Genuss der anstehenden Entdeckungen, die dafür sorgen würden, dass jedes hinzugewonnene Jahr ein gesundes Jahr für Sie wird.

Natürlich ist es schwierig die Biologie zu verbessern, schließlich haben es die Biotech-Wissenschaftler hier mit einem 500 Millionen Jahre alten Forschungs- und Entwicklungsprogramm der Natur zu tun. Trotzdem ist da heute eine Reihe wirklich spannender Forschungen im Gange.

Mich zum Beispiel faszinieren die sogenannten Yamanaka-Faktoren. Diese vier Faktoren entscheiden, welche Gene während der embryonalen Entwicklungsphase jeweils ein- beziehungsweise ausgeschaltet werden: Manche werden in Leberzellen übersetzt, andere werden zu Gehirnzellen oder Hautzellen und so weiter. Wenn man diese vier Faktoren in ausgereifte Zellen einbringt, kann man sie so umprogrammieren, dass sogenannte pluripotente Stammzellen aus ihnen werden, die sich zu jeder Zellart im Körper weiterentwickeln können. Shinya Yamanaka, nach dem diese Faktoren benannt sind, bekam 2012 den Medizin-Nobelpreis für die Entdeckung, dass reife Zellen so umprogrammiert werden können. Die Biotech-Visionäre fordern uns auf, uns eine nahe Zukunft auszumalen, in der man nicht mehr auf eine Warteliste für Herz- oder Hüftgelenkstransplantationen kommt, sondern jedes Organ aus eigenen Zellen nachzüchten kann und dadurch auch noch die Gefahr der Abstoßung umgangen wird. Wir haben bereits natürliche Lösungen für die Probleme des Alterns, von der Natur geschaffen und von den indigenen Völkern entdeckt. Es genügt hier zu sagen, dass die Wissenden Asiens, Europas und Amerikas sehr gute Naturbeobachter waren und die Pflanzen und Pilze erkannten, mit denen man Krankheiten vorbeugen kann und die uns bis ins Alter jung bleiben lassen. Solche Kraftpflanzen sind seit unvorstellbaren Zeiten in Gebrauch, um den Gebrechen des Alters entgegenzuwirken. Der chinesische Herrscher, den wir als den Gelben Kaiser kennen und der im Jahr 2599 vor dem Beginn unserer Zeitrechnung mit 110 Jahren starb, hat Folgendes geschrieben: »Der Weise behandelt eher die, denen Krankheiten bevorstehen, als die bereits Kranken. Er kümmert sich um die, deren Leben normal verläuft und nicht bereits im Chaos versinkt. Arzneien anwenden, wenn die Krankheit bereits ausgebrochen ist oder eine große Unordnung beheben zu wollen, wenn sie bereits da ist, das ist ungefähr so, als würde man mit dem Graben eines Brunnens beginnen, wenn man Durst hat.«[1]

Ich halte mich gern an die staunenswerten Kräfte der Pflanzen und Pilze, um für Widerstandskraft und lebenslange Gesundheit zu sorgen. Die Natur stellt uns in reicher Fülle pflanzliche Arzneien zur Verfügung, die Körper und Gehirn gesund zu erhalten vermögen, sodass wir die verjüngende Wirkung an uns selbst erfahren können. Es handelt sich um biologische Stärkungsmittel, die niemandem gehören und die man nicht patentieren kann. Im Amazonasgebiet konnten die Menschen bereits vor 2500 Jahren aufgrund der Kenntnis dieser Heilpflanzen in großen Städten zusammenleben, obwohl sie keine schriftlichen Zeugnisse ihrer Kenntnisse hinterließen.

Im vorigen Kapitel haben wir über die im Westen verfügbaren besonders wirksamen Mittel dieser Art gesprochen. Diese Mittel können unser Gehirn auf eine neue Stufe heben und uns gesund erhalten, weil sie für den Abbau überalterter Zellen sorgen.

ZELLSENESZENZ

Zellen werden alt oder vergreisen und können sich dann nicht mehr teilen, und das ist mit dem Ausdruck »Zellseneszenz« gemeint. Im Grunde handelt es sich um eine körpereigene Abwehrmaßnahme gegen Tumore, die die Ausbreitung oder Metastasierung von Zellen mit entarteter DNA verhindern soll. Sie haben über 20 000 Gene in Ihrer DNA, die peinlich genau kopiert werden müssen, damit die Tochterzellen nach einer Zellteilung wieder normales Gewebe bilden können. Eine Generation Hautzellen umfasst etwa sieben Tage, während eine Generation Darmschleimhautzellen sich in drei Tagen erneuert.

Je mehr Giftstoffen wir ausgesetzt sind, desto mehr Fremdinformation stört das körperliche Geschehen, wie eine Art »Hintergrundrauschen«. Stellen Sie sich vor, jemand möchte Ihnen in einem vollen Restaurant etwas zuflüstern. Das hohe Geräuschniveau wird dazu führen, dass Sie die Mitteilung nur halb mitbekommen oder falsch verstehen. Ähnlich ist es bei der Zellteilung:

Je mehr Fremdeinflüsse, je stärker also das Rauschen, desto höher die Irrtumswahrscheinlichkeit beim Kopieren und desto höher schließlich die Anzahl der nicht funktionsfähigen Zellen. Im Alter kann unser Körper solche missglückten Zellen nicht mehr so effektiv entsorgen, weil bei ihnen auch die Apoptose, also die Selbstzerlegung, nicht mehr funktioniert. Das Immunsystem erkennt sie nicht mehr, und dadurch sammeln sich immer mehr überalterte Zellen an, die einfach nicht sterben wollen. Diese Vergreisung oder Seneszenz erzeugt Entzündungen, die auch auf das umgebende Gewebe übergreifen und deren Zellen ebenso anschwellen lässt und vermehrungsunfähig macht.

Nach Aussagen der WHO hatte man vor hundert Jahren bei der Geburt eine Lebenserwartung von 33 Jahren, und diese hat sich inzwischen auf 80 Jahre gesteigert.[2] Diese Steigerung auf mehr als das Doppelte ist der Verbesserung bei Ernährung, Hygiene und den sanitären Einrichtungen zu verdanken. Jetzt haben wir also eine höhere Lebenserwartung, aber zugleich sind wir auch mehr Giftstoffen in der Nahrung, im Wasser und in der Luft ausgesetzt. Solche Umweltgifte können die Genauigkeit der DNA-Vervielfältigung überlagern und als allgemeines Rauschen empfindlich stören.

Die Betrachtung besonders langlebiger chinesischer Frauen hat ergeben, dass bei ihnen das »Rauschen« in wichtigen Teilen ihres Genoms geringer ist. Diese Entdeckung, veröffentlicht in *Aging Cell*, brachte die Ansammlung epigenetischer »Unordnung« mit altersbedingten Erkrankungen wie Alzheimer (AD) in Verbindung.[3] Durch Untersuchung von Zellproben aus verschiedenen Altersgruppen gelangten die Forscher zu der Beobachtung, dass der Informationsverlust durch »Rauschen« zwar grundsätzlich mit dem Alter zunimmt, aber bei den langlebigsten Menschen so gering ist wie bei 40 Jahre jüngeren Leuten. Und dieses »Rauschen« entsteht durch die Gifte in unseren Nahrungsmitteln und im Wasser.

Anfang der Sechzigerjahre kamen Leonard Hayflick und sein Kollege Paul Moorhead darauf, dass der alte Glaube, Körperzellen könnten sich endlos weiter teilen, falsch war. Wenn eine Zelle sich ungefähr fünfzigmal geteilt hat, kommt sie an die sogenannte Hayflick-Grenze und wird zur vergreisten Zelle, und solche Zellen sammeln sich überall im Körper in den Geweben an. Werden sie nicht abgebaut, erholen wir uns schlechter von Krankheiten und altern schneller. Im Gehirn lösen sie Entzündungen aus und schränken unsere intellektuellen Fähigkeiten ein. Letzten Endes können solche Zellen auch zum Auslöser von Krebs werden.

Solange wir jung sind, kann unser Körper überalterte Zellen mühelos mittels Apoptose entsorgen. Das ist der programmierte Zelltod, der von den Mitochondrien unserer Zellen gesteuert wird. Bei den Mitochondrien überalterter Zellen ist es jedoch so, dass sie den Schalter für den Zelltod blockieren. Solche Mitochondrien schwellen an und bringen eine Flut freier Radikale hervor, die die umliegenden Zellen schädigen – wie schimmelige Erdbeeren, die alle anderen im selben Gebinde anstecken.

Die Apoptose erleichtert Ihren Körper um bis zu zehn Milliarden vergreiste Zellen pro Tag und lässt Raum für neue gesunde Zellen entstehen. Halten Sie sich einmal vor Augen, wie das aussieht, wenn solche »Zombie-Zellen« einfach in Ihren Organen und Geweben liegenbleiben.

QUERCETIN GEGEN ZOMBIE-ZELLEN

Maßnahmen gegen diese »Zombie-Invasion« werden im Alter immer wichtiger. James Kirkland, ein an der Mayo Clinic arbeitender Geriater erzählt, er sei es leid gewesen, seinen Patienten Rollstühle und Rollatoren zu verschreiben und habe herausfinden wollen, ob es möglich ist, die Alterung zu verlangsamen oder sogar umzukehren, um altersbedingte Gebrechlichkeit und Krankheiten zu reduzieren. Er kam schließlich darauf, dass Quercetin, ein Flavonoid und Farbstoff, der in Beeren, Äpfeln und Rotwein vorkommt, zusammen mit Dasatinib, ein bei Leukämie eingesetztes Chemotherapeutikum, zur Ausschaltung überalterter Zellen eingesetzt werden könnten.

Keine pharmazeutische Firma wollte die Forschungen finanzieren, weil Quercetin als überall vorkommender natürlicher Stoff nicht patentierbar war und folglich keine Gewinne versprach. Außerdem sind pharmazeutische Unternehmen auch nicht für Einmal-Interventionen zu begeistern, und damit war bei einer Quercetin-Behandlung zu rechnen. Da die Mayo Clinic finanziell eigenständig ist, erklärte sie sich bereit, Kirklands Forschungen zu sponsern. Doch auch dann gab es noch einiges an bürokratischen Hürden zu überwinden. Die Arzneimittelbehörde Food and Drug Administration (FDA) trug ihm auf, Quercetin als Arzneimittel einzustufen und seine Unbedenklichkeit nachzuweisen (obgleich man es in den USA in jedem Bioladen erwerben kann). Dann musste er auch noch eine günstige Quelle für Dasatinib auftun, dessen Hersteller, Bristol-Myers Sqibb, für eine Tagesmenge 367 Dollar haben wollte. Er fand einen indischen Hersteller, der ihm eine Tagesmenge für umgerechnet vier Dollar anbot, aber Bristol-Myers Sqibb verweigerte seine Zustimmung zu diesem Deal.

2019 konnten Kirkland und seine Leute eine Pilotstudie mit Patienten durchführen, die an idiopathischer Lungenfibrose litten. (»Idiopathisch« besagt, das man die Ursache nicht kennt.) Das ist eine schwere und in der Regel tödliche Erkrankung, bei der sich das Lungengewebe zunehmend verhärtet und immer weniger Gasaustausch stattfindet. Es gibt wenig Behandlungsmöglichkeiten, und die Betroffenen sind meist innerhalb von fünf Jahren reif für eine Lungentransplantation. Dazu Kirkland: »Unsere Erkenntnisse sprechen dafür, dass die Therapie sinnvoll sein kann, und erste Ergebnisse lassen erkennen, dass Senolytika [Mittel, die den Tod überalterter Zellen einleiten] die von der Krankheit ausgelösten körperlichen Funktionsstörungen lindern können.«[4]

Ich musste zusehen, wie mein Vater dieser Krankheit nach und nach erlag und wie er gegen Ende mit aller Kraft einatmete und doch immer viel zu wenig Sauerstoff über seine verhärteten Lungenbläschen bekam, in denen der Austausch von Kohlendioxid gegen Sauerstoff stattfindet. Wir haben jederzeit ungefähr zwei Liter Sauerstoff in unserem Körper, weshalb Freitaucher für über zehn Minuten die Luft anhalten können. Ich habe aus Interesse einmal ausprobiert, wie lange ich nach dem vollständigen Ausatmen die Luft anhalten kann. Ich schaffte zwanzig Sekunden, bis ich dann mit aller Kraft einatmen musste, und dann war mir klar, wie sich mein Vater bei jedem Atemzug gefühlt haben musste. Hätte ich mich nur damals schon mit Senolytika ausgekannt.

DIE ENTDECKUNG DER SENOLYTIKA ALS ZOMBIE-ZELLEN-KILLER

Auf den bis dahin gewonnenen Erkenntnissen aufbauend, fand das Forscherteam an der Mayo Clinic heraus, dass Desatinib und Quercetin auch bei Patienten mit Nierenkrankheiten die überalterten Zellen eliminieren können, und das innerhalb von elf Tagen nach der Behandlung.[5] Durch die Kombination dieser beiden Wirkstoffe ergaben sich bei allen an der Studie beteiligten Patienten deutliche körperliche Verbesserungen, ein wirklich erstaunliches Ergebnis, wenn man an die sehr unerfreuliche Prognose bei dieser Krankheit denkt.

Die von Kirkland eingeführte Behandlungsweise ist sehr vielversprechend, was die Verzögerung oder gar Verhinderung altersbedingter Krankheiten angeht. Weiterhin scheinen Senolytika die gesamte Lebenszeit zu verlängern, und ganz sicher schenken sie Labortieren mehr gesunde Jahre. Jedenfalls war es bei alten Mäusen mit Herzfunktionsstörungen so, dass die verabreichten Senolytika nach einer einzigen Behandlung innerhalb von fünf Tagen deutliche Verbesserungen bewirkten. Und Mäuse, bei denen eines der Beine eine tödliche Strahlendosis bekam, konnten ihre Bewegungsfähigkeit nach einer einzigen Gabe des Mittels innerhalb von sieben Monaten teilweise wiederherstellen.[6]

Die Ausschaltung seneszenter Zellen ist die Medizin der Zukunft. Kirkland erläutert: »Diese Wirkstoffe könnten eines Tages für die Behandlung von Herz-Kreislauf-Erkrankungen, Gebrechlichkeit, nachlassender Widerstandskraft, neurodegenerativen Erkrankungen, Knochen- und Gelenkserkrankungen und altersbedingten Veränderungen des Erscheinungsbildes verwendet werden.« Theoretisch könnten auch andere Krankheiten wie Diabetes, Stoffwechselstörungen, Sehstörungen, chronische Lungenerkrankungen, Leberkrankheiten, Funktionsstörungen im Urogenitalbereich, Hauterkrankungen und Krebs mit Senolytika zu lindern sein.[7]

Kirkland und seine Kollegen fanden heraus, dass Senolytika viele Wochen über die Verabreichung des Mittels hinaus wirken, und das schon nach einer einzigen Dosis. Normalerweise wirken Arzneien nicht mehr, wenn das Mittel schon längst nicht mehr präsent ist. Wenn das bei Senolytika so ist, dass sie Monate oder sogar Jahre über die Mittelgabe hinaus wirken, dann könnte es doch sein, dass man nur eine Behandlung pro Jahr braucht und damit immer versorgt ist.

Senolytika scheinen den überalterten Zellen ein Signal zur Einschaltung der Apoptose zu übermitteln. Und wir können hier keine chemische Abtötung voraussetzen. Es gibt keine Gifte, die einfach so im Körper zirkulieren und alte Zellen aufs Korn nehmen. Quercetin können Sie im Bioladen kaufen oder über das Internet bestellen, aber was tun Sie, wenn Sie nicht an das Chemotherapeutikum Dasatinib herankommen? Nun, es gibt hier eine natürliche Alternative, die offenbar eine ähnliche Wirkung hat. Es handelt sich um Fisetin, das aus Erdbeeren gewonnen wird. Diese beiden natürlichen Stoffe sind als wirksame Senolytika bekannt, ein echtes Naturheilmittel zu unserer freien Verfügung. Wenn unsere Vorfahren gegen Ende des Sommers reife Beeren verzehrten, nahmen sie diese beiden natürlichen Stoffe als wirksame Senolytika zu sich, die überalterte Zellen in ihrem Körper abtöteten, und viele Schwächen wurden zugleich vorbeugend behandelt und konnten gar nicht erst zu ernsten Erkrankungen werden. Ich verwende Quercetin zusammen mit liposomalem Fisetin, das auf diese Art eine weitaus höhere Bioverfügbarkeit hat als das reine Fisetin.

Das Los-Lobos-Programm gegen überalterte Zellen

In Los-Lobos, unserem Retreat-Zentrum in den chilenischen Bergen, haben wir durch Experimente zu ermitteln versucht, was die wirksamste Kombination senolytisch wirkender Substanzen ist. Hier in Kurzform das Vorgehen, das wir zusammen mit Teilnehmern im Rahmen unseres Programms zur Erneuerung des Körpers entwickelt und getestet haben. Dabei konnten die Teilnehmer die teils verblüffenden Wirkungen am eigenen Leib erfahren.

Ich selbst nehme die Nahrungsergänzungen zweimal im Jahr über fünf Tage täglich ein. Fisitin und Quercetin sind die Senolytika, und die übrigen Nahrungsergänzungen unterstützen die Leber und sorgen für den Abtransport überalterter Zellen aus dem Körper:

- 250 mg Fisetin (liposomal) am Morgen und noch einmal 250 mg am Abend zu einer Mahlzeit
- 1000 mg Quercetin am Morgen und 1000 mg am Abend zu einer Mahlzeit
- Für die Leber am Abend zum Abendessen:
  - 2000 mg Magnesiumcitrat
  - 50 mg Zink
  - 5000 µg B_{12}
  - 1000 mg liposomales Glutathion

Brechen Sie die Behandlung ab, wenn es zu Durchfall oder anderen Magen-Darm-Beschwerden kommt.

Als sich James Kirkland und einige andere auf die Suche nach den wirksamsten natürlichen Senolytika machten, stellten sie fest, dass Fisetin an erster Stelle stand. Die Schlussfolgerung: »Fisetin senkte die Seneszenz-Marker in vielen Geweben … Bei alternden Mäusen des Wildtyps stellte Fisetin die Gewebehomöostase wieder her, verminderte altersbedingte Erkrankungen und erhöhte die mittlere und maximale Lebenszeit.« Weiterhin hielten die Wissenschaftler fest: »Auch Interventionen gegen Ende des Lebens erwiesen sich als sehr förderlich für die Gesundheit.«[8]

Einmalige Interventionen – im Unterschied zu lebenslang verordneten Medikamenten – erwiesen sich auch bei Menschen in der späteren Lebensphase (also ab dem Alter von 35 Jahren) als hochwirksam. In Los Lobos haben wir bei Retreat-Teilnehmern Symptombesserung bei Long Covid erlebt und konnten beobachten, wie die Abwehrkräfte wiederhergestellt werden. Hier werden Sie natürlich fragen, weshalb Ihr Arzt nichts davon weiß; nun, immerhin wissen Sie es jetzt.

Jetzt möchte ich Ihnen noch Kirklands Schlussfolgerungen weitergeben: »Wie bei Wirkstoffen gegen die grundlegenden und zu vielen Gesundheitsstörungen beitragenden Altersmechanismen zu vermuten war, gibt es für Senolytika zahlreiche mögliche Anwendungen, die nach vorklinischen Untersuchungen mehr als vierzig Symptome und Beschwerden lindern könnten, und das eröffnet uns neue Wege für die Behandlung altersbedingter Funktionsstörungen und Erkrankungen.«[9]

WOHIN MIT ALL DEN ZOMBIES?

Überalterte Zellen weigern sich wie gesagt zu sterben, sie setzen sich über die Apoptose hinweg und ignorieren den Schalter für den programmierten Zelltod. Kirkland und sein Team fanden heraus, dass man Zombie-Zellen beseitigen kann, wenn man ihr Selbstmordprogramm reaktiviert. Sie gingen davon aus, dass der Körper die toten Zellen und ihre Abfälle ohne weiteres über Leber und Verdauungstrakt entsorgen kann. Ohne die richtigen Transportmoleküle kann es aber sein, dass die toxische Hinterlassenschaft abgestorbener Zellen in Körper und Gehirn verweilt.

Werden Giftstoffe nicht ausgeschieden, vergiften sie uns erneut. Abfälle gehören entsorgt. Für uns geht es darum, die extrazelluläre Matrix des Körpers aufrechtzuerhalten, dieses ganze komplexe Netzwerk, das die Zellen und Gewebe umgibt und stützt. Es reguliert den Blut- und Lymphfluss und die Bewegungen der interstitiellen Flüssigkeit zwischen Zellen und Blutgefäßen. Hier werden

Nährstoffe zugestellt und Abfälle abtransportiert, die der Leber zugeführt und schließlich ausgeschieden werden müssen. Eine Ernährung mit viel Obst, Gemüse und Vollkornprodukten sowie ausreichend Flüssigkeit sind die Voraussetzung für eine gut funktionierende extrazelluläre Matrix. Flüssigkeitszufuhr ist besonders am Morgen wichtig. Erwachsene, die ausreichend trinken, sind insgesamt gesünder und bekommen weniger chronische Krankheiten und leben auch länger als andere, die nicht ausreichend Flüssigkeit bekommen. Das geht aus einer Untersuchung des National Institutes of Health hervor.[10] Auch bestimmte Mineralstoffe sind wichtig für die extrazelluläre Matrix, weil sie ihre Form stabilisieren und sie funktionstüchtig halten. Das sind beispielsweise Kalzium, Zink, Kupfer und Magnesium. Auf Magnesium ist besonders zu achten, weil bei über der Hälfte der US-Amerikaner ein Magnesiummangel vorliegt.

Die richtige Menge dieser Mineralstoffe erfahren Sie, wenn wir zu den Einzelheiten unseres Programms zur Erneuerung des Gehirns kommen. Zuvor sehen wir uns noch an, was alles dazugehört und welche Nahrungsmittel Sie regelmäßig zu sich nehmen werden.

Was Sie aus diesem Kapitel mitnehmen können:

Wir haben uns angesehen, was für die wichtige Beseitigung überalterter Zellen alles erforderlich ist, nämlich insbesondere:

1. Eine Ernährungsform mit viel Obst, Gemüse, pflanzlichem Eiweiß und Vollkornprodukten zusammen mit ausreichender Flüssigkeitsaufnahme zur Aufrechterhaltung der extrazellulären Matrix und der Gesunderhaltung insgesamt.
2. Die Bedeutung bestimmter Mineralstoffe wie Kalzium, Kupfer und Magnesium für Bau und Funktionsfähigkeit der extrazellulären Matrix.
3. Die außerordentliche Bedeutung der Ausschaltung und Ausscheidung überalterter Zellen und der im Körper verbleibenden Giftstoffe und Schlacken.

11

ERNEUERE DEIN GEHIRN – DAS PROGRAMM

In unserem Bemühen um handgreifliche Fakten bleiben unsere Träume oft unbeachtet, statt unsere Fantasie zu beflügeln. Fakten vermitteln uns ein praktisches Verständnis unserer Welt, aber es kommt auch vor, dass wir den Wald vor lauter Bäumen nicht mehr sehen. In solchen Fällen greifen wir auf unser M-Gehirn und seine steinzeitliche Sicht der Dinge zurück. Die Träume unserer höheren Gehirnanteile inspirieren uns dagegen und wecken Zukunftshoffnungen, von denen wir nicht wissen, wie realistisch sie sind, die aber dennoch die Fakten nicht leugnen. Bewahren wir uns die Träume davon, was wir vielleicht erreichen können und was wir aus uns machen können. Das nährt unseren Geist und gibt Anregung für eine sinnvolle und erfüllte Zukunft, die über das hinausgeht, was die Fakten unserer genetischen und seelischen Ausstattung als möglich erscheinen lassen.

Die indigenen Völker wissen über den Unterschied zwischen Fakten und Wissen im Sinne von Weisheit Bescheid. Bei Fakten geht es um Kenntnisse, zum Beispiel, dass Wasser aus Wasserstoff und Sauerstoff besteht, oder um das Verständnis einer medizinischen Diagnose. Fakten sind gewöhnlicher Menschenverstand, während tieferes Wissen etwas Ungewöhnliches hat. Es kann sich um die Fähigkeit handeln, Regen zu erzeugen oder sich und andere zu heilen und damit über bloße Tatsachenkenntnisse hinauszugehen. Es hat etwas Wunderbares und kann uns zu großen Leistungen anspornen. Manchmal glauben wir in dieser Weisheit einen Placeboeffekt am Werk zu sehen, weil die Dinge logisch nicht mehr zu erfassen sind. Vielleicht ist das tatsächlich so. Professor Robert Backman, Onkologe am M. B. Anderson Cancer Center, bezeichnet Placebos als »Medikamente der besonderen Art. Sie scheinen bei so gut wie allen nur erdenklichen Symptomen eine Wirkung zu entfalten und führen bei mindestens einem Drittel der Patienten und manchmal bei bis zu 60 Prozent der Fälle zum gewünschten Ergebnis. Sie haben keine bedenklichen Nebenwirkungen und können nicht überdosiert werden – kurzum, sie führen die Liste der vielseitigsten, anpassungsfähigsten, wirksamsten, sichersten und kostengünstigsten Medikamente im Arzneischatz der Welt an.«[1]

Wenn wir uns an die Fakten halten (die unser M-Gehirn liebt, weil es ihm ein Gefühl von Macht und Kontrolle vermittelt), und uns gleichzeitig um Weisheit (die Domäne unseres höheren Gehirns) bemühen, können wir kreativere und gehaltvollere Beziehungen zur Welt unterhalten. Dann verstehen wir, was mein Freund Bruce Lipton meint, wenn er sagt: »Wir sind das Placebo.«

Das Programm zur Erneuerung des Gehirns ist so ausgelegt, dass Sie Zugang zur Weisheit Ihres höheren Gehirns bekommen können, die Ihnen erlauben wird, sich von der Sucht nach den Stressstoffen zu befreien, die als Nebenwirkung unserer hektischen Lebensweise und unserer digitalen Gerätschaften entstehen. Wenn Ihr Gehirn dann anfängt, das spirituelle Molekül DMT zu erzeugen, wird es Ihnen euphorische veränderte und verändernde Bewusstseinszustände eröffnen. Das Wort Euphorie ist aus dem Griechischen abgeleitet und bedeutet ursprünglich so viel wie Wohlbefinden oder Hochgefühl. In diesem euphorischen Zustand erschließen Sie sich die natürlichen High-Erlebnisse, die in der Bauart Ihres Gehirns angelegt sind – wozu sonst hätten wir in unserem Gehirn Rezeptoren für spirituelle Moleküle? Und Sie werden einen Bewusstseinswandel erleben: von der Beschäftigung mit dem eigenen Ich zu tiefem Engagement für die Natur. Weisheit bildet sich ganz natürlich, und Sie werden auf neue Ideen und Erkenntnisse für Ihren Weg durch das Tag für Tag seinen Lauf nehmende Leben stoßen. Wenn Ihr höheres Gehirn einmal wach geworden ist, wird es auf drei zeitlose Fragen, die in allen Weisheitstraditionen gestellt werden, Antworten finden wollen: »Wer bin ich? Woher komme ich? Wohin gehe ich?«

Diese Fragen muss jeder von uns sich stellen, um ein Gefühl für den Sinn unseres Lebenswegs zu bekommen. Es mag sein, dass sie nicht vollständig zu beantworten sind, doch darauf kommt es auch nicht an. Das Stellen der Fragen schickt uns auf einen Weg des Forschens und Entdeckens, der uns die sagenhaften Fähigkeiten unseres Gehirns und dieses Lebens überhaupt erschließen wird.

Über unzählige Generationen haben wir die Beantwortung dieser Fragen der Religion überlassen. Da hieß es dann, wir seien die Kinder dieses oder jenes Gottes, wir seien aus Staub gemacht und würden wieder zu Staub werden, und unsere Seele könne in einem Himmel fortbestehen, wenn wir uns anständig benommen hätten. Dann kam die Wissenschaft und schlug bessere Erklärungen vor, nämlich dass wir vor Jahrmilliarden einer Ur-Bakteriensuppe entstiegen seien, dass wir ein Haufen Moleküle mit allerlei chemischen Reaktionen seien, und dass alles keinen Zielpunkt habe. Da gehen die uralten spirituellen Traditionen einschließlich denen, in die ich am Amazonas eintauchen konnte, anders vor und überlassen es dem Einzelnen, die Antworten für sich selbst herauszufinden. Und das höhere Gehirn stellt uns tatsächlich die für die Lösung dieser ewigen Rätsel nötige Verarbeitungskapazität zur Verfügung.

Das höhere Gehirn lässt Sie erkennen, dass Sie kein Produkt Ihrer kaputten Familie sind, nicht Ihr Titel, Ihr Name oder Ihre Kaste und dass Sie nicht damit befasst sind, das Ziel dauerhaften Glücks und dauerhafter Sicherheit zu erreichen. Sie sind vielmehr zu einer Entdeckungsreise aufgebrochen. Sie erkennen die Kostbarkeit Ihres Lebens. Sie reißen sich los von den Seelendramen, die Ihre Familie und Kultur Ihnen vermacht haben, Sie erarbeiten sich Stück für Stück eine neue Bestimmung.

Dazu müssen Sie aber wirklich Ihr höheres Gehirn einbringen, und genau das wollen wir mit unserem Programm zur Erneuerung des Gehirns erreichen.

DAS ZEHN-TAGE-PROGRAMM

Dieses Programm schöpft aus altem Ernährungswissen und modernen wissenschaftlichen Entdeckungen, und Sie werden hier einem Plan folgen, den man zur Entschlackung und zur Erneuerung des Gehirns zyklisch wiederholen kann (Ich halte mich dabei an die Sonnenwenden und Tag-und-Nacht-Gleichen.) Zu diesem Programm gehören sechs Grundaktionen, zu denen ich Ihnen jeweils Anleitungen geben werde.

Bitte beachten Sie, dass dieses Programm nicht für Sie geeignet ist, wenn Sie schwanger sind oder stillen oder an Krebs, Herz-Kreislauf-Erkrankungen oder ernsthaften Verdauungsstörungen leiden.

1. Aktion: Aus der üblichen Standardernährung aussteigen und nur noch Bio-Nahrungsmittel verzehren. Sie verweigern also die westliche Standardernährung. (Vor allem die amerikanische, mit der passenden Abkürzung SAD [dt. Traurig] für »Standard American Diet«.) Versorgen Sie sich mit regionalen und saisonalen

Nahrungsmitteln. Dabei sollten pflanzliche Inhaltsstoffe bei jeder Mahlzeit im Mittelpunkt stehen, und Sie sollten unbedingt dafür sorgen, dass Sie genügend von den in diesem Buch angesprochenen Kraftpflanzen verzehren, die Krankheitsgene und Gesundheitsgene einschalten können. Es geht ja darum, Ihren Nrf2 einzuschalten, und das können Sie am besten mit Broccolisprossen, die Sie großzügig über Ihre Salate streuen.

Achten Sie auf frisches biologisch angebautes Obst und Gemüse oder ziehen Sie sogar selbst welche in Töpfen oder in Ihrem Garten. Wenn etwas auf Ihrer Zutatenliste einmal nicht verfügbar ist, kaufen Sie es als Tiefkühlware. Nehmen Sie bei Gemüse keine Konserven, die normalerweise zu viel Salz enthalten.

2. Aktion: Verzichten Sie ganz oder weitgehend auf rotes Fleisch, Eier und Zucker. Der Verzicht auf die genannten tierischen Nahrungsmittel beruhigt mTOR. Verzicht auf Zucker dämpft Ihren IGF-1, sodass Ihr Darm sich regenerieren kann, um wieder ins Gleichgewicht zu kommen. Werden die schlechten Darmkeime in Ihrem Darm reduziert, sodass sich die guten vermehren können, wird es mit Ihrer Verdauung aufwärtsgehen, Ihre Abwehrkräfte nehmen zu und Sie können Serotonin für Ihr Gehirn wieder selbst herstellen. Eine gesunde Darmflora kann der verzehrten Nahrung die Nährstoffe besser entziehen, und dann bekommen Sie reichlich Eiweiß aus grünen Pflanzen, Nüssen und Kernen und einer gelegentlichen Portion Fisch, ohne viel Lust auf rotes Fleisch, Milchprodukte und Eier zu haben – allesamt Demenz-Anbahner. Eier sollte man auch wegen ihres Östrogengehalts meiden. Hühner und Kühe möchten, dass Ihre Küken und Kälber stark werden, und genau aus diesem Grund enthalten Eier und Kuhmilch Wachstumshormone. Beim Menschen dagegen können die Fremdhormone dem Gehirn schaden und sogar Tumore hervorrufen.

Sie erinnern sich, dass Sie das Gehirn so umstellen möchten, dass es die bestmögliche Energieversorgung bekommt, nämlich gutes Fett, das Ihrem Körper auch erlaubt, den Hüftspeck abzubauen und die dort eingelagerten Giftstoffe zu lösen und auszuscheiden. Bauchspeck ist wie ein eigenes Organ, er stellt Hormone her, insbesondere Östrogen.

Vorbereitung auf die ersten beiden Aktionen: Verbannen Sie industriell verarbeitete Nahrungsmittel, Süßigkeiten, Fleisch, Milchprodukte und Eier aus Kühlschränken und Vorratsregalen. Nehmen Sie sich Zeit zum Kochen, um nicht der Versuchung zu erliegen ins Restaurant zu gehen oder irgendetwas mit nach Hause zu nehmen. An den Wochenenden können Sie im Voraus kochen.

3. Aktion: Machen Sie aus Ihrer Küche ein Labor.

Ich kann Ihnen nur raten, Ihre Broccolisprossen selbst zu ziehen, um damit Nrf2 zu aktivieren, diesen zentralen Regler der Entgiftung und Entschlackung. Kaufen Sie Bio-Broccolisamen.

Besorgen Sie sich ein Weckglas mit Schraubdeckel, das Sie mit Gaze oder Seihtuch abdecken können. Waschen Sie das Glas aus und sterilisieren Sie es mit kochendem Wasser. Füllen Sie zehn Esslöffel Samen hinein und geben sie die dreifache Menge Wasser dazu. Lassen Sie die Samen über Nacht einweichen, damit die Keimung beginnen kann. Vermeiden Sie direktes Sonnenlicht.

Gießen Sie am Morgen das Wasser ab und legen Sie Ihr Seihtuch über die Öffnung, um es dann mit einem Gummiband zu befestigen. Jetzt drehen Sie das Glas um und stellen Sie es schräg in eine größere Schale, damit das Wasser ganz ablaufen kann. Suchen Sie sich für das Keimglas eine etwas dunklere Umgebung, weil die Samen so besser keimen, beispielsweise den Backofen. Wiederholen Sie die Spülung die nächsten vier oder fünf Tage einmal pro Tag. Von da an werden Sie das Ergrünen Ihres Keimgartens erleben. Reichern Sie Ihre Salate mit den Sprossen an und garnieren Sie die Suppe damit. Im Kühlschrank halten sie sich vier bis fünf Tage.

Vorbereitungen für die 3. Aktion: Sie brauchen ein paar einfache Ausrüstungsgegenstände, um Sprossen und Saccharomyces boulardii zu ziehen, diese wunderbare probiotische Hefe, die Candida albicans aus Ihrem Darm vertreiben wird. Sie brauchen ein paar Schraubdeckelgläser, ein Abdecktuch und Gummibänder.

4. Aktion: Nächtliches Fasten. Beschränken Sie Ihre Nahrungsaufnahme auf sechs bis acht zusammenhängende Stunden, oder machen Sie nach dem Abendessen einfach die Küche hinter sich zu und essen Sie nicht mehr bis zum nächsten Vormittag. Sie bringen Ihren Körper damit in die Ketose und erreichen dadurch, dass Ihr Gehirn Fett statt Zucker als Treibstoff benutzt. Das bringt die Autophagie in Gang, die Eiweiß aus den Speichern in den Zellen mobilisiert, sodass Sie auf zusätzliches Eiweiß in Ihren Mahlzeiten verzichten können.

Vorbereitungen für die 4. Aktion: Vielleicht essen Sie später am Abend, weil Sie tagsüber nicht genügend nährstoffreiche Dinge zu sich nehmen oder weil Sie einfach unbefriedigt sind und Trostfutter zu brauchen glauben. Machen Sie sich keine Sorgen, denn diese Neigung wird wahrscheinlich abnehmen, wenn Sie mit dem Programm durch sind. Ihr Geschmackssinn hat sich dann angepasst, und Ihre Darmflora ist auf dem Weg der Besserung. Halten Sie sich bewusst, dass *Sie* eigentlich keine Süßigkeiten möchten, sondern Candida Sie dazu überreden will und Ihnen über das Gehirn das Gefühl gibt, ohne Süßigkeiten nicht glücklich sein zu können.

Ich lege mein Abendessen gern auf den frühen Abend, so gegen sechs Uhr, um dann bis zum späten Vormittag nichts mehr zu essen, aber wenn Sie es bis in die Mittagszeit schaffen, ohne Zucker oder zu Zucker verstoffwechselten Dingen auszukommen, umso besser. Ich halte mich wenn möglich das ganze Jahr hindurch an diesen Ablauf. Wenn ich nicht gerade das Programm absolviere und morgens ausgehungert aufwache, gönne ich mir eine halbe Avocado. Avocado, geröstete Mandel oder ein Stück Wildlachs mit seinen guten Fetten unterbrechen die Autophagie nicht.

5. Aktion: Halten Sie sich an eine Auswahl empfohlener Nahrungsergänzungen.

Wir Amerikaner nehmen viel zu viele Nahrungsergänzungsmittel ein. Sie werden die nächsten zehn Tage täglich eine kleine Auswahl solcher Stoffe einnehmen und nach dem Programm zur Aufrechterhaltung einige wenige Mittel weiter einnehmen. Ansonsten werden Sie sich an die Kraftpflanzen und Rezepte des Anhangs halten, um Ihre Gesundheit zu pflegen und einen klaren Kopf zu behalten.

Vorbereitung auf die 5. Aktion: Wenn Sie sich die Liste der gegen Ende dieses Kapitel aufgeführten Nahrungsergänzungen ansehen, wird Ihnen auffallen, dass manche Mittel zur besseren Verwertung oder zur Vermeidung von Übelkeit zusammen mit Nahrung eingenommen werden sollen. Stellen Sie Ihren Plan für Nahrungsergänzungsmittel im Voraus auf, damit Sie während der zehn Tage keine Vorbereitungen mehr treffen müssen.

6. Aktion: Tun Sie Ihrem Gehirn mit einfachen Maßnahmen etwas Gutes: Bewegung, Stressabbau, Meditation und kleine Herausforderungen für den Verstand.

Vorbereitungen für die 6. Aktion: Nehmen Sie sich am Vormittag Zeit für Dehnübungen, Yoga, kleine Wanderungen oder Radfahren, bevor Sie mit Ihrem eigentlichen Tagesgeschäft beginnen. Legen Sie besonderen Wert auf Ihr Bewegungsprogramm!

Wie funktioniert das Programm?

1. In diesen zehn Tagen werden Sie echte Lebensmittel zu sich nehmen, die überwiegend pflanzlicher Art sind, und dazu kommen Nahrungsergänzungen, die Ihr Gehirn wiederherstellen und auf ein höheres Niveau heben. Sie werden Ihren Körper mit Ihrer Nahrung heilen, der besten Medizin.
2. Sie können mit der Linderung oder Heilung von Allergien und dem Sinubronchiales-Syndrom sowie mit der Linderung von Schlafstörung und der Auflösung von Gehirnnebel rechnen. Viele Teilnehmer an diesem Programm können über 70 Prozent ihrer Symptome schon in der ersten Woche bessern.
3. Halten Sie sich an diese Regel: Ernähren Sie sich biologisch und farbenfroh. Fünf bis sechs Portionen Gemüse sollten es jeden Tag sein. Achten Sie auf gute Verdauung.
4. Ihre Gerichte werden zu 80 Prozent aus Gemüse bestehen (gesunde Kohlenhydrate und reich an Ballaststoffen), auch Oliven, Algen, Knoblauch und Zwiebeln, Spargel, Broccoli und andere Kreuzblütler-Gemüsesorten sollten dabei sein. Die übrigen 20 Prozent sind zuträgliche Fette, beispielsweise Avocados, Nüsse, Olivenöl, Kokosöl, MCT-Öl und Nussmus. Ob Sie es glauben oder nicht, Fett tut Ihnen gut, sofern es sich um die richtigen Sorten handelt. Natives Olivenöl, Kokosöl und DHA tun sich zum Schutz Ihres Gehirns zusammen.
5. Wenn Sie möchten, können Sie im Laufe des Programms an Tagen Ihrer Wahl dreimal eine kleine Portion Fisch aus Wildfang genießen. Produkte von Landtieren sind dagegen ausgeschlossen, also keine Eier, Milchprodukte, kein rotes Fleisch auch kein Geflügel und so weiter.
6. Wählen Sie, wann immer möglich, Bio-Nahrungsmittel, insbesondere saisonales Gemüse für Salate, Suppen und

Pfannengerichte (mit Kokosöl). In meinem *Grow a New Body Cookbook* finden Sie jede Menge Rezepte, die Sie während des Programms umsetzen können.

7. Sie werden nicht nur Ihren Körper, sondern auch Ihre Küche entgiften. Was die Küche angeht, werden Sie:
   - Junkfood aussortieren und alles, was Zucker oder sonstige Zutaten enthält, die Sie allenfalls mit Mühe aussprechen können und von denen Ihre Großmutter nicht einmal gehört hätte;
   - alles verbannen, was künstliche Farbstoffe oder Konservierungsmittel enthält;
   - Sportgetränke, Limonaden und gezuckerte Säfte verbannen.

Zur Entgiftung des Körpers werden Sie weglassen:

- sämtliche Milcherzeugnisse
- Eier
- Alkohol jeder Art
- gehärtete Pflanzenöle, beispielsweise aus Mais, Sonnenblumen, Soja und Raps
- Zucker und Süßstoff
- Kaffee (für die zehn Tage)
- glutenhaltige Getreide wie Weizen, Gerste, Roggen und andere.

Wenn Sie nicht wissen, wie Sie zehn Tage ohne Kaffee auskommen sollen, rate ich Ihnen, am vorletzten Tag vor dem Beginn des Programms Ihren Kaffeekonsum zu halbieren und am letzten Tag noch einmal. Halten Sie sich an Grüntee, nicht an entkoffeinierten Kaffee als Ersatz.

Sie sollten die zehn Tage auch alles Glutenhaltige meiden, weil der Körper Gluten (das Entzündungen schürt) nicht erkennt und weil glutenhaltige Nahrungsmittel im Darm in Zucker umgewandelt werden. Eine Scheibe Weißbrot erhöht den Blutzucker stärker als ein Löffel raffinierter Zucker. Vielleicht haben Sie eine Glutenunverträglichkeit, ohne es zu merken. Sie verursacht Erscheinungen wie Gehirnnebel, Gelenkschmerzen, Kopfschmerzen, Dauermüdigkeit, Gelüste, erhöhte Darmdurchlässigkeit (Leaky Gut) und Blähungen.

1. Beenden Sie Ihr Fasten am späten Vormittag mit einem grünen Saft. Mittag- und Abendessen können aus geschmortem oder gedämpftem Gemüse und einer Portion Quinoa bestehen. Tagsüber können Sie kleine Zwischenmahlzeiten mit Nüssen zu sich nehmen.
2. Machen Sie täglich ein 20-minütiges Bewegungsprogramm und meditieren Sie abends vor dem Zubettgehen für zehn Minuten. Flotte Spaziergänge, Radfahren oder Jogging auf dem Laufband sind wunderbar geeignet. Legen Sie es auf eine Pulsfrequenz von 180 minus Ihrem Alter an. Bewegung vermehrt das Volumen jener Gehirnregionen, die besonders wichtig für das Gedächtnis sind: Hippocampus und präfrontaler Kortex.
3. Trinken Sie tagsüber zehn Gläser Wasser, das fördert die Verdauung, damit es nicht zu einer Rückvergiftung kommt. Unterstützend können Sie hier Magnesiumcitrat verwenden, das ein wenig abführend wirkt.
4. Seien Sie sich der Anzeichen einer Rückvergiftung bewusst und lassen Sie sich selbst gegenüber Milde walten. Beim Entgiften von Körper und Gehirn kann es vorkommen, dass die Ausscheidungsfunktionen überfordert sind. Anzeichen einer Rückvergiftung sind Kopfweh, Übelkeit und Gehirnnebel. Wenn so etwas bei Ihnen auftritt, setzen Sie das Programm einen Tag aus und genehmigen Sie sich eine gesunde Mahlzeit oder etwas Obst, damit die Autophagie unterbrochen wird.

Die ersten vier, fünf Tage des Programms sind manchmal anstrengend und sehr ermüdend, wenn man das Programm das erste Mal durchzieht. Nach fünf Tagen lichtet sich der Gehirnnebel und Sie werden sich immer besser fühlen.

5. Umgang mit Entgiftungsbeschwerden: Wenn Sie viel Zucker, Alkohol oder Milchprodukte konsumiert haben, können Sie Entzugssymptome bekommen. Dem begegnen Sie am besten mit viel Wasser tagsüber, um Ihren Körper durchzuspülen.
6. Beginnen Sie das Programm und die Supplementierung an einem Freitag, dann haben Sie das Wochenende zum gründlichen Ausruhen, denn wie gesagt, die ersten Tage können etwas mühsam sein, aber es lohnt sich.
7. Stellen Sie die Supplementierung am zehnten Tag ein und ernähren Sie sich weiterhin überwiegend pflanzlich.

Halten Sie sich bei der Vorbereitung auf das Programm zur Erneuerung des Gehirns vor Augen, dass Sie nicht gleichzeitig auch noch die in Kapitel 10 beschriebenen Maßnahmen gegen überalterte Zellen ergreifen. Lassen Sie zwischen diesen beiden Programmen mindestens zwei Wochen vergehen. Es empfiehlt sich mit dem Programm zur Erneuerung des Gehirns bei Vollmond zu beginnen, um Ihren Rhythmus auf die Natur abzustimmen. Ihr Körper besteht hauptsächlich aus Wasser, und Wasser reagiert auf die Mondzyklen.

WAS IN DER WOCHE VOR DEM BEGINN DES PROGRAMMS ZU BEACHTEN IST

Nehmen Sie in dieser Woche wenig Dinge zu sich, die Allergien auslösen können, dazu gehören glutenhaltige Nahrungsmittel und Milchprodukte. Gehen Sie ruhig davon aus, dass bei Ihnen eine

Glutenunverträglichkeit gegeben ist wie bei den meisten Menschen, auch wenn Sie nicht direkt an Zöliakie leiden. Und gehen Sie außerdem getrost davon aus, dass Sie Milchprodukte auch nicht gut vertragen. Lassen Sie Zucker weg und außerdem auch Süßstoffe. Meiden Sie Nudeln und Brot aus hochausgemahlenem Mehl und greifen Sie dafür lieber zu Vollkornprodukten.

Erhöhen Sie nach und nach den Anteil von Gemüse und Obst. Das wird wahrscheinlich einen Gewichtsverlust nach sich ziehen, aber Sie wissen ja, dass überschüssiges Fett Entzündungen schürt und als Deponie für viele Umweltgifte dient, denen wir ausgesetzt sind.

Achten Sie im Sinne der Gesundheit Ihres Gehirns auf die Zufuhr gesunder Fette. Trotz der verbreiteten anderslautenden Meinung sind Fette ganz wichtig für die Funktionstüchtigkeit des Gehirns. Achten Sie ganz besonders auf hochwertige Fette, das ist wichtiger als die Menge, die Sie sich zuführen. Gesättigte und gehärtete Fette sollten Sie meiden, da sie dem Gehirn nicht guttun und Gesundheitsstörungen wie Minderung der geistigen Leistungsfähigkeit und Erkrankungen der Herzkranzgefäße begünstigen. Halten Sie sich lieber an wirklich gute Fette wie Avocados, Nüsse, Olivenöl der Güteklasse nativ extra und DHA-Nahrungsergänzungen fürs Gehirn.

NAHRUNGSERGÄNZUNGSMITTEL FÜR DAS ERNEUERE-DEIN-GEHIRN-PROGRAMM

- DHA: 2000 mg pro Tag. DHA nimmt man am besten abends, zum Essen oder für sich allein. Bewahren Sie es im Kühlschrank auf.
- Vitamin-B-Komplex mit B_{12}.

- Bio-Olivenöl nativ extra: Salate und Gemüsegerichte immer reichlich damit beträufeln.
- Alpha-Liponsäure: 600 mg pro Tag, eine halbe Stunde vor dem Abendessen oder vor dem Zubettgehen auf leeren Magen.
- MCT-Öl und Kokosöl je 1 EL am Morgen.
- Broccolisprossen: 20 g (ein kleines Büschel) jeden Tag zum Salat. Gut kauen. Vier oder fünf Tage nehmen, dann zwei Tage aussetzen, dann noch einmal.
- Curcumin aus Kurkumaextrakt: Eine 250-mg-Kapsel morgens und abends zum Essen oder für sich allein.
- Pterostilben: 50 mg morgens und abends, zum Essen oder für sich allein.
- Liposomales Glutathion: 1000 mg morgens und abends auf leeren Magen.
- N-Acethyl-Cystein: 600 mg zum Abendessen.
- Magnesiumcitrat: 2000 mg abends vor dem Essen.
- Zink: 50 mg abends zum Essen oder für sich allein.
- Saccharomyces boulardii: 1 EL morgens und abends vor dem Essen.

NAHRUNGSERGÄNZUNGEN FÜR DIE ZEIT NACH DEM PROGRAMM

Wenn Sie das Programm abgeschlossen haben, können Sie sich überlegen, ob Sie die folgenden Nahrungsergänzungsmittel weiterhin täglich einnehmen möchten.

- Multivitaminpräparat mit B-Komplex: täglich am Morgen mit oder ohne Frühstück.

- Vitamin D_3: 10 000 IE, jeden Vormittag mit oder ohne etwas zu essen.
- DHA: 2000 mg, täglich, am besten abends, zum Essen oder für sich allein. Im Kühlschrank aufbewahren.
- Broccolisprossen: täglich etwa 20 g zu einem Salat, gut kauen. vier bis fünf Tage nehmen, zwei Tage weglassen, monatlich ein paarmal wiederholen.
- Saccharomyces boulardii: abends zum Essen oder für sich allein.

Eine der wohl wichtigsten »Nahrungsergänzungen« ist Sonne, am besten täglich. Wir gehen davon aus, dass die Sonne für Vitamin D und ansehnliche Bräunung sorgt. Aber wir brauchen Sonne noch aus anderen Gründen. Wir leben seit Jahrmillionen unter der Sonne, und das Morgen- und Abendlicht regulieren alle Rhythmen und biologischen Uhren im Körper.

Sonne, Sonnenbad, Heliotherapie

Seit Jahrtausenden genießen Menschen das Baden in der Sonne und nutzen es auch zu therapeutischen Zwecken. Der Papyrus Ebers, ein um 1550 v. Chr. entstandener altägyptischer medizinischer Text, enthält unter anderem Hinweise auf das Sonnenbaden als Heliotherapie, also zu medizinischen Zwecken, insbesondere bei Hauterkrankungen, aber auch gegen andere Beschwerden. Der griechische Arzt Hippokrates von Kos (um 460 bis 370 v. Chr.), der als Vater der abendländischen Medizin angesehen wird, empfahl das Sonnenbaden bei allen möglichen Gebrechen. Im alten Rom gab es das Solarium, worunter man einen »der Sonne (lat. Sol) ausgesetzten Ort« verstand. In der Ayurvedischen Medizin zählt Sonnenlicht zu den Elementen, die wesentlich für das körperliche Gleichgewicht und Wohlbefinden sind. Im 19. und frühen 20. Jahrhundert kam die Heliotherapie als Teil der Behandlung bei Tuberkulose in Mode.

Heute ist der Nutzen des Sonnenbadens hinter den Wunsch nach Hautschutz zurückgetreten. Wir verbringen einen Großteil unserer Zeit in geschlossenen Räumen und schmieren uns aus Angst vor Hautkrebs mit Sonnencreme ein. Aber bei den Ureinwohnern Australiens, die ihr ganzes Leben in der Sonne verbringen, kommt Hautkrebs weitaus seltener vor als im Westen. Vielleicht liegt es daran, dass sie nicht in dem Maße den Giften und den Angriffen aufs Gehirn ausgesetzt sind wie wir.

Übung: Sonnenbad

Verbringen Sie täglich mindestens zwanzig Minuten in der Sonne, wenn es geht, am besten am Morgen oder späten Nachmittag.

Für den Winter können Sie sich eine Lampe mit Vollspektrumlicht besorgen.

Olivenöl, reich an Phenolen

Haben Sie sich je gefragt, wie Olivenöl »vergine« oder sogar »extra vergine« sein kann?

Olivenöl der höchsten Güteklasse, auch als »nativ extra« bezeichnet, enthält sogenannte Phenole, die als potente Antioxidantien betrachtet werden und darüber hinaus antimikrobielle Eigenschaften besitzen und Schutz vor toxischen Substanzen bieten. In Griechenland, der Türkei und anderswo im Mittelmeerraum, wo Olivenbäume seit Jahrtausenden wachsen, wurde das Öl früher mit heißem Wasser extrahiert, nach dem die Oliven zuvor angequetscht wurden. Durch dieses Verfahren werden die Phenole allerdings geschädigt. Heute achten die Ölhersteller darauf, dass die Phenole intakt bleiben, und das ist durch Kaltpressung und den Verzicht auf chemische Lösungsmittel zu erreichen. Öle dieser Qualitätsstufe bekommen das Prädikat *extra vergine*.

Rezepte für das Küchenlabor: Ein Probiotikum, das Candida vertreibt

Wenn sich Candida einmal in unserem Darm eingenistet hat, kann es mühsam sein, diesen Pilz wieder zu vertreiben. Sehen Sie sich heute einmal Ihre Zunge im Spiegel an, wenn Sie einen weißen Belag erkennen, könnte es sein, dass Candida Ihre gesunde Darmflora überwuchert. Die wichtigste Maßnahme bei der Vertreibung von Candida besteht darin, dass man Zucker ganz weglässt, der nämlich die Hauptnahrungsquelle für diesen Pilz ist. Stattdessen muss man Saccharomyces boulardii anwenden, einen zuträglichen Hefepilz, der sich gegen Candida durchzusetzen vermag und ihn vertreiben kann.

Bevor Sie S. boulardii einnehmen, sollten Sie Zucker bereits weglassen, um sich Blähungen und Krämpfe zu ersparen. Bei schwachem Immunsystem oder Morbus Crohn sollten Sie dieses Probiotikum nicht anwenden. Sie sollten behutsamer vorgehen und fermentierte Nahrungsmittel in Ihren Speiseplan aufnehmen, während Sie zugleich den Zucker weglassen. Besprechen Sie mit Ihrem Arzt, was in so einem Fall das beste Vorgehen im Sinne Ihrer Gesundheit ist.

Falls Sie vorhaben, S. boulardii als Nahrungsergänzungsmittel einzunehmen, machen Sie sich bitte bewusst, dass die in der Kapsel enthaltenen Hefen getrocknet wurden. Nach der Einnahme ziehen sie in Ihrem Magen Wasser an, das sie jedoch platzen lässt, weil es so sauer ist. Ich erwecke sie lieber aus ihrem Ruhezustand, indem ich sie in meiner Küche »anbaue«, wobei ich überreifes Bio-Obst verwende. Am liebsten sind mir tiefgekühlte Heidelbeeren und Himbeeren, aber auch jedes andere reife Obst ist geeignet, zum Beispiel Birnen, Mangos und andere tiefgekühlte Beeren.

Verwenden Sie für die Zubereitung stilles Mineralwasser, um einer Verunreinigung durch Chlor oder andere im Leitungswasser enthaltene Chemikalien vorzubeugen.

An Küchenausrüstung benötigen Sie:
- Mixer
- Stieltopf
- große Schüssel
- Backofen (der ausgeschaltet bleibt)

Zutaten:
- 400 g reifes Bio-Obst, entkernt, aber nicht geschält
- knapp 240 ml stilles Mineralwasser
- 2 Gelatinekapseln S. boulardii

Obst und Wasser in den Mixer geben und eine halbe Minute pürieren. In den Stieltopf umfüllen und aufkochen. 20 Minuten köcheln lassen. Auf Körpertemperatur abkühlen lassen und in die Schüssel umfüllen, die nur bis zur Hälfte gefüllt sein soll. Bedenken Sie, dass der Ansatz wesentlich zunehmen wird, lassen Sie also ausreichend Raum zur Ausdehnung.

Den Inhalt der beiden Kapseln hinzufügen.

Die Schüssel in den Backofen stellen, aber nur das Licht einschalten, nicht aufheizen. Die Backofenlampe genügt im Winter, um den Ansatz auf Körpertemperatur zu halten. Zwei bis drei Tage gären lassen. Verfolgen Sie, wie der Ansatz immer weiter zunimmt und Ihnen kraftvolle Medizin bereitet.

Nach zwei bis drei Tagen ist aller im Ansatz enthaltene Fruchtzucker vergoren. Probieren Sie einmal am zweiten Tag. Wenn Sie keine Süße mehr schmecken, ist Ihr Probiotikum fertig.

Stellen Sie das Ergebnis in den Kühlschrank. Nehmen Sie davon täglich einen Esslöffel, bevor Sie irgendetwas anderes essen. Der Ansatz hält sich im Kühlschrank zwei Wochen, weil sich bei der Gärung etwas Alkohol gebildet hat. Sie können einen Esslöffel des fertigen Gärprodukts als Starterkultur für den nächsten Ansatz verwenden, oder Sie nehmen weitere Kapseln.

Was Sie aus diesem Kapitel mitnehmen können:

Wir haben Themen betrachtet, die im Zusammenhang mit dem Programm zur Erneuerung des Gehirns stehen:

1. **Die Ablösung der westlichen Standardernährung durch biologische und insbesondere pflanzliche Nahrungsmittel kann die Aktivierung von Gesundheitsgenen unterstützen.**
2. **Nutzen Sie die Nacht so zum Fasten, dass für die Nahrungsaufnahme sechs bis acht Stunden des Tages**

bleiben. Das bringt Ketose und Autophagie in Gang und dämpft den Hang zu starkem Eiweißkonsum.

3. Unser Programm zur Erneuerung des Gehirns ist Entgiftung und Gehirn-Aufwertung zugleich und umfasst fünf Grund-Maßnahmen:
   - Wechseln Sie von der Standardkost zur biologischen Ernährung.
   - Meiden sie den Verzehr von rotem Fleisch, Milchprodukten, Eiern und Zucker weitgehend oder ganz.
   - Decken Sie Ihren Bedarf an lebenswichtigen Nährstoffen mit Nrf2-aktivierenden Pflanzen: Broccolisprossen, Kaffee, Heidelbeeren, grüner Tee.
   - Fasten Sie über Nacht, begrenzen Sie die Nahrungsaufnahme auf sechs bis acht Stunden und meiden Sie zuckerhaltige Nahrungsmittel.
   - »Entgiften« Sie Ihre Küche, verbannen Sie Junkfood, Dinge mit unverständlichen Zutaten, Gezuckertes, egal ob fest oder flüssig, und alles, was künstliche Farbstoffe und Konservierungsmittel enthält. Von da aus entgiften Sie Ihren Körper durch Weglassen von Milcherzeugnissen, Alkohol, gehärteten Fetten, Zucker, Gluten und Kaffee für zehn Tage.

12

NACH DEM PROGRAMM UND AUF DAUER

Unser Körper und unser Gehirn sind vergiftetes Ödland geworden, voller nicht abbaufähiger Chemikalien und Konservierungsstoffe, die sich selbst über unseren Tod hinaus halten. Wie bei den heruntergefallenen Pommes unter dem Sitz unseres Wagens, die jahrelang wie neuwertig aussehen, würde sich kein Bakterium, das etwas auf sich hält, dazu herablassen, sie zu verzehren. Auf den Friedhöfen der westlichen Welt stellt man entgeistert fest, dass bis zu 50 Prozent der hier beigesetzten Leichen nicht verwesen.[1]

Wenn Sie heute für Entgiftung sorgen, kann Ihr Körper auch organisch recycelt werden, und so bekommt Mutter Natur das zurück, was ihr schon immer gehört hat. Mein Lieblingsverfahren zur Ganzkörperentgiftung ist neben der Ernährungsweise die sogenannte Apherese oder »Blutwäsche«, bei der Giftstoffe und Pathogene wie Schwermetalle, Mikroben, Viren oder auch abnorme Zellen und Proteine aus dem Blut gefiltert werden. Das Verfahren wird in Deutschland und der Schweiz seit mehr als einem halben Jahrhundert häufig angewendet, vorwiegend für Dialyse und zur Behandlung von Autoimmunerkrankungen. Durch neue Anwendungstechniken ist das Verfahren inzwischen viel weniger invasiv, und die Europäer haben herausgefunden, wie man das gesamte Plasma der behandelten Person erhalten kann. Man kann so mit ein paar Behandlungen das erreichen, was bei einer Entgiftung und Entschlackung über die Ernährung Monate dauern würde. Eine Entgiftung des Gehirns bringt für Sie nicht nur ein besseres Leben, sondern auch einen würdigen Tod mit sich.

ETWAS FÜR DAS LEBEN MITNEHMEN

Ich habe gehört, dass man »drüben« das vorfindet, woran man glaubt, Himmel oder Hölle oder gar nichts. Ich weiß nicht, ob das so ist, aber eines weiß ich, nämlich, dass man dieses Land selbst erkunden kann, wenn man den Körper entgiftet hat und das höhere Gehirn auf die nächste Stufe bringt. Aber wenn Sie das jetzt oder in absehbarer Zukunft nicht erkennen, bleibt Ihnen nur die Möglichkeit, es am Ende Ihres Lebens zu tun.

Ich habe eine der Ältesten eines Amazonasvolks gefragt, was die wichtigste Lehre ihrer Weisheitstradition sei, und sie gab zurück: »Zu lernen, wie man dieses Leben lebend übersteht.« Was auch immer es damit auf sich haben mag, ich würde Ihnen jetzt gern ein uraltes und streng gehütetes Geheimnis mitteilen: Das Fasten wird Ihnen ermöglichen, dieses Leben nach Ihren eigenen Vorstellungen zu führen und irgendwann würdevoll statt um Atem ringend hinter sich zu lassen.

Sterbefasten, der freiwillige Verzicht auf Nahrung und Flüssigkeit, ist die letzte Fastenkur und eine Strategie, mit der man unerwünschte und mitunter qualvolle lebensverlängernde Maßnahmen vermeiden kann. So kann der oder die Sterbende zu Hause bei den Lieben bleiben und erspart sich den Stress des Klinikaufenthalts und der geschäftigen Ärzte und Krankenschwestern. Man braucht dazu keine Anwälte und keine Erklärung zur Entbindung der Ärzte von ihrer Verantwortung. Wenn Sie sich dazu entscheiden, bescheren Sie sich und Ihren Lieben einen friedlichen Abschied nach Ihren eigenen Vorstellungen. Beim Sterbefasten wird der Körper erfahrungsgemäß friedlich im Schlaf verlassen. Ein Autor formuliert: »Dies ist eine klinisch geprüfte und für gut befundene Möglichkeit des Abgangs, der einen wirklich guten Tod erlaubt.«[2]

Es gibt in neuerer Zeit eine Menge Berichte, denen wir entnehmen können, dass uns mit dem Sterbefasten ein friedlicher, schmerzfreier und würdevoller Tod erwartet. Vom Beginn des Fastens an dauert es durchschnittlich etwa sieben Tage, bis die körperlichen Funktionen zum Erliegen kommen. Wenn man das Pflegepersonal von Hospizen um eine Einstufung der von ihnen erlebten Tode bittet, auf einer Skala die von null für einen sehr schlimmen Tod bis neun für einen sehr guten Tod reicht, liegt der Mittelwert aller durch Sterbefasten herbeigeführten Tode bei acht – ein unglaublich hoher Wert, zu dem es in einer Klinik, angeschlossen an Infusionen und piepsende Monitore niemals kommen würde. So war es in einem Artikel des angesehenen *New England Journal of Medicine* zu lesen.[3] Das Pflegepersonal gab zu Protokoll, dass die Patienten »normalerweise innerhalb von zwei Wochen nach Beendigung der Nahrungs- und Flüssigkeitsaufnahme einen guten Tod sterben und dass diese letzten Wochen friedlich und ohne allzu viel Schmerz und Leid verlaufen«.

Wie geht das? Wie wir wissen, verbrennt der Körper beim Fasten sein eigenes Speicherfett und gelangt in einen Zustand der Ketose. Dabei verbrennt die Leber das äußerlich und zwischen den Organen angesetzte Fett zu β-Hydroxybutyrat (β-HB), das für das höhere Gehirn so etwas wie Düsentreibstoff ist. Ihre Frontallappen leuchten förmlich auf, und Sie finden leichter in das Gefühl des Einsseins mit allem und der Fortdauer des Lebens hinein.

Am Ende des Lebens, ob es Ihr Leben oder das eines Ihrer Lieben ist, kann man sich die angstvollen Runden des M-Gehirns ersparen, die uns nicht erlauben, denen zu verzeihen, die uns gekränkt haben. Vielmehr können wir uns allen wieder mitfühlend und verständnisvoll zuwenden. Uns selbst und anderen zu vergeben ist nicht mehr so schwer – und nach überliefertem Wissen teilen sich jetzt die Schleier zwischen den Welten, sodass wir verstehen, dass der Tod ein Durchgang ist, durch den wir alle auf dieser ewigen Reise gehen.

Weshalb ist dann die Möglichkeit des Sterbefastens nicht bekannter? Auf der Intensivstation zu sterben ist sehr teuer, und viele sind ja nach wie vor der Meinung, man müsse den Tod von Angehörigen um jeden Preis verhindern. Das ändert sich jetzt ganz allmählich. Es dämmert uns, dass wir nicht unter schwersten Medikamenten und mit lauter Kanülen im Körper sterben möchten, schon gar nicht, wenn es natürliche und würdevolle Alternativen gibt. Unser Körper kann seine eigenen Morphine produzieren, um Schmerzen handhabbar zu machen, und die Zirbeldrüse erzeugt DMT, das uns Hilfestellung bei der bewussten Überquerung des großen Grabens bietet.

Ganz besonders spricht mich etwas an, was Dr. David Eddys Mutter, die sich für das Sterbefasten entschieden hatte, in Ihrem Abschiedsbrief schrieb: »Schreib darüber David, erzähl allen, wie gut das bei mir gelaufen ist. Ich würde das gern als ein Geschenk hinterlassen. Ob sie sterbenskrank sind oder Schmerzen leiden oder wie ich einfach wissen, dass ihre Zeit gekommen ist, es sollen mehr Menschen wissen, dass es diesen Weg gibt.«[4]

Das Sterbefasten mag nicht für jeden geeignet sein, aber sicher lohnt es sich einmal darüber nachzudenken. Bis dahin (und darüber hinaus) lachen Sie und erträumen Sie sich Ihre Welt jeden Tag neu.

ANHANG

GETRÄNKE FÜR GEIST, GEHIRN UND STIMMUNGSAUFHELLUNG

Die folgenden Rezepte wurden zusammen mit Hyacinth Nadine entwickelt. Sie ist Ernährungsberaterin und gehört meinem Team schon lange an.

Mit diesen Getränken haben Sie eine ausgesprochen schmackhafte Möglichkeit, Ihr Gehirn mit Powerpflanzen zu ernähren, darunter Heilpilze und Adaptogene, die für die tägliche Einnahme geeignet sind. Es handelt sich um Stärkungsmittel für ein langes Leben, gut für die Gesundheit des Gehirns, für Energie, Konzentrationsfähigkeit und Stressabbau.

Wandeln Sie die Rezepte ruhig entsprechend Ihren Geschmacksvorlieben und Ernährungsbedürfnissen ab. Die Menge ist bei allen Rezepten für eine Portion kalkuliert.

Adaptogener Gehirn-Boost-Smoothie

1 TL	Igelstachelbart-Pulver (sorgt für BDNF)
½ TL	Bacopa-monnieri-Pulver (Adaptogen für Gedächtnis und Konzentration)
½	Avocado
1 Tasse	Blaubeeren
1 EL	Chiasamen
1 Tasse	Mandelmilch
1 EL	Kokos- oder MCT-Öl

Alle Zutaten im Mixer zu einer glatten Flüssigkeit verarbeiten. In ein Glas gießen und einen Smoothie von hoher Nährstoffdichte genießen, der die Gehirnfunktion stärkt und die kognitiven Funktionen unterstützt.

Tee der Klarheit

1 Tasse	aufgegossener Grüntee
1 TL	Schmetterlingstramete-Pulver (Immunmodulator)
½ TL	Gotu-Kola-Pulver (Adaptogen für geistige Klarheit)
1 EL	Kokos- oder MCT-Öl
1 TL	Zitronensaft
1 TL	naturreiner Honig oder Mönchsfrucht (Luo Han Guo) als Süßungsmittel

Den Grüntee aufgießen und etwas abkühlen lassen. Alle Zutaten in den Mixer geben und zusammen glattmixen, bis das Getränk cremig aufgeschäumt ist. In ein Trinkgefäß umfüllen und den adaptogenen Tee für geistige Klarheit genießen.

Adaptogener Matcha-Latte für bessere Konzentration

1 Tasse	Kokosmilch
1 TL	Reishi-Pulver (beruhigend)
½ TL	Bacopa-Pulver
1 TL	Matcha-Pulver
1 EL	MCT-Öl
1 TL	Ahornsirup oder Honig (falls gewünscht)

Kokosmilch in einem kleinen Stieltopf erwärmen aber nicht kochen. Reishi-Pulver, Bacopa-Pulver und Matcha-Pulver mit dem Schneebesen einrühren, bis alles gut vermengt ist. MCT-Öl und Süßungsmittel hinzufügen, in ein Trinkgefäß umfüllen und den adaptogenen Latte für bessere Konzentrationsfähigkeit genießen.

Wenn die Kokosmilch angewärmt ist, können Sie das Getränk auch im Mixer zubereiten.

Heiße Reishi-Schokolade gegen Stress

1 Tasse	Mandelmilch
1 TL	Reishi-Pulver (beruhigend)
½ TL	Ashwagandha-Pulver (adaptogen zum Stressabbau)
2 EL	Rohkakao-Pulver (für mehr Serotonin)
1 TL	naturreiner Honig, Ahornsirup oder Kokoszucker

Die Mandelmilch in einem kleinen Stieltopf erwärmen, aber nicht kochen lassen. Reishi-Pulver, Ashwagandha-Pulver, Kakaopulver und Kokoszucker einrühren, bis eine glatte Flüssigkeit entsteht. In einen Trinkbecher umgießen und diese stresslösende heiße Schokolade vor dem Zubettgehen oder in einem Augenblick der Entspannung genießen.

Wenn Sie die Milch erwärmen, können Sie dieses Getränk auch im Mixer zubereiten.

Anregender Pilz-Kaffee mit Kokosöl

1 Tasse	zubereiteter Kaffee
1 TL	Cordyceps-Pulver (Ausdauer)
½ TL	Rosenwurzpulver (energieerzeugendes Adaptogen)
1 EL	Kokos- oder MCT-Öl
1 TL	naturreiner Honig, Ahornsirup oder Mönchsfrucht

Bereiten Sie sich Ihren Lieblingskaffee zu und geben Sie ihn zusammen mit Cordyceps, Rosenwurz und Kokosöl in den Mixer. Fügen Sie Honig, Ahornsirup oder Mönchsfrucht hinzu, falls erwünscht. Mixen Sie das Ganze bis eine Schaumcreme entsteht.

Maca-Power

Mit einem Maca-Smoothie haben Sie ein wunderbar aufbauendes Morgengetränk oder können am Nachmittag neue Kraft schöpfen. Hier nun ein simples Rezept, das die gesundheitlichen Vorzüge von Maca mit herrlichen Frucht- und Nussmilch-Aromen verbindet. Dieser Smoothie ist nicht nur lecker, sondern auch reich an Vitaminen, Mineralstoffen und Antioxidantien.

½	Banane, am besten reif wegen der Süße
½	Tasse gemischte Beeren (beispielsweise Erdbeeren, Heidelbeeren, Himbeeren)
1 EL	Maca-Pulver
1 Tasse	Mandelmilch (oder andere Nussmilch Ihrer Wahl)
1 EL	Honig, Ahornsirup oder Mönchsfrucht (falls gewünscht)
	Eine Handvoll Spinat für besonders hohen Nährwert
	Ein paar Eiswürfel (wenn der Smoothie kalt sein soll)

Tragen Sie alle Zutaten zusammen. Falls Sie frische Beeren verwenden, spülen Sie sie gründlich ab. Möchten Sie einen sehr kalten Smoothie, verwenden sie tiefgekühlte Banane und Beeren. Geben Sie Banane, Beeren, Maca-Pulver, Mandelmilch und eventuell ein Süßungsmittel in den Mixer. Sie können auch zusätzlich grüne Blätter wie zum Beispiel Spinat verwenden. Lassen Sie den Mixer auf hoher Stufe laufen, bis der Smoothie glattgerührt ist. Sollte er zu dick werden, gießen Sie Mandelmilch bis zur gewünschten Konsistenz an. Falls Sie Eiswürfel verwenden möchten, ist jetzt der richtige Augenblick. Noch einmal kurz mixen und dann: zum Wohl!

Dieser Maca-Smoothie verträgt alle möglichen Abwandlungen. Sie können ihn mit Superfood wie Chiasamen erweitern, die für Faserstoffe, Eiweiß und Omega-3-Fettsäuren sorgen. Auch Nussmus ist möglich, wenn Sie etwas besonders Cremiges möchten. Gibt am Morgen Schwung und auch am Nachmittag wieder, wenn die Kräfte nachlassen.

NOCH EIN PAAR GLANZLICHTER AUS MEINEM GROW A NEW BODY KOCHBUCH

Hallo wach

Dieses Gehirn-Elixier bringt Ihre Neuronen mit seinen Zutaten so richtig in Schwung. Es schenkt anhaltende Energie, aber ohne den Coffein-Kick und anschließendem Crash. Es vermittelt geistige Klarheit, verbessert die Konzentrationsfähigkeit und gibt der Kreativität Impulse.

120 ml	warme Mandelmilch
120 ml	heißes Wasser
2 EL	Kakao
¼ TL	Rosenwurz-Pulver
¼ TL	Bacopa-Pulver
½ TL	Igelstachelbart-Pulver
½ TL	Reishi-Pulver
¼ TL	Zimtpulver

Mandelmilch erwärmen und in den Mixer geben. Heißes Wasser, Kakao und alle anderen Pulver hinzufügen und auf hoher Stufe 15 Sekunden lang mixen. In Ihren Lieblingsbecher oder Ihre Lieblingsschale füllen und genießen.

BDNF-Booster

Die Zutaten dieses Stärkungstranks bringen Ihre hirneigenen neurotopen Faktoren BDNF so richtig in Schwung und lassen neue Gehirnzellen im Hippocampus entstehen. Lassen Sie sich dieses Elixier schmecken, während Sie zugleich Ihre kognitiven Funktionen sowie Gedächtnis, Stimmung und Widerstandskraft Ihres Gehirns verbessern.

1 Tasse	gewärmte Mandelmilch
2 TL	Kokosöl
¼ TL	Ashwagandha-Pulver
¼ TL	Curcumin-Pulver
¼ TL	Gingko-Pulver
¼ TL	Rosenwurz-Pulver
1 bis 2 TL	Honig (falls gewünscht)

Mandelmilch, Öl und die Pulver in den Mixer geben, die gewünschte Menge Honig hinzufügen und den Mixer auf hoher Stufe 20 Sekunden laufen lassen. Das Ergebnis in Ihr Lieblingstrinkgefäß gießen und genießen.

Matcha-Energietrunk

Durch das MCT-Öl und den hohen Gehalt der Aminosäure L-Theanin im Matcha (Grünteepulver) kann dieser chlorophyllreiche Gesundheitstrunk mit seinen vielen Antioxidantien uns nachhaltig mit Energie versorgen und gleichzeitig unserer Aufmerksamkeit und unserem Gedächtnis auf die Sprünge helfen. Ein nahrhafter und Schwung gebender Einstieg in den Tag, aber auch am Nachmittag gut als Energieschub.

1 TL	Bio-Matcha-Pulver
¼ TL	Moringa-Pulver
2 EL	Wasser
300 ml	Mandelmilch
1 bis 2 TL	Honig
¼ TL	Vanille-Extrakt
1 TL	MCT-Öl
¼ TL	Zimtpulver

Matcha- und Moringa-Pulver mit dem Matcha-Besen zusammen mit 2 EL Wasser in einer Schale glattrühren. Die Flüssigkeit in den Mixer geben, Mandelmilch, Honig, Vanille-Extrakt, MCT-ÖL und Zimt hinzufügen. 20 Sekunden auf hoher Stufe mixen, dann servieren.

Zum Durchhalten

Reishi und Igelstachelbart gelten als »Gehirnpilze«. Aber Cordyceps ist es, der einen durchhalten lässt, wenn man unter Druck arbeitet. An dieses Rezept halte ich mich, wenn ein Termin ansteht und die Kräfte schon nachlassen und man einfach dranbleiben muss, um zum Abschluss zu kommen. Dieser Krafttrunk lässt Sie arbeiten und klar denken und stärkt auch noch Ihr Immunsystem, Ihre Energie und Ausdauer und schließlich auch noch Ihre Libido.

1 Tasse	Mandelmilch oder etwas weniger, falls Sie statt Espresso einen Kaffee verwenden.
30 ml	frisch zubereiteter Espresso oder eine Tasse Kaffee
¼ TL	Reishi-Pulver
¼ TL	Igelstachelbart-Pulver
¼ TL	Cordyceps-Pulver

Die Mandelmilch anwärmen oder aufschäumen und dann in den Mixer geben. Espresso oder Kaffee hinzufügen und etwa 15 Sekunden mixen, dann in ein Trinkgefäß gießen und warm genießen.

Goldener Milch-Latte

Dieses beruhigende und entspannende Getränk bietet sich ganz besonders vor dem Zubettgehen an, weil es beruhigend wirkt und uns auf Schlaf einstimmt. Die wärmenden Gewürze unterstützen die Verdauung, und Kurkuma mit seiner antioxidativen Wirkung dämpft Entzündungen und dient der Gesundheit des Gehirns. Ashwagandha, eine in der ayurvedischen Medizin verwendete adaptogene Wurzel, wirkt beruhigend, löst Stress und hebt die Stimmung und Schlafbereitschaft.

300 ml	Mandelmilch
1 bis 2 TL	Honig oder Mönchsfrucht
½ TL	Vanille-Extrakt
1½ TL	Kurkumapulver
½ TL	Ashwagandha-Pulver
¼ TL	gemahlene Nelken
¼ TL	gemahlener Ingwer
¼ TL	Zimtpulver
	Ein wenig frisch gemahlener Pfeffer und eine Prise Kardamom

Die Mandelmilch anwärmen oder aufschäumen und dann in den Mixer geben. Honig, Vanille und die Gewürzpulver hinzufügen. 15 Sekunden auf hoher Stufe mixen, dann in ein Trinkgefäß umfüllen und genießen.

ANMERKUNGEN

Einleitung

1. »Amazonian Indigenous Groups Have World's Lowest Rate of Dementia«, Medscape 10 März 2022. www.medscape.com/viewarticle/970091.
2. »What Is Dementia? Symptoms, Types, and Diagnosis,« NIH National Institute on Aging, last reviewed December 8, 2022, www.nia.nih.gov/health/alzheimers-and-dementia/what-dementia-symptoms-types-and-diagnosis.
3. Morris et al.: »Consumption of Fish and n-3 Fatty Acids and Risk of Incident Alzheimer Disease«, *Archives of Neurology* 60, Nr. 7 (Juli 2003) S. 940–46. https://doi.org/ 10.1001/archneur.60.7.940.
4. Anahad O'Connor: »How the Sugar Industry Shifted Blame to Fat«, *New York Times*, 12. September 2016 (Eat section). www.nytimes.com/2016/09/13/well/eat/how-the-sugar-industry-shifted-blame-to-fat.html.
5. Monya Baker: »1,500 Scientists Lift the Lid on Reproducibility«, *Nature* 533 (Mai 2016) S. 452–54. https://doi.org/10.1038/533452a.
6. John S. Garrow: »How Much of Orthodox Medicine Is Evidence Based?«, *BMJ* 335 (2007) S. 951. https://doi.org/10.1136/bmj.39388.393970.1F.
7. »What Is Alzheimer's Disease? Women and Alzheimer's«, Alzheimer's Association. www.alz.org/alzheimers-dementia/what-is-alzheimers/women-and-alzheimer-s.
8. Maunil K. Desai und Roberta Diaz Brinton: »Autoimmune Disease in Women: Endocrine Transition and Risk across the Lifespan,« *Frontiers in Endocrinology* (Lausanne) 10 (April 2019) S. 265. https://doi.org/10.3389/fendo.2019.00265.
9. »How Many Pills Do Your Elderly Patients Take Each Day?« HCPLive, 4. Oktober 2010. www.hcplive.com/view/how-many-pills-do-your-elderly-patients-take-each-day.

1: Weshalb brauchen Sie ein neues Gehirn?

1. »11 Fun Facts about Your Brain«, Northwestern Medicine, Oktober 2019. www.nm.org/healthbeat/healthy-tips/11-fun-facts-about-your-brain.
2. »How Much Information Do We Learn Every Day?«, Wonder Newsroom, 28. April 2022. www.blog.askwonder.com/blog/information-data-media-consumed-in-day-average.
3. Nick Bilton: »Part of the Daily American Diet, 34 Gigabytes of Data«, *New York Times*, 9. Dezember 2009 (Technology section). www.nytimes.com/2009/12/10/technology/10data.html.
4. Michael R. Gillings, Martin Hilbert und Darrell J. Kemp: »Information in the Biosphere: Biological and Digital Worlds«, *Trends in Ecology and Evolution* 31, Nr. 3 (März 2016) S. 180–89. https://doi.org/10.1016/j.tree.2015.12.013.
5. Kristina Lerman: »The Life and Works of Hildegard von Bingen (1089–1179)«, in Internet Medieval Sourcebook (New York: Fordham University). https://sourcebooks.fordham.edu/med/hildegarde.asp. Deutsche Übersetzung: http://hildegardvonbingen.de/ueber-hildegard/.
6. Emily Willingham: »Humans Could Live up to 150 Years, New Research Suggests,« *Scientific American*, 25. Mai 2021. www.scientificamerican.com/article/humans-could-live-up-to-150-years-new-research-suggests/.

2: Die geheime Kraft im Bauch

1. »Unique Gut Microbiome Patterns Linked to Healthy Aging, Increased Longevity«, NIH National Institute on Aging, 13. Mai 2021. www.nia.nih.gov/news/unique-gut-microbiome-patterns-linked-healthy-aging-increased-longevity.
2. Scott Emerson: »The Feeling Brain: Your Enteric Nervous System«, Timeless Healing, 7. März 2022. https://timelesshealing.org/2022/03/07/the-feeling-brain-your-enteric-nervous-system-7-march-2022/.
3. Green et al.: »Dietary Restriction of Isoleucine Increases Healthspan and Lifespan of Genetically Heterogeneous Mice«, *Cell Metabolism* 35, Nr. 11 (7. November 2023) S. 1976–95. https://doi.org/10.1016/j.cmet.2023.10.005.
4. »1 in 3 Adults Don't Get Enough Sleep«, Centers for Disease Control

and Prevention, 18. Februar 2016. https://archive.cdc.gov/www_cdc_gov/media/releases/2016/p0215-enough-sleep.html.

5. Danny Sullivan: »Does DNA Repair Explain the Link between Sleep and Longevity?« Longevity.Technology. www.longevity.technology/does-dna-repair-explain-the-link-between-sleep-and-longevity/.

3: Wie ein kluges, wissendes Gehirn entstehen kann

1. Jonas Salk: »Human Intelligence«, in *Millennium: Glimpses into the 21st Century*, herausgegeben v. Alberto Villoldo and Ken Dychtwald, Los Angeles (J. P. Tarcher) 1981 S. 47.
2. Salk, »Human Intelligence«, S. 52.
3. Douglas P. Fry und Geneviève Souillac: »Peaceful Societies Are Not Utopian Fantasy. They Exist,« *Bulletin of the Atomic Scientists*, 22. März 2021. https://thebulletin.org/2021/03/peaceful-societies-are-not-utopian-fantasy-they-exist/.
4. Alex Hern: »US Army Retreats from Twitch as Recruitment Drive Backfires,« *Guardian*, U. S. edition, U. S. News section, 23. Juli 2020. www.theguardian.com/us-news/2020/jul/23/us-military-tactically-withdraws-from-game-streaming-site-twitch.
5. Sharon Begley: »Can Meditation Change Your Genes?« *Mindful*, 27. Februar 2018, www.mindful.org/can-meditation-change-genes/.
6. Caleb E. Finch: »Evolution of the Human Lifespan and Diseases of Aging: Roles of Infection, Inflammation, and Nutrition«, Supplement, *Proceedings of the National Academy of Sciences of the United States of America* 107, Nr. S1 (4. Dezember 2009) S. 1718–24. https://doi.org/10.1073/pnas.0909606106.
7. Aniko Korosi und Tallie Z. Baram: »Plasticity of the Stress Response Early in Life: Mechanisms and Significance«, *Developmental Psychobiology* 52, Nr. 7 (November 2010) S. 661–70. https://doi.org/10.1002/dev.20490.
8. Seymour Levine: »Developmental Determinants of Sensitivity and Resistance to Stress«, *Psychoneuroendocrinology* 30, Nr. 10 (November 2005) S. 939–46. https://doi.org/10.1016/j.psyneuen.2005.03.013.
9. Eriksson et al.: »Neurogenesis in the Adult Human Hippocampus«, *Nature Medicine* 4 (November 1998) S. 1313–17. https://doi.org/10.1038/3305.

10. Michelle Z. Donahue: »Prehistoric ›Aspirin‹ Found in Sick Neanderthal's Teeth«, *National Geographic*, 8. März 2017. www.nationalgeographic.com/history/article/neanderthals-teeth-diet-medicine-microbiome-humans-science.
11. Jonathan Miner and Adam Hoffhines: »The Discovery of Aspirin's Antithrombotic Effects«, *Texas Heart Institute Journal* 34, Nr. 2 (2007) S. 179–86. www.ncbi.nlm.nih.gov/pmc/articles/PMC1894700/.
12. W. Edward Craighead und Charles B. Nemeroff (Hg.): *The Corsini Encyclopedia of Psychology and Behavioral Science*, 3rd ed., New York (John Wiley and Sons, 2000), 1212.
13. Per-Henrik Zahl, Jan Maehlen und H. Gilbert Welch: »The Natural History of Invasive Breast Cancers Detected by Screening Mammography«, *Archives of Internal Medicine* 168, Nr. 21 (24. November 2008) S. 2311–16. https://doi.org/10.1001/archinte.168.21.2311.

4: Das Versprechen des höheren Gehirns

1. Brian G. Dias und Kerry J. Ressler: »Parental Olfactory Experience Influences Behavior and Neural Structure in Subsequent Generations«, *Nature Neuroscience* 17 (2014) S. 89–96. https://doi.org/10.1038/nn.3594.
2. Yehuda et al.: »Holocaust Exposure Induced Intergenerational Effects on FKBP5 Methylation,«, *Biological Psychiatry* 80, Nr. 5 (1. September 2016) S. 372–80. https://doi.org/10.1016/j.biopsych.2015.08.005.
3. Yehuda et al.: »Transgenerational Effects of Posttraumatic Stress Disorder in Babies of Mothers Exposed to the World Trade Center Attacks during Pregnancy«, *Journal of Clinical Endocrinology and Metabolism* 90, Nr. 7 (Juli 2005) S. 4115–18. https://doi.org/10.1210/jc.2005-0550.
4. Rachel Yehuda: »How Parents' Trauma Leaves Biological Traces in Children: Adverse Experiences Can Change Future Generations through Epigenetic Pathways«, *Scientific American*, 1. Juli 2022. www.scientificamerican.com/article/how-parents-rsquo-trauma-leaves-biological-traces-in-children/.
5. Dias-Ferreira et al.: »Chronic Stress Causes Frontostriatal Reorganization and Affects Decision-Making,« *Science* 325, Nr. 5940 (31. Juli 2009) S. 621–25. https://doi.org/10.1126/science.1171203.
6. Robert Sapolsky, zitiert in Natalie Angier: »Brain Is a Co-Conspirator

in a Vicious Stress Loop«, *New York Times*, 17. August 2009. www.nytimes.com/2009/08/18/science/18angier.html.
7. »Brain Scans Show Meditation Changes Minds, Increases Attention«, 25. Juni 2007, University of Wisconsin-Madison (News). https://news.wisc.edu/brain-scans-show-meditation-changes-minds-increases-attention/.
8. Zitiert von Sharon Begley in *Train Your Mind, Change Your Brain: How a New Science Reveals Our Extraordinary Potential to Transform Ourselves.* New York (Ballantine Books) 2007.
9. https://goodjudgment.com.
10. Sicher et al.: »A Randomized Double-Blind Study of the Effect of Distant Healing in a Population with Advanced AIDS: Report of a Small Scale Study«, *Western Journal of Medicine* 169, Nr. 6 (Dezember 1998) S. 356–63. https://pubmed.ncbi.nlm.nih.gov/9866433/.

5: Guter Stress, schlechter Stress

1. Tom Metcalfe: »What Made Oxford's Medieval Students So Murderous?« *National Geographic*, 3. Oktober 2023. www.nationalgeographic.com/premium/article/medieval-murder-rate-students-oxford-map-coroner.
2. Joan Stephenson: »Exposure to Home Pesticides Linked to Parkinson Disease«, JAMA 283, Nr. 23 (21. Juni 2000) S 3055–56. https://doi.org/10.1001/jama.283.23.3055.
3. Jared Diamond: »The Worst Mistake in the History of the Human Race«, *Discover Magazine*, 1. Mai 1999. www.discovermagazine.com/planet-earth/the-worst-mistake-in-the-history-of-the-human-race.

6: Erneuern Sie Ihr Gehirn mit dem Wachstumsfaktor BDNF

1. Daniel P. Radin und Parth Patel: »BDNF: An Oncogene or Tumor Suppressor?« *Anticancer Research* 37, Nr. 8 (August 2017) S. 3983–90. https://doi.org/10.21873/anticanres.11783.
2. Stephen M. Rappaport: »Implications of the Exposome for Exposure Science«, *Journal of Exposure Science and Environmental Epidemiology* 21 (Januar 2011) S. 5–9. https://doi.org/10.1038/jes.2010.50.
3. Hongfei Liu et al.: »The effect of omega 3 supplementation on serum

brain-derived neurotrophic factor: A systematic review and meta-analysis«, *European Journal of Integrative Medicine*, Volume 61 (2023), 102 264. https://doi.org/10.1016/j.eujim.2023.102264.

4. Yurko-Mauro et al.: »O1–04–01: Results of the MIDAS Trial: Effects of Docosahexaenoic Acid on Physiological and Safety Parameters in Age-Related Cognitive Decline«, *Alzheimer's and Dementia* 5, Nr. 4S Part 3 (Juli 2009) S. P84. https://doi.org/10.1016/j.jalz.2009.05.214.
5. Morris et al.: »Consumption of Fish and n-3 Fatty Acids and Risk of Incident Alzheimer Disease«, *Archives of Neurology* 60, Nr. 7 (Juli 2003) S. 940–46, https://doi.org/10.1001/archneur.60.7.940.
6. Sourav Kumar und Amal Chandra Mondal: »Neuroprotective, Neurotrophic and Anti-Oxidative Role of Bacopa monnieri on CUS Induced Model of Depression in Rat«, *Neurochemical Research* 41, Nr. 11 (November 2016) S. 3083–94, https://doi.org/10.1007/s11064-016-2029-3.
7. Melamed et al.: »The Plant Component of an Acheulian Diet at Gesher Benot Ya'aqov, Israel«, *Proceedings of the National Academy of Sciences of the United States of America* 113, Nr. 51 (5. Dezember 2016) S. 14674–79. https://doi.org/10.1073/pnas.1607872113.
8. Weuve et al.: »Physical Activity, Including Walking, and Cognitive Function in Older Women«, JAMA 292, Nr. 12 (29. September 2004) S. 1454–61. https://doi.org/10.1001/jama.292.12.1454.
9. Yong Kyun Jeon und Chang Ho Ha: »The Effect of Exercise Intensity on Brain Derived Neurotrophic Factor and Memory in Adolescents,« *Environmental Health and Preventive Medicine* 22, Nr. 27 (2017). https://doi.org/10.1186/s12199-017-0643-6.
10. Alberto Villoldo und David Perlmutter: *Das erleuchtete Gehirn: Mit Schamanismus und Neurowissenschaft das Geheimnis gesunder Zellen entdecken.* München (Goldmann) 2011, S. 137.
11. Andrew Newberg und Mark Robert Waldman: *How God Changes Your Brain: Breakthrough Findings from a Leading Neuroscientist,* New York (Ballantine Books) 2009, S. 19.
12. Newberg und Waldman, S. 124.
13. Morris et al.: »Consumption of Fish and n-3 Fatty Acids«.
14. Perlmutter and Villoldo, *Power Up Your Brain.*

7: Freie Radikale eindämmen und die Mitochondrien pflegen

1. Magdeléna Vaváková, Zdenka Duracková, and Jana Trebatická: »Markers of Oxidative Stress and Neuroprogression in Depression Disorder«, *Oxidative Medicine and Cellular Longevity* 2015 (2015): 898 393. https://doi.org/10.1155/2015/898393.
2. M.B. Yunus: »The Role of Gender in Fibromyalgia Syndrome«, *Current Rheumatology Reports* 3, Nr. 2 (April 2001) S. 123–34. https://doi.org/10.1007/s11926-001-0008-3.

8: Darmsanierung für mehr Serotonin

1. Karayol et al.: »Serotonin Receptor 4 in the Hippocampus Modulates Mood and Anxiety,« *Molecular Psychiatry* 26 (Januar 2021) S. 2334–49. https://doi.org/10.1038/s41380-020-00994-y.
2. Smith et al.: »Molecular Imaging of Serotonin Degeneration in Mild Cognitive Impairment«, *Neurobiology of Disease* 105 (September 2017) S. 33–41. https://doi.org/10.1016/j.nbd.2017.05.007.
3. Wong et al.: »Serotonin Reduction in Post-Acute Sequelae of Viral Infection«, *Cell* 186, Nr. 22 (26. Oktober 2023) S. 4851–67. https://doi.org/10.1016/j.cell.2023.09.013.
4. Christopher Wanjek: »Sleep Shrinks the Brain—And That's a Good Thing«, *Scientific American*, 3. Februar 2017. www.scientificamerican.com/article/sleep-shrinks-the-brain-and-thats-a-good-thing/.
5. Jenna Battillo: »The Role of Corn Fungus in Basketmaker II Diet: A Paleonutrition Perspective on Early Corn Farming Adaptations«, *Journal of Archaeological Science: Reports* 21 (Oktober 2018) S. 64–70. https://doi.org/10.1016/j.jasrep.2018.07.003.
6. A.R. Mawson und K.W. Jacobs: »Corn Consumption, Tryptophan, and Cross-National Homicide Rates,« *Journal of Orthomolecular Psychiatry* 7, Nr. 4 (1978) S. 227–30. https://isom.ca/wp-content/uploads/2020/01/JOM_1978_07_4_02_Corn_Consumption_Tryptophan_and_Cross-National-.pdf.
7. »Study Finds Cancer Link for Muscle-Building Supplements«, Brown University: News from Brown, 13. April 2015. https://news.brown.edu/articles/2015/04/muscles.

8. Steven M. Weisberg, Nora S. Newcombe und Anjan Chatterjee: »Everyday Taxi Drivers: Do Better Navigators Have Larger Hippocampi?«, *Cortex* 115 (Juni 2019) S. 280–93. https://doi.org/10.1016/j.cortex.2018.12.024.
9. Smith et al.: »Homocysteine-Lowering by B Vitamins Slows the Rate of Accelerated Brain Atrophy in Mild Cognitive Impairment: A Randomized Controlled Trial«, *PLoS ONE* 5, no. 9 (8. September 2010): e12244. https://doi.org/10.1371/journal.pone.0012244.

9: Wege zu einem gesunden Gehirn

1. »Per Capita Red Meat and Poultry Consumption Expected to Decrease Modestly in 2022«, U. S. Department of Agriculture Economic and Research Service, 2022. www.ers.usda.gov/data-products/chart-gallery/gallery/chart-detail/?chartId=103767.
2. Górska-Warsewicz et al.: Food Products as Sources of Protein and Amino Acids—The Case of Poland *Nutrients* 10, Nr. 12 (Dezember 2018) S. 1077. https://doi.org/10.3390/nu10121977, table 3 (Main Food Category Sources of Leucine, Isoleucine, and Valine Contribution to the Average Polish Diet). www.researchgate.net/figure/Main-food-category-sources-of-leucine-isoleucine-and-valine-contribution-to-the_tbl3_329647976.
3. Kristi Wempen, R. D. N.: »Assessing protein needs for performance,« Mayo Clinic Health System, 17. Juli 2023. www.mayoclinichealthsystem.org/hometown-health/speaking-of-health/assessing-protein-needs-for-performance#.
4. Eli M. Swanson und Ben Dantzer: »Insulin-Like Growth Factor-1 Is Associated with Life-History Variation across Mammalia«, *Proceedings of the Royal Society B: Biological Sciences* 281, Nr. 1782 (7. Mai 2014): 20 132 458. https://doi.org/10.1098/rspb.2013.2458.
5. Albena T. Dinkova-Kostova und Paul Talalay: »NAD(P)H:Quinone Acceptor Oxidoreductase 1 (NQO1), a Multifunctional Antioxidant Enzyme and Exceptionally Versatile Cytoprotector«, *Archives of Biochemistry and Biophysics* 501, Nr. 1 (1. September 2010) S. 116–23. https://doi.org/10.1016/j.abb.2010.03.019.
6. Ye et al.: »Quantitative Determination of Dithiocarbamates in Human Plasma, Serum, Erythrocytes and Urine: Pharmacokinetics of Broccoli

Sprout Isothiocyanates in Humans«, *Clinica Chimica Acta* 316, Nr. 1–2 (Februar 2002) S. 43–53. https://doi.org/10.1016/s0009-8981(01)00727-6.

7. Jae Kwang Kim und Sang Un Park: »Current Potential Health Benefits of Sulforaphane«, *EXCLI Journal* 15 (2016) S. 571–77. https://doi.org/10.17179/excli2016-485.
8. Thaler et al.: »Anabolic and Antiresorptive Modulation of Bone Homeostasis by the Epigenetic Modulator Sulforaphane, a Naturally Occurring Isothiocyanate«, *Journal of Biological Chemistry* 291, Nr. 13 (25. März 2016) S. 6754–71. https://doi.org/10.1074/jbc.M115.678235.
9. Funakoshi-Tago et al.: »Pyrocatechol, a Component of Coffee, Suppresses LPS-Induced Inflammatory Responses by Inhibiting NF-$_{k}$B and Activating Nrf2«, *Scientific Reports* 10 (2020) S. 2584. https://doi.org/10.1038/s41598-020-59380-x.
10. Susanna C. Larsson und Alicja Wolk: »Coffee Consumption and Risk of Liver Cancer: A Meta-Analysis«, *Gastroenterology* 132, Nr. 5 (Mai 2007) S. 1740–45, https://doi.org/10.1053/j.gastro.2007.03.044.
11. Usharani Pingali, Raveendranadh Pilli und Nishat Fatima: »Effect of Standardized Aqueous Extract of Withania Somnifera on Tests of Cognitive and Psychomotor Performance in Healthy Human Participants«, *Pharmacognosy Research* 6, Nr. 1 (Januar–März 2014) S. 12–18. https://doi.org/10.4103/0974-8490.122912.
12. Hyoeun Yoo und Hyun-Sook Kim: »Cacao Powder Supplementation Attenuates Oxidative Stress, Cholinergic Impairment, and Apoptosis in D-Galactose-Induced Aging Rat Brain«, *Scientific Reports* 11 (2021): 17914. https://doi.org/10.1038/s41598-021-96800-y.
13. Theophrast Paracelsus: »Die dritte Defension wegen des Schreibens der neuen Rezepte«, in *Septem defensiones* (1538), Werke, Bd. 2, Darmstadt (Wissenschaftliche Buchgesellschaft) 1965, S. 510. www.zeno.org/Philosophie/M/Paracelsus/Septem+Defensiones/Die+dritte+Defension+wegen+des+Schreibens+der+neuen+Rezepte.
14. Pouremamali et al.: »An Update of Nrf2 Activators and Inhibitors in Cancer Prevention/Promotion«, *Cell Communication and Signaling* 20 (2022) S. 100. https://doi.org/10.1186/s12964-022-00906-3.

10: Schützen Sie sich vor der Zombie-Invasion: überalterte Zellen mit Arzneipflanzen ausschalten

1. Song Xuan Ke: »The Principles of Health, Illness and Treatment-The Key Concepts from ›The Yellow Emperor's Classic of Internal Medicine‹«, *Journal of Ayurveda and Integrative Medicine* 14, Nr. 1 (Januar–Februar 2023): 100 637. https://doi.org/10.1016/j.jaim.2022.100637.
2. »Life expectancy at birth (years)«, Global Health Observatory, World Health Organization. www.who.int/data/gho/data/indicators/indicator-details/GHO/life-expectancy-at-birth-(years).
3. Wang et al.: »Methylation Entropy Landscape of Chinese Long-Lived Individuals Reveals Lower Epigenetic Noise Related to Human Healthy Aging«, *Aging Cell* 00 (2. April 2024): e14163, https://doi.org/10.1111/acel.14163.
4. Justice et al.: »Senolytics in Idiopathic Pulmonary Fibrosis: Results from a First-in-Human, Open-Label, Pilot Study«, *eBioMedicine* 40 (Februar 2019) S. 554–63. https://doi.org/10.1016/j.ebiom.2018.12.052.
5. Hickson et al.: »Senolytics Decrease Senescent Cells in Humans: Preliminary Report from a Clinical Trial of Dasatinib plus Quercetin in Individuals with Diabetic Kidney Disease«, *eBioMedicine* 47 (September 2019) S. 446–56. https://doi.org/10.1016/j.ebiom.2019.08.069.
6. Zhu et al.: »The Achilles' Heel of Senescent Cells: From Transcriptome to Senolytic Drugs«, *Aging Cell* 14, Nr. 4 (August 2015) S. 644–58. https://doi.org/10.1111/acel.12344.
7. Zhu et al.: »The Achilles' Heel of Senescent Cells.«
8. Yousefzadeh et al.: »Fisetin Is a Senotherapeutic That Extends Health and Lifespan«, *eBioMedicine* 36 (Oktober 2018) S. 18–28. https://doi.org/10.1016/j.ebiom.2018.09.015.
9. J. L. Kirkland and T. Tchkonia: »Senolytic Drugs: from Discovery to Translation«, Mayo Clinic, JIM Review. https://doi.org/10.1111/joim.13141.
10. NIH National Heart, Lung, and Blood Institute: »Good Hydration Linked to Healthy Aging«, *ScienceDaily*, 2. Januar 2023. www.sciencedaily.com/releases/2023/01/230102100941.htm.

11: Erneuere dein Gehirn – das Programm

1. Tim Newman: »Is the Placebo Effect Real?« *Medical News Today*, 7. September 2017. www.medicalnewstoday.com/articles/306437#examples-of-the-placebo-effect.

12: Nach dem Programm und auf Dauer

1. Marianne Guenot: »Dead Bodies Are Randomly Mummifying in Portugal, Baffling Scientists and Sparking a Crisis in Its Graveyards«, *Business Insider*, 3. November 2022. www.businessinsider.com/unexplained-mummification-to-blame-for-portugal-graveyard-crisis-2022-11.
2. Thaddeus Mason Pope und Lindsey E. Anderson: »Voluntarily Stopping Eating and Drinking: A Legal Treatment Option at the End of Life«, Widener Law Review, Bd. 17, S. 363, 2011; Widener Law School Legal Studies Research Paper No. 10–35. https://ssrn.com/abstract=1689049.
3. Ganzini et al: »Nurses' Experiences with Hospice Patients Who Refuse Food and Fluids to Hasten Death«, *New England Journal of Medicine* 349, Nr. 4 (24. Juli 2003). www.nejm.org/doi/full/10.1056/NEJMsa035086.
4. David M. Eddy: »A Conversation with My Mother,« *JAMA* 272, Nr. 3, (Juli 1994) S. 179–81. https://doi.org/10.1001/jama.1994.03520030013005.

DANK

Zuallererst möchte ich meinen großartigen Lektorinnen bei Hay-House, Anna Cooperberg und Patricia Gift, danken, deren klarer Blick dieses Buch überhaupt erst ermöglicht hat. Sie wussten von Anfang an: Wenn das Gehirn so simpel gestrickt ist, dass wir es verstehen könnten, dann wären wir selbst so simpel, dass wir es eben nicht könnten … Sie redeten mir aber zu, mich an dieses verrückte Unternehmen zu machen, das in so vielem so anders urteilt als die akademische Naturwissenschaft. Die glaubte nämlich bis vor kurzem, das Gehirn können sich nicht selbst reparieren. Der Blick fürs Detail bei meinen Lektorinnen und ihre nie erlahmende Unterstützung waren auf diesem ganzen Weg unschätzbar wertvoll. Tiefer Dank an die Redaktionsleiterin Nancy Keske. Das Buch ist durch sie, durch ihre unermüdliche Kenntnisnahme all der vielen Fassungen des Manuskripts, das geworden, was es jetzt ist – und durch ihre Fähigkeit, wissenschaftliche Zusammenhänge unkompliziert darzustellen.

Dankbar bin ich auch meinen Lehrern und Führern in den wildbewegten Wassern der Gehirnwissenschaft und bei den atemberaubenden Zeremonien tief im Amazonas-Regenwald. Eure Weisheit und Führung sind das Grundgestein meiner Arbeit, und sehr viel von dem, was ich heute weiß, verdanke ich euren großzügigen Unterweisungen.

Ein liebevoller Dank geht an meine 101-jährige Mutter – den lebendigen Beweis dafür, dass es uns gegeben ist, unser Gehirn auf dem gesamten Reiseweg eines Lebens bei uns zu haben. Ihr durch nichts zu erschütternderer Geist und Verstand beflügeln mich weiter, und ihr Wunsch nach einem Mann, der mithalten kann und ihre Lebenslust teilt, lässt mich immer wieder schmunzeln und ist mir ein Ansporn.

Dank an meine großmütigen Freunde Mark Hyman und David Perlmutter, mit denen zusammen ich viele Retreats zur Heilung des Körpers und Erneuerung des Gehirns geleitet habe. Danke für eure nie erlahmende Freundschaft. Euer Engagement für wahre Gesundheit und für eine Gesundheitsspanne, die so lang ist wie das Leben selbst, hat mein Leben und meine Arbeit in jeder erdenklichen Weise bereichert.

Großer Dank und tiefe Wertschätzung für die Weisen des Amazonasgebiets und der Anden. Euer großzügig geteiltes Wissen um die heilkräftigen Kräuter und Pflanzen, die das Gehirn wiederherzustellen vermögen, hat mir etwas ganz Neues eröffnet. Eure Mitteilungen öffnen mir die Augen für die tiefen Heilkräfte der Natur, und dafür bin ich unendlich dankbar.

Dank schließlich auch an meine Frau Marcela Lobos, die lächelnd in Kauf nahm, dass ich unbedingt jeden wissenschaftlichen Artikel über das Gehirn lesen musste, und an meine Studenten, die mich dabei unterstützt haben. Euer Zuspruch und euer Glaube an meine Arbeit waren mir eine stetige Kraftquelle. Danke für eure Begleitung auf diesem unglaublichen Weg.